目でみる 耳鼻咽喉科疾患

Visual Series

編集 ▶ 池田勝久 ［順天堂大学教授］

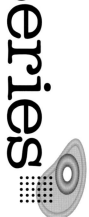

文光堂

●執筆者一覧（五十音順）

安齋　崇	順天堂大学医学部耳鼻咽喉科	田山二朗	国立国際医療センター耳鼻咽喉科
飯塚　崇	高野台いいづか耳鼻咽喉科	都筑澄夫	都筑吃音相談室
飯干紀代子	志學館大学人間関係学部	角田篤信	順天堂大学医学部耳鼻咽喉科
池田勝久	順天堂大学医学部耳鼻咽喉科	中川雅文	国際医療福祉大学耳鼻咽喉科
伊藤　伸	順天堂大学医学部耳鼻咽喉科	中村真浩	順天堂大学医学部耳鼻咽喉科
伊藤澄信	独立行政法人国立病院機構本部	畠　将晃	砂町銀座はた耳鼻咽喉科
因幡　剛	いなば耳鼻咽喉科	林　千江里	順天堂大学医学部耳鼻咽喉科
江渡篤子	十和田済誠会病院	肥後隆三郎	順天堂大学浦安病院耳鼻咽喉科
榎本冬樹	えの本耳鼻咽喉科	福島邦博	新倉敷耳鼻咽喉科クリニック
大島猛史	日本大学医学部耳鼻咽喉・頭頸部外科	藤森正登	なつめ耳鼻咽喉科
大峽慎一	順天堂大学医学部耳鼻咽喉科	古川朋靖	永仁醫院
沖津卓二	宮城県医師会健康センターヒアリングセンター	古川正幸	順天堂大学医学部耳鼻咽喉科
笠井新一郎	高松大学発達科学部	松岡理奈	順天堂大学医学部耳鼻咽喉科
笠井美里	順天堂大学医学部耳鼻咽喉科	松本文彦	国立がん研究センター中央病院頭頸部腫瘍科
加藤俊介	順天堂大学医学部腫瘍内科学	三浦宏子	国立保健医療科学院国際協力研究部
苅安　誠	京都学園大学健康医療学部言語聴覚学科	宮田英雄	一宮西病院耳鼻咽喉科
楠　威志	順天堂大学静岡病院耳鼻咽喉科	山川卓也	山川耳鼻咽喉科医院
工藤香児	耳鼻咽喉科工藤こうじクリニック	山田弘幸	姫路獨協大学医療保健学部言語聴覚療法学科
倉内紀子	九州保健福祉大学保健科学部言語聴覚療法学科	山本英永	茅ヶ崎耳鼻咽喉科クリニック
笹井啓資	順天堂大学医学部放射線治療学	横井秀格	杏林大学医学部耳鼻咽喉科
柴田貞雄	元国立身体障害者リハビリテーションセンター	芳川　洋	順天堂大学浦安病院耳鼻咽喉科
須納瀬弘	東京女子医科大学東医療センター耳鼻咽喉科	余田敬子	東京女子医科大学東医療センター耳鼻咽喉科
鈴木秀明	産業医科大学医学部耳鼻咽喉科・頭頸部外科		

序文

　ようやく「目でみる耳鼻咽喉科疾患」を上梓することができました．小生が文光堂と関わったのは2000年10月に創刊した「耳鼻咽喉科診療プラクティス」の編者として参画したのが始まりでした．当時は東北大学医学部助教授でしたが，縁があって2003年11月から文光堂と同じ所在地の本郷にある順天堂大学に赴任しました．「耳鼻咽喉科診療プラクティス」の編集は2004年10月発行が最終巻となりましたが，代わりに「目でみる耳鼻咽喉科疾患」の編集の相談を受けました．

　文光堂から出版されている「目でみる」シリーズの特徴はカラー写真，カラフルなイラスト，フローチャートによる解説を豊富に活用して，一目瞭然とわかりやすく構成することにあります．本書の構成の立案に着手した2004年初頭より，多くの先生に執筆を引き受けて頂き，心より感謝申し上げます．形として表現しにくい症状や機能的な疾患項目をイラスト化することに難渋し，編集を頓挫する期間もありましたが，最新知見も取り入れるために何度も校正したこともあり，足掛け13年間で完成することとなりました．

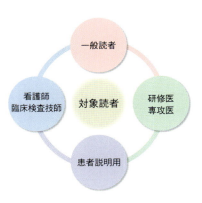

　「目でみる耳鼻咽喉科疾患」の編集の趣旨は，従来の耳鼻咽喉科の医学専門書と家庭医学書の間を取り持つ位置付けとなる書籍を作り出すことにあります．医学専門書は医学に関する基礎知識を持っていることが内容の理解には必須で，一般の読者には受け入れがたいのが現状です．一方，家庭医学書では耳鼻咽喉科領域の内容は断片的な記載が多く，病気についての具体的な内容を求めている読者には物足りないと思われます．本書は耳鼻咽喉科の病気の症状や疾患の診断・治療を一般の読者向けに具体的に分かりやすい内容で提示しております．また研修医や耳鼻咽喉科の専攻医，看護師や臨床検査技師等のコメディカルの従事者の方々の要求に応える耳鼻咽喉科の専門書にもなっております．さらに，本書は医師が患者さんに耳鼻咽喉科の病気について分かりやすく説明するための資料としても活用することができます．

　本書の出版にあたり資料収集，図表の原案作成，編集会議などにご尽力頂いた文光堂編集企画部の嵩恭子氏，清水俊哉氏，大森陽子氏（旧姓：宮﨑）に感謝申し上げます．本書が多くの読者の皆様に役に立てることができれば，編者として望外の喜びです．

2017年4月　茶崖を見下ろして

順天堂大学医学部耳鼻咽喉科学講座主任教授　**池田　勝久**

目でみる耳鼻咽喉科疾患 目次 CONTENTS

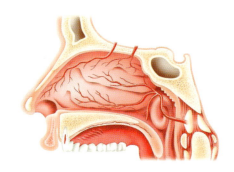

第1部 症状から診断へ

1. 聴覚障害 — 2
2. 耳鳴り — 6
3. 耳痛 — 8
4. 耳漏 — 10
5. 耳閉感 — 12
6. めまい — 14
7. 鼻出血 — 18
8. 鼻閉 — 20
9. 鼻汁 — 22
10. 視力障害 — 24
11. 眼球突出・陥凹 — 26
12. 嗅覚障害 — 28
13. 味覚障害 — 30
14. 歯痛 — 31
15. 口臭 — 32
16. よだれ — 33
17. 舌の異常 — 34
18. 開口障害・咀嚼障害 — 36
19. 嚥下障害 — 38
20. 口腔内乾燥 — 42
21. 咽頭痛 — 44
22. のどの違和感 — 46
23. 咳・喀痰・血痰・喀血 — 48
24. 構音障害 — 50
25. 音声障害 — 52
26. 言語発達障害 — 56
27. 呼吸困難 — 58
28. いびき — 60
29. しゃっくり — 61
30. 顔面・頸部腫脹 — 62
31. 耳・鼻・口・のどのかゆみ — 64

第2部 疾患編

1. 外耳道異物 —— 66
2. 耳の外傷 —— 68
3. 先天性耳瘻孔 —— 70
4. 耳介奇形・外耳道閉鎖症 —— 72
5. 耳垢・耳垢栓塞 —— 74
6. 外耳道湿疹 —— 75
7. 中耳炎 —— 76
8. 真珠腫性中耳炎 —— 78
9. 耳管狭窄・開放症 —— 80
10. 耳硬化症 —— 82
11. 音響外傷・騒音性難聴 —— 84
12. 老人性難聴 —— 86
13. 乳幼児の難聴 —— 88
14. ウイルス性難聴 —— 90
15. 突発性難聴 —— 92
16. 薬物性難聴 —— 94
17. 聴神経腫瘍 —— 96
18. 良性発作性頭位めまい症 —— 98
19. Ménière 病 —— 100
20. 動揺病・乗り物酔い —— 102
21. 椎骨脳底動脈循環不全によるめまい —— 104
22. 顔面神経麻痺・顔面痙攣・眼瞼痙攣 —— 106
23. 鼻癤・面疔 —— 108
24. 鼻腔異物 —— 109
25. アレルギー性鼻炎 —— 110
26. 花粉症 —— 112
27. 慢性鼻炎 —— 114
28. 鼻茸・鼻ポリープ —— 116
29. 急性鼻副鼻腔炎 —— 118
30. 慢性鼻副鼻腔炎 —— 120
31. 好酸球性副鼻腔炎 —— 124
32. 副鼻腔嚢胞 —— 126
33. 鼻骨骨折 —— 128
34. 眼窩吹きぬけ骨折 —— 130
35. 顔面外傷 —— 132
36. 歯肉炎・歯周炎 —— 134
37. 口内炎 —— 135
38. 口腔・咽頭外傷 —— 136

39.	口蓋・咽頭扁桃肥大	138
40.	急性扁桃炎	140
41.	慢性扁桃炎	142
42.	扁桃周囲炎・周囲膿瘍	144
43.	唾液腺炎	146
44.	唾石	148
45.	特殊な咽頭炎	150
46.	喉頭外傷	152
47.	声帯ポリープ・声帯結節	154
48.	反回神経麻痺	156
49.	急性喉頭炎・急性喉頭蓋炎	158
50.	喉頭肉芽腫	159
51.	胃食道逆流症（GERD）	160
52.	気道・食道異物	162
53.	睡眠時無呼吸症候群	164
54.	顔面膿痂疹（とびひ）	166
55.	帯状疱疹・Ramsay Hunt 症候群	167
56.	頸部リンパ節炎	168
57.	頸部膿瘍	170
58.	正中頸嚢胞	172
59.	側頸嚢胞	174
60.	頭頸部癌：1）副鼻腔癌	176
61.	頭頸部癌：2）口腔癌・舌癌	178
62.	頭頸部癌：3）喉頭癌	180
63.	頭頸部癌：4）下咽頭癌	182
64.	頭頸部癌：5）甲状腺癌	184
65.	頭頸部癌：6）頸部リンパ節転移	186
66.	頭頸部癌：7）最近の診断・治療の進歩	188
67.	頭頸部癌：8）放射線治療	190
68.	頭頸部癌：9）薬物療法	192
69.	頭頸部癌：10）癌疼痛対策	194
70.	咽喉頭異常感［症］	196

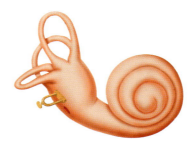

第3部 リハビリテーション・介護医療編

1. 補聴器 —————————————————— 200
2. 人工中耳・人工内耳 ————————————— 202
3. 耳鳴りの治療 ————————————————— 204
4. 平衡訓練 ——————————————————— 206
5. 顔面神経麻痺のリハビリテーション ———————— 208
6. 嚥下訓練 ——————————————————— 210
7. 発声訓練 ——————————————————— 212
8. 構音訓練 ——————————————————— 214
9. 吃音の訓練 —————————————————— 216
10. 失語症のリハビリテーション —————————— 217
11. 気管切開術とその管理 ————————————— 218

● 付録

1. 薬物 ————————————————————— 222
2. 難聴のスクリーニング ————————————— 228
3. 3歳児健診・学校検診 ————————————— 230
4. 健康診断 ——————————————————— 232
5. 身体障害者の福祉支援 ————————————— 233
6. 労働者災害補償保険 —————————————— 236
7. 耳鼻科領域における難病医療費助成制度 ————— 238

索引 ——————————————————————— 241

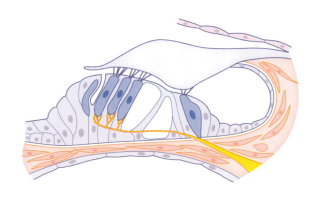

第1部
症状から診断へ

第1部　症状から診断へ

1 聴覚障害①

■聴覚障害とは
音が聞こえない，言葉がはっきり聞き取れない，音が割れて聞こえる，音が響く，耳鳴り，音がこもる，言葉の発達の遅れなどを訴えとします．

■聴覚障害は外耳・中耳・内耳・脳が原因です

①外耳道の病気
耳垢（じこう）は外耳道の皮膚からの落屑物を主体として分泌物，毛髪，塵などが混合してできたものです．外見から灰白色で乾いたタイプと褐色でアメ状の湿ったタイプがあります．これらが固まって外耳道を埋めた状態を耳垢栓塞といい，難聴や耳閉感（耳の詰まった感じ）が起こります．

耳の外傷では異物により，外耳道，鼓膜，さらにその奥にある耳小骨などを損傷します．特に，鼓膜が穿孔したり，耳小骨が破損したりすると難聴となります．原因は，耳掃除中の耳掻きが大部分ですが，昆虫，溶接時の火花，火傷などのこともあります．

②鼓膜・中耳の病気
急性中耳炎は，上咽頭（鼻の奥）に感染した細菌やウイルスが，中耳と上咽頭を結ぶ耳管を経由して中耳に至って発症します．上気道炎（いわゆる感冒）が原因です．中耳に膿や滲出液が貯留すると難聴になります．鼓膜だけに炎症がある場合を鼓膜炎といいます．どちらも幼小児に多く，耳痛，発熱，耳漏（じろう；耳だれ），耳閉感を伴います．

滲出性中耳炎とは急性中耳炎が十分に治癒しなかったり，繰り返したりすることで起こり，貯留液が中耳に残った状態をいいます．激しい痛みはありませんが，難聴や耳閉感があります．

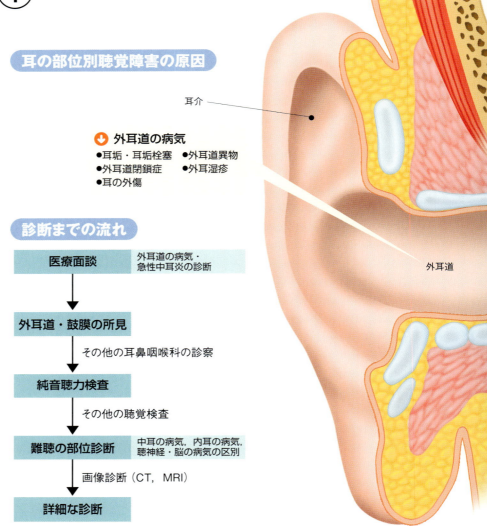

耳の部位別聴覚障害の原因

外耳道の病気
- 耳垢・耳垢栓塞
- 外耳道異物
- 外耳道閉鎖症
- 外耳湿疹
- 耳の外傷

診断までの流れ

医療面談 ─ 外耳道の病気・急性中耳炎の診断
↓
外耳道・鼓膜の所見
↓ その他の耳鼻咽喉科の診察
純音聴力検査
↓ その他の聴覚検査
難聴の部位診断 ─ 中耳の病気，内耳の病気，聴神経・脳の病気の区別
↓ 画像診断（CT，MRI）
詳細な診断

慢性中耳炎は3ヵ月以上耳漏が続いた場合をいいます．鼓膜の穿孔を伴う場合が一般的です．

真珠腫性中耳炎は骨を破壊して進展する危険な中耳炎です．顔面神経麻痺や髄膜炎などの重い合併症をきたす場合があります．真珠のような光沢のある腫瘤を呈することが名称の由来です．

③内耳（蝸牛）の病気
内耳奇形では生まれつき内耳の形の異常があって，難聴となります．両側性で高度の難聴の場合は言語の発達が遅れることがあります．一方，片側のみや比較的軽度の場合では，成長するまで見逃されることもあります．

音響外傷は予期しない時に通常でない強大な音によって生じます．多くは爆発事故，破裂，落雷などに伴う場合です．ロックコンサートやディスコでの発症も社会問題となっています．一方，騒音性難聴は環境騒音や製造業，鉱業，建設業などの騒音の激しい職場で，長期間にわたり騒音を被曝した結果として生じます．

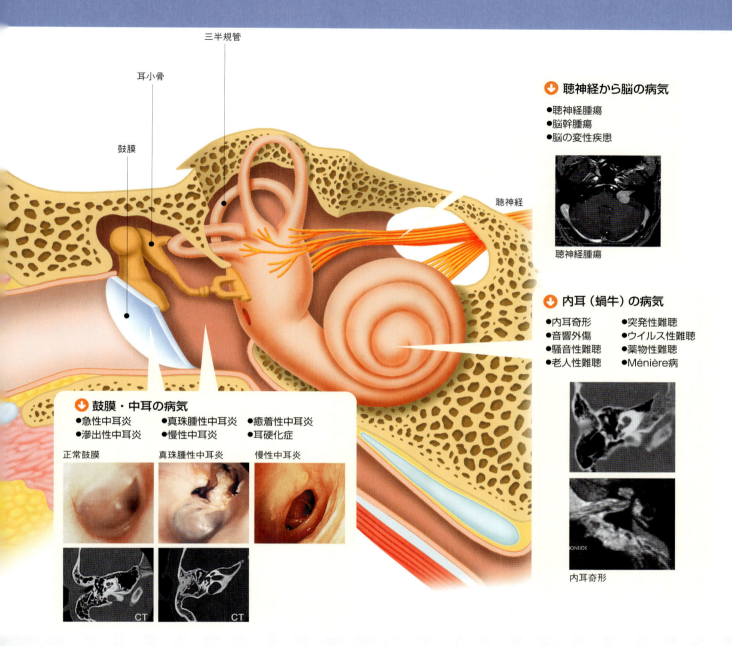

④聴神経から脳の病気

　老人性難聴は加齢による内耳ならびに聴神経から脳への音の伝達経路の退行性変性によって生じます．高い音から難聴がゆっくりと進行しますが，進行の程度には個人差があります．

　突発性難聴は片側に突然起こる原因不明の難聴です．耳鳴りやめまいを伴うことがあります．原因は内耳のウイルス感染や循環障害が推定されています．難聴の程度，回復の経過はまちまちです．

　薬物性難聴とは薬剤の副作用として生じる難聴です．結核の治療に用いられるストレプトマイシンなどのアミノグリコシド系の抗生物質，抗癌薬であるシスプラチン，利尿薬であるフロセミド，消炎鎮痛薬であるアスピリンなどが代表的な薬剤です．

　Ménière病は反復するめまいに難聴，耳鳴り，耳閉感を伴う疾患です．特別な誘因がなく，激しいグルグルと回るめまいが特徴です．変動する片側性（または両側性）の難聴も特徴です．

　聴神経腫瘍は，主に平衡感覚を脳へ伝える前庭神経から発生する脳腫瘍です．難聴以外の初発症状に耳鳴り，めまいまたはふらつきがあります．MRIの進歩によって比較的早期に発見できるようになってきました．

　多発性硬化症，脳腫瘍，脳血管障害，脳外傷などによっても難聴をきたします．単純な音は聞こえるのですが，言葉の聞き取りが困難となったり，理解力が低下したりするのが特徴です．

第1部　症状から診断へ

1 聴覚障害②

聴覚障害を調べるには，以下のような様々な検査法があります．

■ **純音聴力検査は基本の検査です**

最も単純な音である純音を聞いて，その最小の音の強さを調べる検査です．検査する音の周波数（高さ）は1,000Hz（ヘルツ）から開始して，2,000Hz，4,000Hz，8,000Hzと高音に，次いで再び1,000Hzに戻り，500Hz，250Hz，125Hzと低音を調べます．

検査用の機器をオージオメータと呼んでいます．①通常のレシーバーを用いての空気を伝わってくる音である空気伝導（気導）音と，②特別なレシーバーを用いて音を頭蓋骨に与えて骨の振動で伝える骨導音の2種類を調べます．

聴覚検査の基本です．①中耳の病気（気導と骨導の結果が異なる）か，②内耳から脳にかけての病気（気導と骨導の結果が同じ）であるかの鑑別が可能です．

■ **ティンパノメトリーで中耳の病気がわかります**

外耳道に検査用の耳栓を入れて，密閉した外耳道内の気圧を連続的に変化させることにより，鼓膜や中耳の耳小骨の動きをみる検査です．この検査によって得られた記録図をティンパノグラムといい，横軸は気圧（単位：daPa）で表示されています．

ティンパノグラムで，山の形をしたその頂点が0±100daPaのA型が正常です．B型は平坦な波形で，中耳に貯留液を伴う滲出性中耳炎や耳管狭窄症などの病気で生じます．波形の頂点が陰圧に傾いているC1型やC2型は，病気の初期または軽症の時に認められます．

純音聴力検査

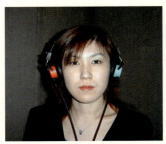
気導レシーバー

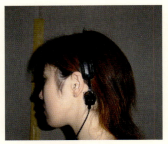
骨導レシーバー

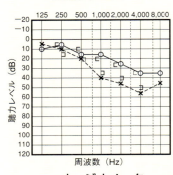
オージオメータ

検査音提示法	記号	
	左耳	右耳
気導	×	○
骨導（マスキングとしての）	]	[

オージオグラムに記入する記号

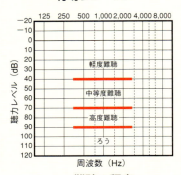
難聴の程度

下にいくほど，強い音でようやく聞き取れることを意味します．

■ **語音聴力検査は補聴器装用に必要です**

語音（ことば）を検査用の材料として，CDまたはテープからオージオメータを通して再生する聴覚検査です．語音をある聴力の音圧レベルで聞かせて，その正解率（語音明瞭度）を検査します．スピーチオージオグラムでは横軸は聴力レベル，縦軸はその正解率（語音明瞭度）を示しています．

語音聴力閾値は純音聴力検査の信頼性が低い場合に確認できます．また，機能性（心因性）難聴や詐聴の診断に応用できます．語音弁別能は社会適応の指標となり，補聴器や人工内耳の適応の決定に必要です．

■ **聴性脳幹反応で客観的な聴力認定ができます**

ヘッドホンを通して音を聞かせ，頭皮上に置かれた電極によって，音による反応を脳波のようにして得たものです．本人の意思に関係なく得られる反応なので，客観的検査法（他覚的聴力検査）です．幼小児など体動による

ティンパノメトリーの原理

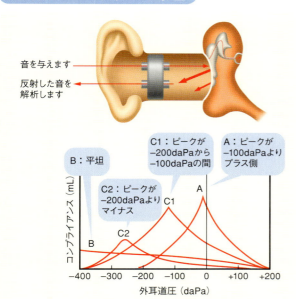

ティンパノグラムの基本形

聴性脳幹反応

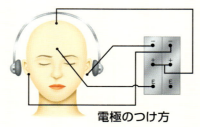

電極のつけ方

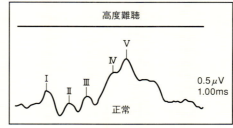

聴性脳幹反応の波形

語音聴力検査

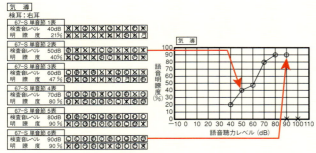

ことばの聞こえ方の検査用紙　スピーチオージオグラム
（左の結果から右のスピーチオージオグラムを作成します）

耳音響放射検査

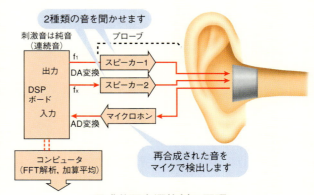

歪成分耳音響放射の原理

アーチファクトが生じるおそれがある場合，睡眠薬を事前に投与する必要があります．

1）新生児や乳幼児など，意思表示ができない場合や，2）詐聴や機能性（心因性）難聴で他覚的聴力検査の信頼度の乏しい場合に有用な検査です．また中枢性難聴の聴力，障害部位の推定にも幅広く利用されています．

■ **耳音響放射検査は簡便な客観的検査です**

耳音響放射とは内耳（蝸牛）から発生して外耳道で検出される弱い音です．特に，2つの周波数の異なる音を聞かせて，その結果発生する音をマイクロホンで聴取する歪成分耳音響放射が，臨床の場で多く使用されています．

現在まで極めて多くの病気に応用されています．

1）意思表示のできない，または信頼性の乏しい場合の他覚的聴力検査，2）新生児の難聴の早期発見，3）聴神経よりも中枢（脳）側の難聴の診断，に有用です．

> **検査のポイント**
>
> **純音聴力検査**
> ・聴力検査の基本
> ・伝音性難聴と感音性難聴の区別
>
> **ティンパノメトリー**
> ・中耳腔の圧の測定
> ・中耳炎の有無，特に中耳の貯留液の有無の判断
>
> **語音聴力検査**
> ・ことばの聞こえの検査
> ・補聴器の決定に必要
>
> **聴性脳幹反応**
> ・客観的な検査
> ・新生児，乳幼児に応用
>
> **耳音響放射検査**
> ・客観的な検査
> ・新生児難聴の早期発見

2 耳鳴り

■ 耳鳴りとは

多くの方は耳鳴りを一度は経験しているでしょう．耳鳴りは外部からの音とは関係なく，音として自覚する異常な聴覚現象です．周りが静かになるとせみの鳴くような耳鳴りが聞こえてくることが多いようです．耳鳴りの大部分は患者自身しかわからないため，心理的に悩む方も多く，診断・治療が遅れます．

■ 耳鳴りは種々の原因で起こります

耳鳴りを大別すると患者自身しか知覚しない自覚的耳鳴りと患者以外の人でも知覚できる他覚的耳鳴りがあります．自覚的耳鳴りでは，中耳炎・耳管狭窄症・耳管開放症・耳小骨連鎖の障害などの中耳疾患，様々な内耳疾患，聴神経腫瘍や小脳橋脚部腫瘍・頭部外傷などの中枢・脳疾患，顎関節症・肩凝り，頸部の血管の病気などが原因となります．最も頻度の高い耳鳴りは音を感じ取る器官である蝸牛の障害です．音響外傷・騒音性難聴・薬剤性難聴で音のセンサー細胞である蝸牛の有毛細胞が損傷して，損傷した有毛細胞に連絡した蝸牛神経線維の異常な興奮が病因とされています．Ménière病ではめまい発作とともに耳鳴りが増強することがあります．突発性難聴・低音障害型感音難聴も耳鳴りを伴うことが多く，難聴が改善されても耳鳴りだけが残存することもあります．内耳に向かう頸部の血管に障害が生じると中枢の聴覚経路へ影響を及ぼして耳鳴りを起こします．

■ 拍動性の他人にも聞こえる耳鳴りは要注意です

他覚的耳鳴りは頻度は少なくなりますが，血管・筋肉・耳管が遠因となります．血管による耳鳴りは心臓の拍動に一致しており，原因として頭頸部の動静脈瘻，動脈瘤，血管性腫瘍などの危険な疾患が含まれ，注意を要します．中耳に存在する耳小骨筋と呼ばれる筋肉の攣縮によっても他覚的耳鳴りが生じます．耳小骨筋を支配する顔面神経や三叉神経の疾患で起こります．耳管開放症や耳管の機能不全では呼吸や嚥下に一致して呼吸音や嚥下音が耳鳴りとして聞き取れることがあります．

■ 耳鳴りには標準的な検査法があります

耳鳴りのほとんどは本人しか自覚されないために客観的な評価が難しく診断に苦慮します．各医療機関，医師の間でも共通にするために，標準耳鳴検査法が作成されています．耳鳴りの擬声語表現で多い順に15個表示してあります．患者さんは自分の耳鳴りに最も近いものを3段階評価で選びますが，全く違う種類の耳鳴りの擬声語を感じている人は自由に書き込むよう

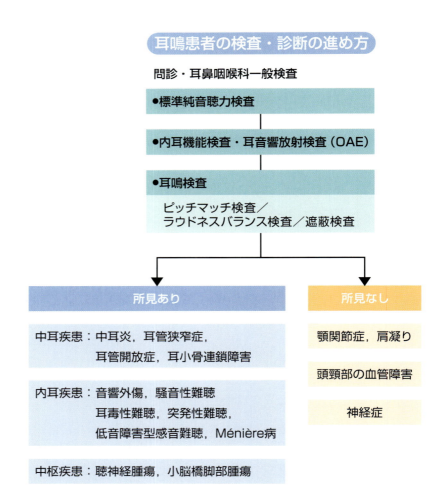

問診票

いつから耳鳴がはじまりましたか
　年前　カ月前　週間前　日前
耳鳴のきっかけはありますか
　ある　　不明
耳鳴のする部位は？
　右　左　両耳　頭皮上　頭蓋内
耳鳴の種類は？
　1種類　2種類　3種類以上
耳鳴の高さ
　高い　低い　どちらでもない
耳鳴の大きさ
　静かなところでのみ聞こえる
　気にすれば聞こえる
　いつも聞こえている
　耳鳴がうるさくて仕事ができない
　眠れないほどうるさい
耳鳴の持続
　時々聞こえる　　いつも聞こえる
耳鳴の気になり方
　ほとんど気にならない
　気になる時がある
　いつも気になっているが仕事には支障ない
　気になって仕事が手につかない
　気になって眠れない

耳鳴の代表的な言い表し方を示します．あなたの耳鳴が以下にあればどの程度似ているか点数をつけてください．
2－非常に似ている
1－似ている
0－少しは似ているようだ

ジー　（2-1-0）
キーン（2-1-0）
ピー　（2-1-0）
ミーン（2-1-0）
シーン（2-1-0）
ツーン（2-1-0）
ジャー（2-1-0）
ザー　（2-1-0）
ブーン（2-1-0）
チー　（2-1-0）
ウーン（2-1-0）
ワーン（2-1-0）
ビー　（2-1-0）
ガー　（2-1-0）
ゴー　（2-1-0）

これ以外の耳鳴であれば記入してください

ピッチマッチ検査

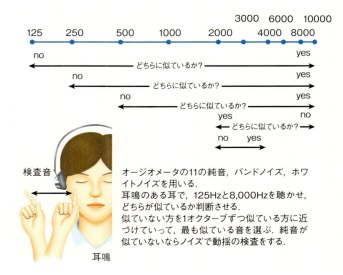

オージオメータの11の純音，バンドノイズ，ホワイトノイズを用いる．耳鳴のある耳で，125Hzと8,000Hzを聴かせ，どちらが似ているか判断させる．似ていない方を1オクターブずつ似ている方に近づけていって，最も似ている音を選ぶ．純音が似ていないならノイズで動揺の検査をする．

ラウドネスバランス検査

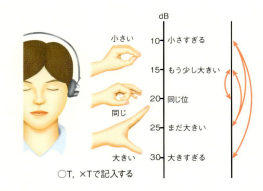

ピッチマッチ検査で得られた検査音と耳鳴の大きさを比較させ，両者がバランスするレベルを決める．結果はオージオグラムに○T，×Tと該当レベルに記入する．

遮蔽検査

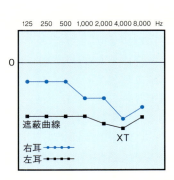

オージオメータのバンドノイズを遮蔽音として上昇法で与え，各周波数ごとに耳鳴が聞こえなくなるレベルを求める．結果はオージオグラム上に●，■印で記入し，耳鳴遮蔽曲線をつくる．

になっています．次に標準純音聴力検査，内耳機能検査，さらにはCT，MRIなどの画像診断も状況によっては必要になります．ピッチマッチ検査は耳鳴りの周波数（ピッチ）を推定する検査法で2つの方法からなります．11種類の固定した周波数を提示して耳鳴りに最も類似するかを調べます．また周波数を連続的に変化させて耳鳴りに類似する周波数を求めます．ラウドネスバランス検査は耳鳴りの大きさを推定する検査です．ピッチマッチ検査で求めた音を検査に使用します．検査音の音圧を上昇・下降させながら繰り返して，耳鳴りの大きさに一致する音圧を求めます．遮蔽検査はピッチマッチ検査で得られた音を中心とするある周波数幅を持った雑音を聞かせて，耳鳴りが聞こえなくなる（遮蔽される）レベルを求める方法です．耳鳴りの大きさを最も反映していると評価されています．

■ **原因を明らかにすることも治療法になります**

耳鳴りの程度を標準耳鳴検査法で評価し各種の検査で原因を探求することで，自分にだけに留まっていた耳鳴りを客観的に評価することができます．しかしながら，実際に気になって眠れないとか仕事が手につかないという場合に積極的に治療を行い，気にならなくなる程度にまで改善させることを目標にします．耳鳴りを苦痛に感じて日常の生活に支障をきたしている場合には心理療法も検討します．不安症やうつ病の場合は専門家の診断と加療を依頼することもあります．

3 耳痛

■ 耳痛とは

耳痛は，1）中耳と外耳の耳自体に病変があって生じる場合，2）耳以外の離れた部位の病変から生じる場合，3）原因疾患を認めず，神経痛と推察される場合，に分けられます．耳以外の部位としては，耳に隣接する部位の疾患の場合と耳から離れた部位の疾患によって神経を介する，いわゆる"放散痛"の場合があります．

■ 耳痛の診断には，問診と鼓膜所見が役立ちます

耳痛の診断では，実際に耳自体の痛みであるか問診や視診で判断します．耳自体が問題なければ，耳介周囲，顎関節，頸部などの周辺部位を診察します．耳から離れた部位の疾患が神経を介して生じる耳痛を理解する上で，耳介，外耳道，鼓膜などの耳への知覚神経の分布を知ることは重要です．耳介は頸神経のC2，3，外耳道は前壁が三叉神経第3枝で後壁は迷走神経，鼓膜は三叉神経第3枝と迷走神経，中耳は舌咽神経と迷走神経支配です．さらに，顎関節と下顎，下顎歯も三叉神経第3枝の支配領域です．問診上では以下の観点の確認が必要です．①性別，年齢，②いつから，どこが痛いのか，③痛みの性状（程度，持続時間，誘因，発生状況）はどうか，④頭は痛いか，⑤随伴症状（耳漏，難聴，顔面神経麻痺，めまいなど）はあるか，⑥既往歴（外傷，手術，治療歴）はあるか．

さらに，鼓膜などの局所所見と全身所見が重要です．①鼓膜の発赤の程度，②膿や貯留の有無，③歯科疾患のチェック，④外傷の有無，⑤神経症状の有無などです．

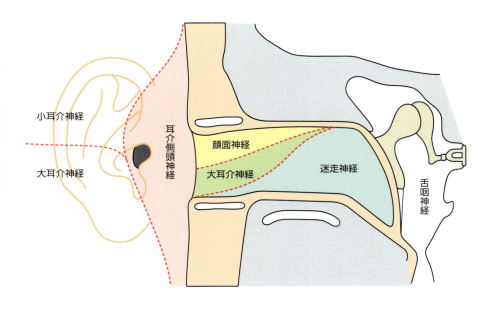

下顎後窩における顔面神経の分布

耳の神経支配

耳管・中耳	舌咽神経，迷走神経
外耳道前壁	三叉神経第3枝
外耳道後壁	迷走神経
鼓　膜	三叉神経第3枝，迷走神経
耳　介	頸神経C2，3

■ 耳の疾患による耳痛とは

最も頻度の高い耳疾患の耳痛は急性中耳炎です．鼓膜に水疱を伴う場合は激しい痛みを呈し，発熱を伴わない場合は耳痛を訴える率も高くなります．外耳道の炎症があれば急性外耳道炎，耳介や外耳道の皮疹（帯状疱疹）があればHunt症候群が疑われます．Hunt症候群は2割程度で顔面神経麻痺に先行して耳痛や皮疹が出現します．耳痛の特徴は鋭い灼熱感や針で刺すような痛みです．悪性外耳道炎は頻度は少ないのですが，夜間に増強する耳痛を特徴として，耳の周囲の骨の破壊を伴い，重篤な症状を示します．糖尿病に合併することが多く，緑膿菌感染が原因となります．

閉塞性角化症は，脱落した皮膚の角質が外耳道にたまることで急性に発症する耳痛が特徴です．外耳道真珠腫や真珠腫性中耳炎は外耳道の耳垢と周囲への耳垢の迷入などの局所所見で診断がつきます．頻度はまれですが，難治性の場合は特殊な中耳の炎症性疾患や

耳痛診断のフローチャート

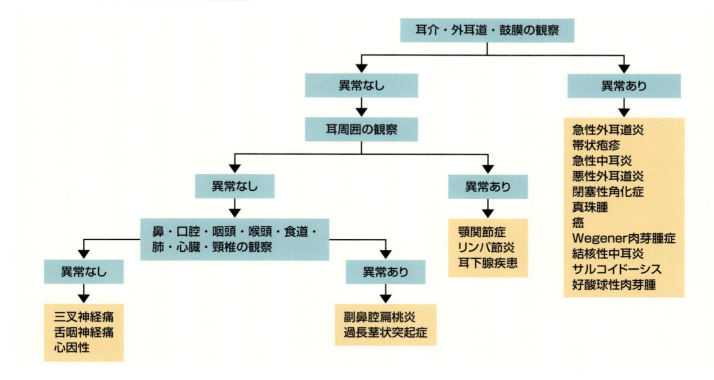

問診

1. 性別・年齢
2. いつから，どこが痛いのか
3. 痛みは持続性か拍動性か
4. 頭は痛いか
5. 随伴症状はあるか
6. 既往歴やきっかけはあるか

局所所見と全身所見のチェック

1. 鼓膜の発赤の程度
2. 膿と，貯留の有無
3. 歯周病のチェック
4. 外傷の有無
5. 神経症状の有無

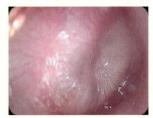

急性中耳炎の鼓膜

悪性疾患を考慮すべきです．

■ 隣接する部位の疾患によっても起こります

　耳に隣接する部位で耳痛を引き起こす疾患は，顎関節症，耳後部のリンパ節炎，耳下腺疾患，上頸部リンパ節炎などです．顎関節の病変からの耳痛は比較的多く，顎運動時に起こる耳痛の場合は本症を疑います．顎関節の運動時の雑音の聴取，開口障害，咬合の不正の所見の有無を調べます．

■ 放散痛は耳から離れた部位の疾患によって起こります

　耳から離れた部位から神経を介して耳に痛みが放散することで耳痛が生じます．該当する部位としては，鼻・副鼻腔（急性鼻副鼻腔炎，鼻副鼻腔腫瘍），口腔・咽頭（口内炎，う歯，歯肉炎，唾石症，急性扁桃炎，咽頭潰瘍，咽頭悪性腫瘍），喉頭（急性喉頭蓋炎，喉頭癌），食道（異物，食道炎，悪性腫瘍，裂孔ヘルニア），頸椎（頸椎変形性疾患，過長茎状突起症）などです．

■ 神経痛も原因となります

　三叉神経痛の一部に耳の深部に痛みを生じるものがあります．舌咽神経痛のタイプの1つの鼓室神経型では耳痛をきたすことがあり，舌根部や口蓋扁桃の刺激で耳の中に激痛発作を誘発します．片頭痛，緊張型頭痛，群発頭痛症例で耳痛を呈することはまれです．不定愁訴とともに執拗に長く続く耳痛では，心因性耳痛も考慮します．

第1部　症状から診断へ

4 耳漏

耳漏の性質から考えられる疾患

1. 耳垢	耳垢が異常に軟らかい場合
2. 漿液性	外耳道湿疹，びまん性外耳道炎，急性中耳炎の初期にみられる
3. 粘液性	慢性カタル性中耳炎，ムコーズス中耳炎
4. 膿性	慢性化膿性中耳炎，上鼓室化膿症
5. 悪臭を伴う耳漏	真珠腫性中耳炎，中耳結核，腫瘍，外耳道異物
6. 血性	インフルエンザ中耳炎，聴器腫瘍，外傷
7. 髄液漏	頭部外傷（頭蓋底骨折など）
8. 耳漏分泌増量	耳漏が増量する場合は慢性化膿性中耳炎の急性増悪時に多いが，乳突洞，蜂巣からの分泌もあると考えてよく，特に拍動性の大量の耳漏の場合，頭蓋内合併症も考慮に入れなければならない

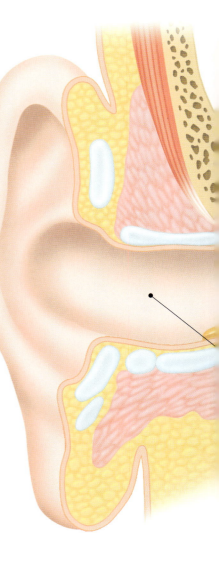

■ 耳漏の由来とは

耳漏は外耳道から排泄される異常な分泌物のことです．漿液性（サラサラ），粘液性（ネバネバ），膿性（ウミ），水様性など様々な性状を示します．

■ 外耳道疾患による耳漏：過度の耳掃除に注意

外耳道は皮膚が体表から陥凹しているので，微生物が繁殖しやすい構造となっています．

急性外耳道炎では，外耳道の細菌感染によって漿液性〜漿膿性の耳漏，耳痛，搔痒感などの症状が出現します．外耳道に限局した化膿性病変を耳癤（じせつ）といい，耳に触れると著明な痛みを生じ，外耳道が狭くなって耳閉感も訴えます．

外耳道湿疹の原因としては耳掻きによる外傷が最も多く，中耳炎による耳漏，点耳薬などの外用薬，パーマ液，細菌や真菌感染，スマートフォンなどの耳栓，洗髪や水泳などによる湿潤が挙げられます．アトピー性皮膚炎，脂漏性湿疹，全身疾患（糖尿病，腎不全，甲状腺機能低下，免疫不全など）が基礎疾患として合併している場合もあります．

外耳道皮膚への真菌（カビ）の感染が，外耳道真菌症では30歳以上に多いとされています．誘因としては，過度の耳掻きの習慣，耳漏の続く慢性中耳炎，補聴器の長期使用，長期間の点耳薬使用などです．主な症状は搔痒感や灼熱感で，炎症が強くなると耳漏をきたし，真菌の増殖した耳垢が外耳道に充満すると耳閉感や難聴も訴えることになります．

閉塞性角化症や外耳道真珠腫とは，外耳道に皮膚からの老廃物が堆積して，外耳道の炎症と骨破壊を引き起こす疾患です．閉塞性角化症は若年者に多く，両側性に生じやすく，急性の激しい耳痛を伴い，難聴も認めることがあります．外耳道真珠腫は高齢者に多く，病変は片側・限局性で，耳漏や慢性鈍痛を認めますが，難聴は少ないです．病変が進行して，重症化すると，手術による治療が必要となります．

外耳道癌はまれな疾患ですが，診断に苦慮して確定診断が遅れることもあります．難治性の耳漏（特に，出血を伴う場合）や耳痛を繰り返す場合は注意すべきで，生検による病理診断が必要となります．

■ 鼓膜炎による耳漏：感音難聴を伴うことに注意します

鼓膜に生じる炎症として，水疱性鼓膜炎と慢性鼓膜炎があります．水疱性鼓膜炎は，幼小児を中心に上気道炎に伴って流行するインフルエンザやマイコプラズマなどによる感染症が原因とされています．急性の耳痛と鼓膜の水疱が特徴的で，耳漏は水疱が破れるこ

● 慢性中耳炎

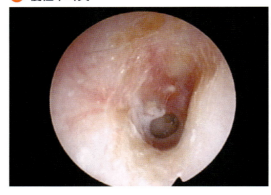

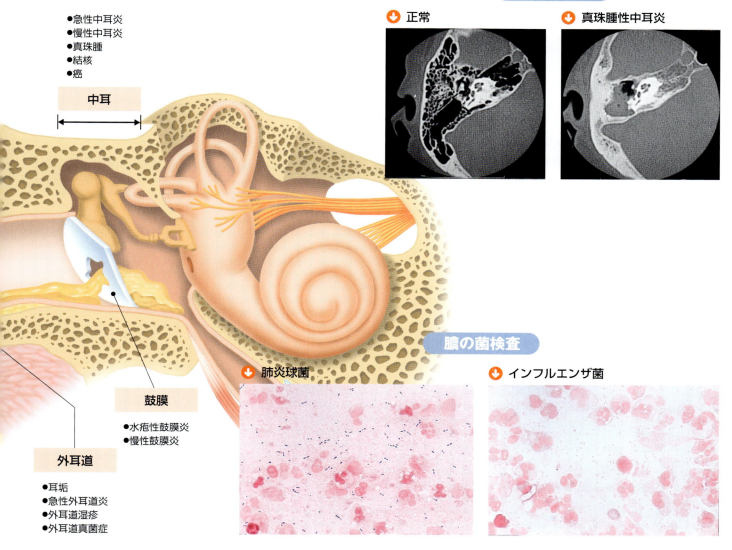

とで生じ，時には血液が混じることがあります．蝸牛の障害による感音難聴を伴うことがあります．慢性鼓膜炎は原因不明で，鼓膜の表面にびらんや肉芽を生じる疾患で，慢性的な耳漏や耳閉感が主訴となります．

■ 中耳炎による耳漏：抗菌薬抵抗性の細菌に注意します

急性中耳炎は小児に多い感冒症状と耳痛を伴う反復性感染症で，肺炎球菌とインフルエンザ菌が主な原因菌です．抗菌薬の発達で重症例は減少していますが，抗菌薬に抵抗性を示す難治性の耐性菌が問題となっています．

慢性中耳炎は，鼓膜の穿孔を伴って中耳からの耳漏が外耳道に流れることで生じます．原因となる細菌は緑膿菌やメチシリン耐性黄色ブドウ球菌（MRSA）などで，抗菌薬に抵抗性を示します．抗菌薬の連用によって真菌感染が発症する場合もあります．拍動性の大量の耳漏では頭蓋内合併症による髄液漏の可能性も考慮します．

好酸球性中耳炎とは，にかわ状の耳漏を特徴とする難治性の中耳炎です．中耳粘膜と耳漏に多数の好酸球が浸潤しています．気管支喘息やアスピリン喘息に合併しやすいです．通常の中耳炎に比較して感音難聴を合併しやすいので，注意が必要です．

あらゆる保存的治療に抵抗する難治性の耳漏に対して鑑別が必要な疾患としては，結核や悪性腫瘍が挙げられます．

第1部 症状から診断へ

5 耳閉感

■ 耳閉感とは

日常の臨床では耳閉感を訴えて受診する例はかなり多いものです。この耳閉感は自覚的なもので、医師も含めて他人には感じることのできない感覚とも言えます。診断する側である医師がわからない感覚を患者さんから聞いて検査で判断し、治療しようというものですから、検査の進め方には十分な理解が必要です。

■ 診断のフローチャートを示します

耳閉感を訴える原因となる疾患としては、5つの部位に大別できます。つまり、1)外耳道疾患、2)中耳疾患、3)内耳疾患、4)後迷路・中枢（内耳よりも脳に近い部位）性疾患、5)耳以外の部位の疾患です。

外耳道の疾患としては、耳垢が詰まっていたり、異物（小児ではおもちゃ、成人では綿棒の先のコットンや髪の毛など）によって外耳道が閉塞していることです。耳垢や異物を除去することで、容易に耳閉感は軽快します。また外耳道の湿疹・真菌症やサーファーズイヤー（外耳道の骨の隆起）によっても生じます。中耳疾患としては、耳管狭窄症、耳管開放症、滲出性中耳炎、航空性中耳炎などがあり、耳閉感以外の耳症状や、症状出現の背景因子（感冒の罹患、飛行機の利用、体重減少、日内変動、天候の影響など）を十分に問診して、鼓膜所見を観察して、標準純音聴力検査やティンパノメトリーと耳管機能検査を行います。中耳疾患では伝音難聴やティンパノメトリーでの異常所見を示します。鼓膜所見が正常で、難聴や耳鳴りなどの症状を伴い、標準純音聴力検査で感音難聴を示す場合は内耳の障害が疑われます。内耳疾患としては、突発性難聴、低音障害型感音難聴、Ménière病などが含まれます。後迷路性・中枢性の代表的な疾患が聴神経腫瘍です。

聴神経腫瘍では難聴を伴うことが一般的ですが、難聴を伴わない場合も報告されています。耳疾患以外の病変でも耳閉感を訴える場合として、中耳の圧を調整するための、中耳と咽頭をつなぐ耳管周囲の疾患が原因の場合があり、顎関節症や上咽頭腫瘍などです。

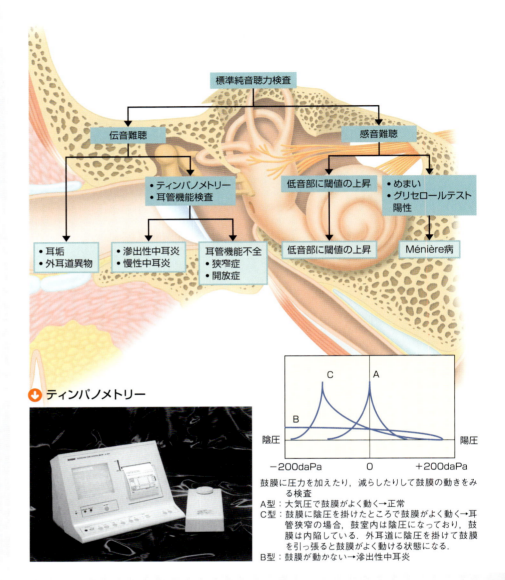

▼ ティンパノメトリー

鼓膜に圧力を加えたり、減らしたりして鼓膜の動きをみる検査
A型：大気圧で鼓膜がよく動く→正常
C型：鼓膜に陰圧を掛けたところで鼓膜がよく動く→耳管狭窄の場合、鼓室内は陰圧になっており、鼓膜は内陥している。外耳道に陰圧を掛けて鼓膜を引っ張ると鼓膜がよく動ける状態になる。
B型：鼓膜が動かない→滲出性中耳炎

■ ティンパノメトリーで鼓膜の動きがわかります

ティンパノメトリーでは、鼓膜の可動性を測定することによって鼓膜の内側に正常圧の空気が入っているか、またその圧が低くなって鼓膜が陥凹しているか、逆に圧が高くて膨隆しているかどうかがわかります。最も有効なのは、鼓膜が陥凹していて液体が貯留する滲出性中耳炎の時です。このような場合には、鼓膜は動かすことはできず平坦な直線になります。

耳管機能検査

⬇ 原理の図

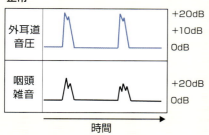
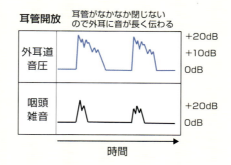
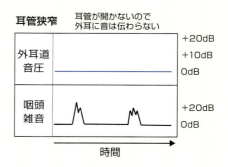

⬇ TTAG・インピーダンス法

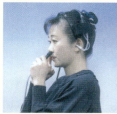
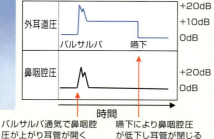
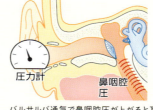

バルサルバ通気で鼻咽腔圧が上がると耳管が開き，外耳道圧が上がる．嚥下により鼻咽腔圧が下がると，耳管が閉じ，外耳道圧が下がる．

⬇ 加圧法

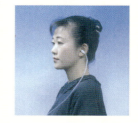

⬇ 音響法

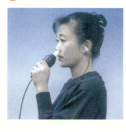
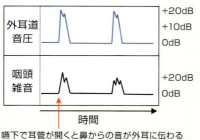
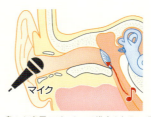

鼻から専用スピーカーで雑音を与え，嚥下した時に雑音が外耳に伝わるか否かで外耳道の機能を評価する方法．

■ 耳管機能検査で耳管の病気がわかります

耳管機能検査には耳管鼓室気流動態法（TTAG）・インピーダンス法，音響法，加圧法の3種類の検査法があります．TTAG・インピーダンス法はバルサルバ通気を行った際の耳管の状態を調べる方法です．被検者の外耳道に高感度圧力センサーと鼓膜の音響インピーダンスを測定するためのイヤホンとマイクロホンを装着し，バルサルバ通気をさせます．この時，耳管が開けば鼓室がわずかに加圧されます．この圧力変化と鼓膜のインピーダンス変化を感知して測定する方法です．耳管狭窄症では中耳圧は上昇せず，耳管開放症では呼吸性変化がみられます．

音響法は音源を鼻に当て，検査する側の外耳道にマイクロホンを装着します．外耳道の音圧が50dBSPLになるように音源のレベルを調整し，被検者に嚥下をさせます．この時，耳管が開き外耳道の音は大きくなります．耳管狭窄症では嚥下で音圧が上昇せず，耳管開放症では逆に音圧の変化が認められます．

加圧法は，鼓膜に穿孔のある被検者に対して行う検査法です．外耳道にある程度の音圧を掛けると，耳管が開きます．この時の圧力の変化を感知する方法です．穿孔性中耳炎では音圧を掛けても耳管が開かなくて，変化のない耳管狭窄パターンや閉鎖不全のパターンがわかります．

6 めまい①

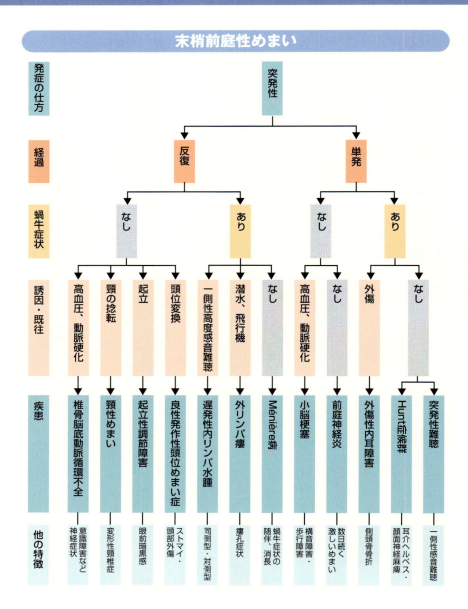

■ めまいとは

めまいとは,「自分ないしは周囲のものが運動していないのに運動しているように感ずる錯覚ないしは異常感覚」で,空間(見当)識の破綻した状態です.

■ 原因には前庭(内耳)と中枢(脳)があります

めまいの原因には種々のものがあります.大きく分けると,末梢前庭性めまい・中枢前庭性めまい・非前庭性めまいになります.末梢前庭性めまいは,蝸牛や三半規管を中心とする内耳の障害によって出現するものです.中枢前庭性めまいは,脳幹や小脳を中心とする中枢性の障害によって引き起こされます.一方,非前庭性めまいとは,視性,体性感覚,全身疾患,心因的なものによるめまいです.図に末梢前庭性めまい,中枢前庭性めまいの代表疾患を掲示しました.末梢前庭性めまいについては,病態が詳細に検討されており,障害部位が同一であれば出現する症状もほぼ同一となり,各疾患の診断基準(もしくは診断基準に準ずる特徴)が示されています.一方,中枢前庭性めまいにおいては,同一疾患においても障害の広がりや神経連絡の障害の程度により,出現する症状や検査結果は多岐にわたります.さらには,炎症性変化から原因不明の疾患まで,疾患の病態や原因も多岐にわたっています.このことが中枢前庭性めまいの診断を困難なものにさせている要因でもあります.

■ めまいの症状は回転性とふらつきに大別できます

めまいの症状としては,ぐるぐる回る・ふわふわする・ぐらぐらする・目の前が暗くなる・意識が遠のく,などなど様々なものがあります.これらは全て各人の感ずるめまいの症状として正しいものと言えます.このような多くの症状・感覚だけで,めまいの診断を下すことは不可能です.しかしながら,非常に乱暴な表現ではありますが,ぐるぐる激しく回るめまいの多くは末梢前庭性めまいで,ふらふら・ぐらぐらするようなめまいの多くは中枢前庭性めまいであると考えることもできます.末梢前庭性めまいは内耳障害によって起こるわけですが,人間には左右の内耳があり,片側が障害されると急激に左右の内耳間のバランスに狂いが生じるため,ぐるぐる激しく回るめまいが出現すると考えられます(当然,若干の例外は存在します).これに対して中枢前庭性めまいは,その原因となる脳幹・小脳が体の正中に存在するため,ふらふら・ぐらぐらといった比較的おとなしいめまいとなることが多いと考えられます.しかしながら,脳幹や小脳は内耳からの情報を常

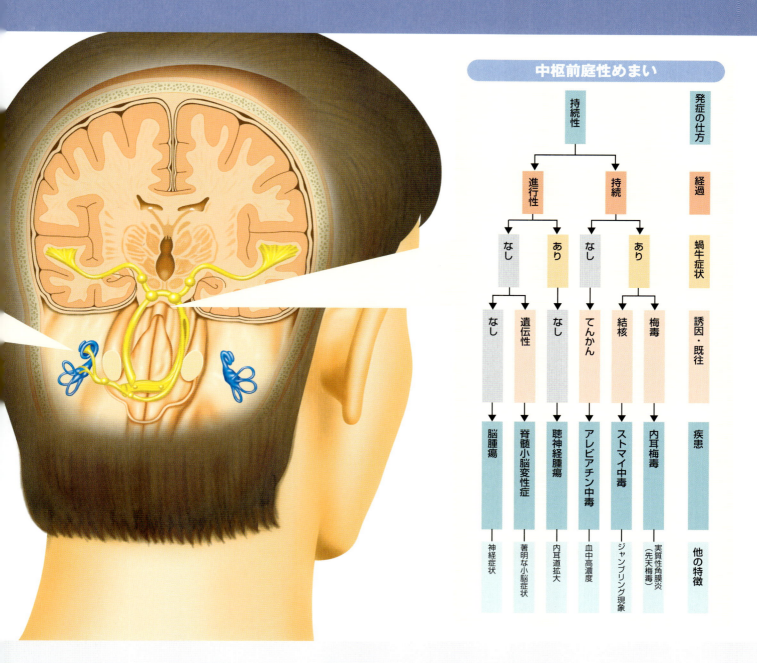

中枢前庭性めまい

発症の仕方	経過	蝸牛症状	誘因・既往	疾患	他の特徴
持続性	進行性 なし			脳腫瘍	神経症状
	進行性 あり		遺伝性	脊髄小脳変性症	著明な小脳症状
	持続 なし			聴神経腫瘍	内耳道拡大
	持続 あり		てんかん	アレビアチン中毒	血中高濃度
			結核	ストマイ中毒	ジャンブリング現象
			梅毒	内耳梅毒	実質性角膜炎（先天梅毒）

に受けているため，あたかも末梢前庭性のめまいであるかのような症状を出現させることもあり，注意が必要です．このように考えると，中枢前庭性めまいではどのような症状が出現してもおかしくないとも言えます．

ところで，めまい症状の持続時間には特徴があります．ここで言うめまいの持続時間とは，個々の症状の実際に出現している時間ではなく，反復する症状を含めての持続時間です．末梢前庭性めまいでは，常に中枢（脳幹・小脳，さらには大脳）のコントロールを受けているため，障害された機能の肩代わりを中枢が行うことになります．そのため，時間とともに例外はありますが約2週間前後のうちには，多くのめまいは消失していきます．しかし，中枢前庭性めまいでは，障害された中枢機能をどこも肩代わりすることができず，多くの場合，症状が長い間持続します．中には数年にわたる場合もあります．

図には，次項のめまい検査も含めて末梢前庭性めまいと中枢前庭性めまいの鑑別のポイントも掲示しました．

■ 診断には詳細な問診が重要です

診断の基本は，問診です．めまいの初発発作の起こり方や状況を十分に問診し，その特徴から障害部位を推定していきます．さらに，聴覚系の検索（鼓膜所見，聴力検査など），各種眼球運動検索（眼振検査など），体平衡検索（重心動揺検査など）などを行い，問診結果との矛盾がないか，また各検査間での矛盾がないかを十分に検討し，障害部位を推測していくことになります．

6 めまい②

■眼振の検査が基本です

眼振とは，「眼球の勝手な動き」（眼球運動異常）であり，めまい発作時に眼振が出現するために，「周囲が回って見える」「周囲が揺れて見える」などの異常感覚が出現します．しかし，注意しなくてはいけないこととして，見ているものが回っていたり揺れていたりしないから眼振が出現しないのではない，ということです．眼振は，患者さんの感覚に関わらず出現します．さらに，眼球運動異常として，視運動性眼振の異常や視標追跡検査の異常などが出現することがあります．

眼振検査には，注視下に右・左・上・下・正面眼位における眼振を観察し，非注視下に右・左・上・下・正面眼位における眼振を観察する自発眼振検査，頭位を静的に動かして眼振を観察する頭位眼振検査，頭位を動的に動かして眼振を観察する頭位変換眼振検査があります．注視下における観察では，視覚情報が働くため中枢からの抑制を受けますが，非注視下においてはこれらがないため，より内耳の情報が反映すると考えられます．頭位眼振検査では，仰臥位・懸垂頭位において静的に頭位を左右に捻転することによって眼振を観察します．頭位変換眼振検査では，懸垂頭位から座位へ，座位から懸垂頭位への動的な変換を正面位・右捻転位・左捻転位において行い，眼振を観察します．

人の眼球の動きは，点から点へ素早く動く動きと，線上をゆっくりと滑らかに追跡する動き，注視の組み合わせからなります．この眼球運動は小脳，脳幹に制御されるものであり，視運動性眼振検査・視標追跡検査で調べま

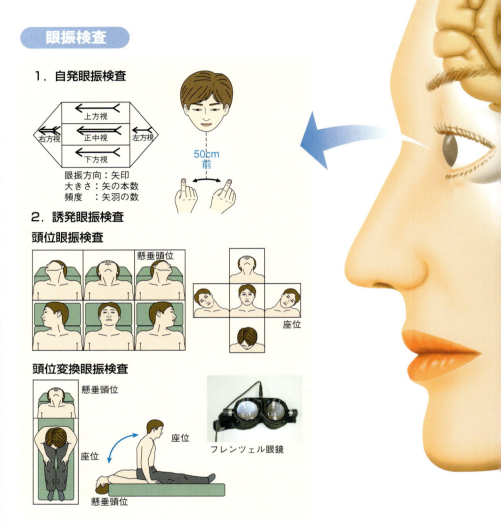

す．これらの検査の異常は，中枢性障害を示唆します．

■カロリックテストで半規管の機能がわかります

カロリックテストは，外耳道に冷水・温水（時に冷風・温風）を注入し，外側半規管を刺激します．この時，外側半規管を垂直にし，内リンパ液の対流を起こすようにするため，図のように30°上体を傾斜させます．外耳道への刺激により内リンパ液は対流を起こし，冷水注入時は注入側の対側に向かう眼振を出現させ，温水注入時は注入側に向かう眼振を出現させます．

■重心の移動を検査します

重心動揺計検査とは，検査プレート上に直立し，開眼・閉眼時の重心の移動を記録します．記録された重心の軌跡などにより，内耳障害や中枢性障害などの鑑別を行います．

■全身の病気を調べます

めまいの中には，全身疾患からの波及もあります．血液検査によって，高脂血症・糖尿病・貧血状態・梅毒感染

重心動揺計検査

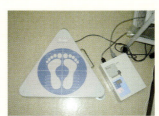
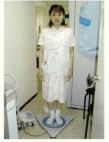

検査プレート　本体　　検査風景

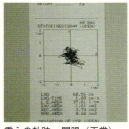
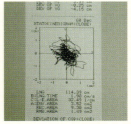

重心の軌跡　開眼（正常）　　重心の軌跡　閉眼（正常）

カロリックテスト

眼振の向き
- 冷水注入時：対側向きの眼振出現
- 温水注入時：注入側向きの眼振出現

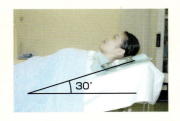
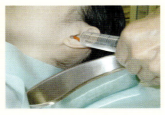

全身検査，その他

指示検査
遮眼書字検査
歩行検査・足踏み検査
起立検査（Romberg, Mann）
電気刺激検査（galvanic body sway test）
シェロング試験
血液検査

など様々な検索を行います．脳神経学的な検索，自律神経系の検索などをも要する症例があります．

　書字検査は縦に数文字を書いた時に，その文字の偏倚や文字の性質を評価する方法で，偏倚は末梢平衡障害，文字構成の乱れは小脳疾患や脳幹障害などに認められます．開眼時と比較して閉眼時に姿勢維持が著しく障害される場合が Romberg 徴候陽性で，前庭や深部知覚の障害が疑われます．一方，中枢性の障害では開眼・閉眼に関わらず姿勢維持の障害が認められます．歩行検査によって，左右への偏倚や失調性歩行，麻痺性歩行の有無を観察して，中枢性障害の可能性を評価します．足踏み検査は，直立の状態で両上肢を前方に伸展させた姿勢を取らせて，閉眼した状態で100歩，その場で足踏みさせます．回転角度90°以上，移行距離1m以上を異常と判定し，これは一側の前庭障害の急性期に生じやすいです．シェロング試験は，安静臥床と起立時の血圧を測定して，起立性低血圧によるめまいの可能性を診断する検査です．

7 鼻出血

■ 多くは鼻中隔前方から生じます

鼻出血は，出血原因となる疾患が明らかでない特発性鼻出血（70〜85％を占める）と，出血原因疾患が明らかな症候性鼻出血とに分けられます．

鼻腔の血管は大部分が外頸動脈由来です．内頸動脈由来の血管は，主に鼻腔の天蓋方向から分布する前・後篩骨動脈です．外頸動脈と内頸動脈由来の血管が鼻中隔前方で血管網を形成し，鼻出血の好発部位となっています．鼻腔後方には，蝶口蓋動脈が分布します．右に，鼻腔に分布する血管の模式図を示します．鼻出血の好発部位はキーゼルバッハ部位で，次に中・下甲介下面からの出血が多く，下甲介後端，嗅裂などからも出血することがあります．鼻中隔弯曲がある場合は，多くの場合，凸側から出血します．

局所的な要因として，外傷・アレルギー性鼻炎などの鼻腔局所の炎症，鼻茸や腫瘍からの出血があります．全身的要素として血液疾患（血友病や紫斑病，白血病などによる血小板減少），血管性疾患（Osler病：遺伝性出血性毛細血管拡張症），抗凝固薬内服，代償性鼻出血（月経期）などが挙げられます．

■ 初期治療の流れを示します

鼻出血では救急患者として来院することも多く，初期の対応は他の救急疾患と同様に循環，呼吸，意識レベルなどの全身状態の把握が重要です．大量出血などによるショックや，意識障害がある場合は，まず気道の確保や血管の確保，バイタルサインの確認などを優先します．しかる後に止血操作に入ります．全身状態の思わしくない患者の場合，座位を保持することは困難なため，出血側を下にした側臥位で診察を行います．

全身状態の安定した患者の場合，座位または半座位で頭部をややうつむかせ，鼻翼を押さえさせ，口腔内に流入した血液を嚥下しないで膿盆に出すよう指示します．血圧が高い場合は，ニフェジピン10〜20mgを少量の水で服用させます（舌下での投与は急激な血圧低下をきたす可能性があるので避けます）．急な出血で動揺している患者さん本人や家族には，鼻出血は適切な処置により止血可能であること，脳出血などの前兆ではないことを説明し，落ち着かせた状態で止血操作に入ります．

■ 出血部位によって治療法を選択します

出血が前鼻孔からの場合はキーゼルバッハ部位など鼻腔前方からの出血，口腔から多くの血を吐き出す場合は鼻腔後方からの出血を推定します．鼻腔に充満した凝血を吸引し，0.1％アドレナリンと4％キシロカイン®（アレルギーに注意）に浸したガーゼを鼻腔内

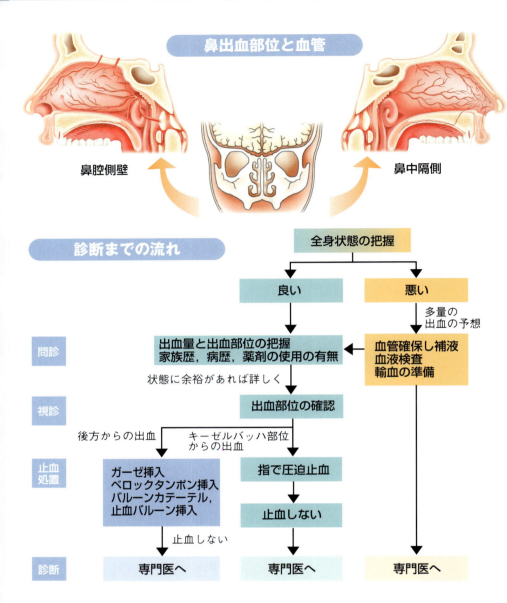

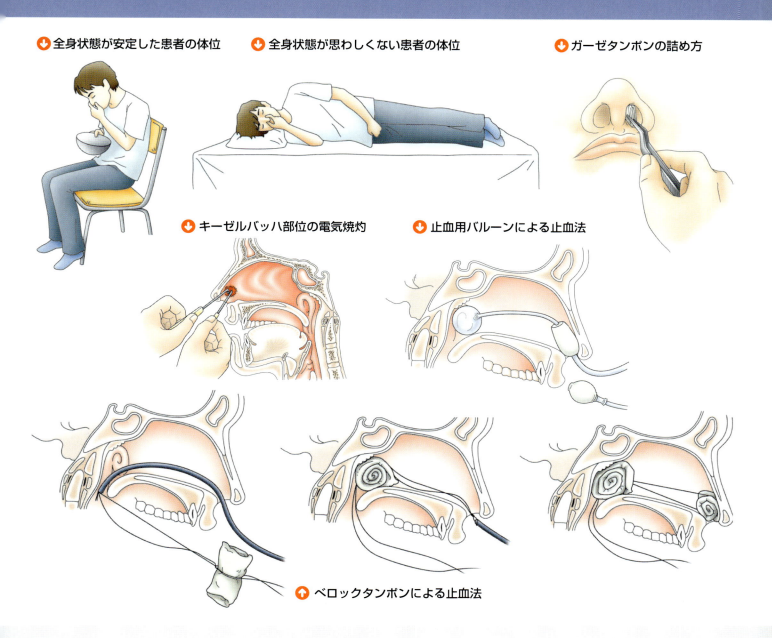

に挿入し，止血・麻酔を試みます．この際，ガーゼが折れ曲がらないよう鼻腔に挿入するように心掛けます．下甲介が収縮した頃合いを見てガーゼを抜去しますが，ガーゼのどの部位に一番血液が付着しているか確認し，出血部位をさらに絞り込みます．その後に，ファイバースコープや硬性内視鏡などで出血部位を特定します．出血が少量，またはすでに止血されているような症例では，出血点に10％硝酸銀，クロム酸，トリクロール酢酸などを塗布します．また，バイポーラやレーザー，アルゴンプラズマ凝固装置などがあればこれらを用います．

出血が大量の場合や出血点がはっきりしない場合は，軟膏を塗布したガーゼを前鼻孔から数本挿入し，圧迫止血を試みます．この場合，ガーゼの咽頭への落下やガーゼ挿入時の鼻粘膜損傷に留意し，滲出性中耳炎防止のため抗生物質や抗ヒスタミン薬を処方します．留置したガーゼの枚数は必ずカルテに記載し，後日取り残しがないよう心掛けます．

ガーゼ挿入でも止血しない鼻出血の場合には，ベロックタンポンやバルーンカテーテルを用いた止血法を行います．このような出血は，多くは鼻腔後方からの出血です．本止血法は患者の負担も大きいため入院が望まれます．

局所操作で止血が不可能な場合は，外頸動脈の結紮や血管塞栓術なども選択されます．

8 鼻閉

鼻閉は全身に影響を及ぼします

鼻閉の診断で重要な点は問診を十分に行い，問診と鼻腔所見とを合わせて鼻閉の原因を判断することです．特に乳幼児の場合，鼻所見は患児が暴れて十分取れない可能性があり，異物等を見落とさないよう注意しなければなりません．異物などが疑われる場合は，「疑いの目」で見ることが重要です．問診では鼻閉がいつからか，一側性か両側性か，交代性か，季節・温度・日内変動・増悪傾向なども，診断への手掛かりになるので聞き取るようにします．右に，鼻閉の原因疾患を示します．鼻腔通気度は生理的にもネーザル（鼻）サイクルといって変動しますが，恒常的に鼻閉が出現した場合は問題となってきます．また，鼻閉による全身への影響としては，口呼吸による咽頭や下気道への影響，集中力の低下，小児に多い摂食困難，風味障害などです．

内視鏡による鼻腔の観察で原因を探ります

鼻閉の原因疾患を以下に示します．鼻腔腫瘍，特に悪性腫瘍の場合は急速に進行する鼻閉や出血，悪性膿汁が合併することが多く，このような症状が合併した場合は内視鏡等での詳細な観察が必要です．
① 鼻中隔弯曲症
② 肥厚性鼻炎（アレルギー性鼻炎）
③ 鼻茸（慢性副鼻腔炎），頬部嚢胞
④ 鼻腔腫瘍，上咽頭腫瘍
⑤ 鼻内異物（乳幼児など）
⑥ アデノイド増殖症（乳幼児など）

鼻腔通気度検査で鼻閉を評価します

鼻閉の検査として，従来からGlatzel鼻息計が用いられています．これは鼻腔からの呼気による金属表面の曇り具合で鼻閉を判断するもので，簡便ですが定量性には乏しいものです．また，定性的にはペンライトのボディーでも代用できるので，医学生の全身診察実習などで用いています．近年は，温度により色変化する液晶板を用いた液晶鼻息計が開発され，用いられています．

鼻腔通気度検査は鼻閉の程度を示す検査として鼻腔通気度検査が呼気，吸気とも計測でき，広く用いられています．測定は図に示すようにマスクを押し当てて，鼻腔の前後の圧と空気の流量を計測して，鼻腔抵抗を測定します．左右別々に測定し，圧流量曲線，鼻腔通気量がプリントされます．測定している鼻腔はセンサーが付いていないフリーの鼻腔であることを記憶させておきます．極端に鼻閉が強い場合は圧流量曲線が乱れ，測定不可能となることもしばしば経験します．

鼻腔通気度検査の目的としては，鼻閉または鼻閉感に関しては時間的変化や季節的変動が多く，さらに，通年性

鼻閉をきたす疾患

- **形態異常**
  - 鼻中隔弯曲症
  - 後鼻孔閉鎖
- **炎症性疾患**
  - 肥厚性鼻炎（アレルギー性鼻炎）
  - 鼻茸（慢性副鼻腔炎）
  - 頬部嚢胞
- **腫瘍性疾患**
  - 鼻腔腫瘍（良性，悪性）
  - 鼻内異物（乳幼児など）（一側性）
  - アデノイド増殖症（乳幼児など）
  - 鼻咽腔腫瘍

○ 鼻中隔弯曲症

鼻閉による全身への影響

- 口呼吸による咽喉頭炎，扁桃炎の多発，咽喉頭の乾燥感，異常感など．
- 下気道疾患（喘息や気管支炎）の合併，増悪：鼻腔の加温，加湿機能，異物除去機能の低下による．
- 集中力の低下：作業効率の低下をきたし社会的にも影響をもたらす．
- 小児の摂食時間遅延．新生児，乳児の場合は体重増加不良の原因となる．
- 嗅覚障害による味覚（風味）障害．

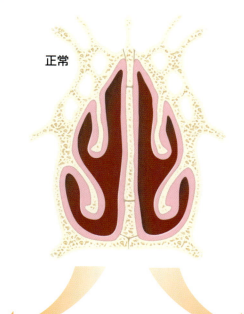
正常

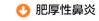
肥厚性鼻炎

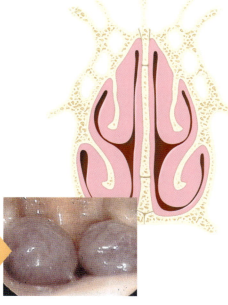

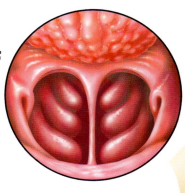
正常

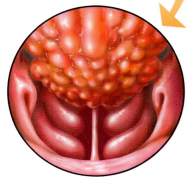
アデノイド増殖症

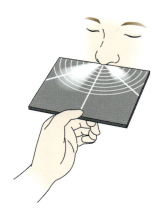
Glatzel鼻息計

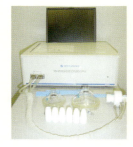

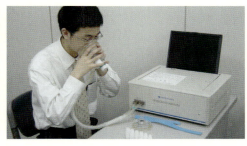
鼻腔通気度検査

アレルギー性鼻炎患者は口呼吸になれて鼻閉の自覚がないこともよく経験します．鼻鏡所見と鼻閉側の自覚症状とは必ずしも一致しません．鼻腔通気度検査は手術の評価に適しています．また，保険算定は不可能ですが，アレルギー性鼻炎の抗ヒスタミン薬効果判定にも有用です．

鼻腔通気度検査のデータは，圧差が100Paの点における鼻腔抵抗値Rで鼻閉を判定します．健常者の平均は呼気，吸気とも 2.3 〜 2.5cmH₂O/L/s です．両側抵抗値で5cmH₂O/L/s(0.5Pa/cm³/s)以上，片側で10cmH₂O/L/s（1.0Pa/cm³/s）以上あれば鼻閉があると判断できます．また，鼻腔通気度検査は鼻中隔弯曲症や肥厚性鼻炎の手術効果を予測するのにも適しています．鼻腔通気度を何も処置しない状態で測定した後，アドレナリン等で鼻腔粘膜を十分収縮させます．処置後の鼻腔通気度を再度測定し，処置前と比較します．鼻腔通気が改善しない側は鼻中隔弯曲矯正術が必要であることが予想されます．この処置後の通気量が手術を施行した後の通気量と相関することが報告されており，患者に手術効果を自覚的，他覚的に説明できます．しかし，処置前に鼻腔通気が異常な場合は，処置後も通気は改善しないばかりか，むしろ悪化することがあります．その場合の手術適応は，慎重に判断する必要があります．

9 鼻汁

■ 鼻汁の性状が診断の鍵となります

鼻汁はその性状から水様性，粘性，膿性，血膿性，血性に分類されます．表にその分類と原因疾患を示しました．急性上気道炎（かぜ）の鼻汁は，時間経過により水様性・粘性から膿性に変化します．上顎癌においては合併する副鼻腔炎からの鼻汁のみ自覚されることもあり，注意が必要です．

■ 鼻汁の主な原因疾患は炎症，アレルギー，腫瘍です

①急性副鼻腔炎

急性副鼻腔炎は多くは上気道感染（かぜ）に引き続いて発症します．また，上顎側の歯牙が原因となるものや，気圧の変化によるもの（航空性），外傷などが原因となります．主症状は膿性鼻汁や鼻閉，頭痛や悪臭，頬部痛などです．罹患する洞は多い順に上顎洞，篩骨洞，前頭洞，蝶形骨洞となります．診断は主訴と前鼻鏡所見における中鼻道の膿性鼻汁により比較的容易ですが，後部篩骨洞，蝶形骨洞は嗅裂からの後鼻漏となります．上顎洞炎の場合は，頬部を親指などで圧迫すると疼痛があります．歯性上顎洞炎の場合は，歯牙の打痛や歯肉部の腫脹などが参考になります．

②慢性副鼻腔炎

慢性副鼻腔炎は急性副鼻腔炎からの移行や，アレルギー炎症，解剖学的問題などにより自然口からの排膿，換気が阻害され，洞内に貯留液が停滞し，粘膜の肥厚をきたします．3ヵ月以上，鼻症状が持続した場合を慢性副鼻腔炎としています．栄養状態の改善や医療機関への受診機会の増加などで，従来の膿性鼻汁を中心とした慢性副鼻腔炎は減少傾向にありますが，アレルギー性鼻炎の合併した副鼻腔炎は増加傾向にあります．慢性副鼻腔炎は鼻茸を合併していることが多く，診断には前鼻鏡所見とともに後鼻鏡による後鼻孔ポリープの観察も重要です．慢性副鼻腔炎の診断は画像診断がより重要性を増します．

③アレルギー性鼻炎

アレルギー性鼻炎による鼻汁は水様性で，ティッシュを多く使います．副鼻腔炎の鼻汁は中鼻道を中心として認められますが，アレルギー性鼻炎の場合，粘膜全体から生じています．アレルギー性鼻炎はくしゃみや鼻閉を合併し，鼻粘膜が蒼白であることなどから診断は比較的容易ですが，急性上気道炎の初期との鑑別は実臨床上，判断に迷うことがあります．急性上気道炎の鼻汁は時間経過で変化していくことを，あらかじめ患者さんに説明します．

④髄液鼻漏

髄液鼻漏の原因は外傷性（交通事故など），医原性（鼻・副鼻腔手術など），先天性，特発性などです．頭部外傷後

	性状	問診・検査	考えられる疾患
一側性	膿性	●特徴ある悪臭 ●鼻鏡検査 ●う歯の有無 ●臼歯の打痛 ●CT ●オルトパントモグラフィー	●幼児：異物 ●成人：歯性上顎洞炎
一側性	血膿性	●CT, MRIによる骨破壊の有無 ●細胞診 ●病理検査（出血に注意）	●上顎癌 ●Wegener肉芽腫症
一側性	血性		●鼻出血
一側性	水様性	●事故の有無 ●テステープ ●CT ●MRI	●髄液鼻漏
両側性	水様性	●鼻汁スメア ●特異IgE抗体 ●皮膚テスト	●アレルギー性鼻炎 ●急性上気道炎（初期）
両側性	膿性	●鼻汁細菌培養 ●CT ●MRI ●マクロライド療法	●急性・慢性副鼻腔炎 ●急性上気道炎（後期）
両側性	粘性		●急性・慢性鼻炎

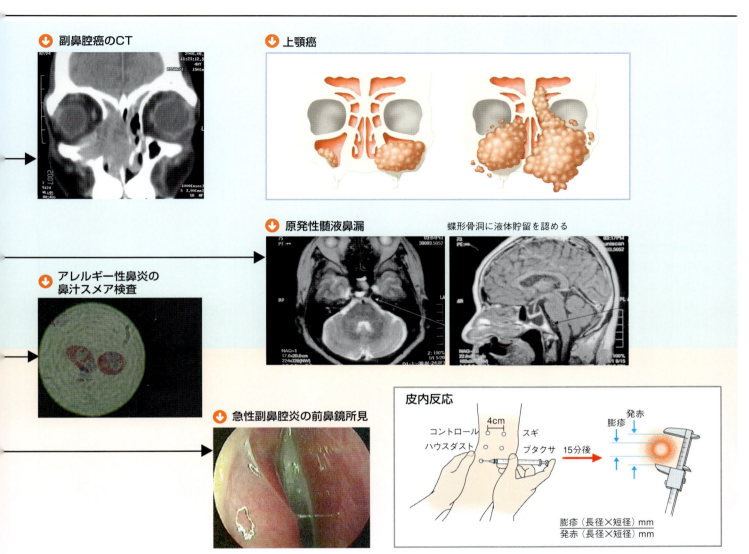

に頭痛や発熱を繰り返している場合など，本症を疑い精査に努めます．髄液鼻漏は水様性鼻汁ですが，糖を多く含んでいるためスクリーニングとしてテステープは有効です．確定診断にはMRIやCT，脳槽シンチグラフィー（脊髄穿刺を行い，直接髄腔内にRIを注入し，鼻腔内に置いた綿球をカウントする）を用います．

⑤腫瘍・自己免疫疾患

鼻・副鼻腔の良性腫瘍（血管原性，乳頭腫など），悪性腫瘍（上顎癌，悪性リンパ腫など），自己免疫疾患（多発血管炎性肉芽腫症）が含まれます．

■ 鼻汁の鑑別のための検査法を示します

鼻汁の性状，一側性か両側性か，時間経過による性状の変化，事故，アレルギー，喘息の有無などを問診し，鼻鏡検査，鼻汁スメア，X線，CT検査などに進みます．CTは情報量に富み有用であるため，可能であるなら軸位断だけでなく，冠状断も撮影すると手術の際に大いに参考となります．

アレルギー性鼻炎の診断として鼻汁好酸球検査は副鼻腔炎や上気道炎などの鑑別をする上で有用です．鼻汁をスライドグラスに塗布しハンセル染色を行い，細胞質に赤色顆粒のある好酸球の分布を検鏡します．副鼻腔炎や上気道炎では好中球が多くを占めています．

第1部　症状から診断へ

10 視力障害

■ 視力障害には，視力低下，複視，視野狭窄があります

　視力障害の原因は，眼球内の病変から耳鼻咽喉疾患（副鼻腔嚢胞，腫瘍，吹きぬけ骨折など），血管性疾患（虚血性視神経症，網膜中心動脈閉塞症など），ヒステリーなど多岐にわたります．

■ 鼻副鼻腔病変が視神経を圧迫し，視力低下が生じます

　視力障害は，眼球内では角膜，水晶体，硝子体，網膜の病変，眼球外では視神経への圧迫などにより生じます．眼球内の疾患に関しては眼科医が診断，治療しますが，緑内障の初期などでは中心視力・視野が障害されないため自覚されにくいことがあります．
　花粉症治療では既往を十分に問診し，必要に応じ眼科医へ紹介します．視神経への圧迫，炎症の波及として外傷による視神経管骨折，副鼻腔嚢胞による圧迫，副鼻腔やトルコ鞍部の腫瘍による圧迫・浸潤，眼窩蜂巣炎・眼窩内膿瘍による炎症の波及などが挙げられます．また，副鼻腔内視鏡手術による医原性視神経障害もあります．
　急激な視力低下をきたす視神経管骨折や副鼻腔嚢胞，副鼻腔炎の波及では，早期（24時間以内）の手術が望まれます．
　特殊な副鼻腔炎として骨を破壊性に浸潤していく真菌症やムコーズス中耳炎などがありますが，一般に高齢者や免疫抑制状態の患者に多く，生命予後も不良です．この他に虚血性視神経症，網膜中心動脈閉塞，網膜中心静脈閉塞などの血管性病変もあります．
　高度の視力低下の場合には対光反射の低下が認められます．ペンライトで

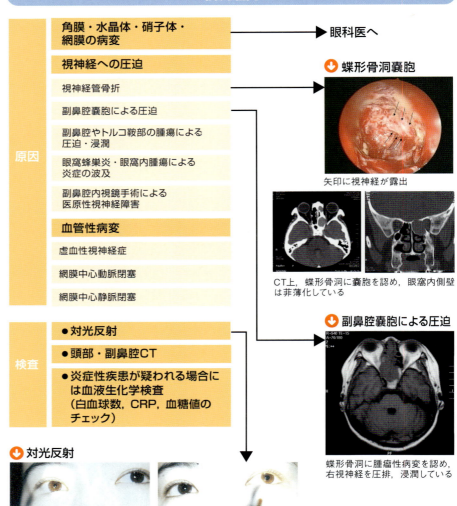

視力低下

原因
- 角膜・水晶体・硝子体・網膜の病変 → 眼科医へ
- 視神経への圧迫
  - 視神経管骨折
  - 副鼻腔嚢胞による圧迫
  - 副鼻腔やトルコ鞍部の腫瘍による圧迫・浸潤
  - 眼窩蜂巣炎・眼窩内膿瘍による炎症の波及
  - 副鼻腔内視鏡手術による医原性視神経障害
- 血管性病変
  - 虚血性視神経症
  - 網膜中心動脈閉塞
  - 網膜中心静脈閉塞

検査
- 対光反射
- 頭部・副鼻腔CT
- 炎症性疾患が疑われる場合には血液生化学検査（白血球数，CRP，血糖値のチェック）

⬇ 蝶形骨洞嚢胞
矢印に視神経が露出
CT上，蝶形骨洞に嚢胞を認め，眼窩内側壁は菲薄化している

⬇ 副鼻腔嚢胞による圧迫
蝶形骨洞に腫瘤性病変を認め，右視神経を圧排，浸潤している

⬇ 対光反射

白目から黒目に光を当てると，通常では両眼とも縮瞳しますが，視力障害のある側では縮瞳が見られません．吹きぬけ骨折などでは複視があるため，両眼視では物が見えにくいとの訴えがありますが，片眼を遮蔽した単眼では見えにくさが解消することがあります．
　詳細な病歴を聴取し，視力障害が疑われた場合は耳鼻科的疾患をスクリーニングする意味からも頭部・副鼻腔CTを撮影し，炎症性疾患が疑われる場合には血液生化学検査にて白血球数やCRP，血糖値などをチェックします．

■ 複視は，鼻副鼻腔の外傷，炎症で生じます

　複視とは固視している1つの物体が2つに離れて見える状態を指します．複視は眼筋麻痺で引き起こされ，麻痺筋の働く方向を見る時に増強されます．耳鼻科疾患では吹きぬけ骨折による下直筋，下斜筋の運動制限，眼窩蜂巣炎による眼球突出が原因となります．ヒステリーによる複視では，単眼でも複視があります．

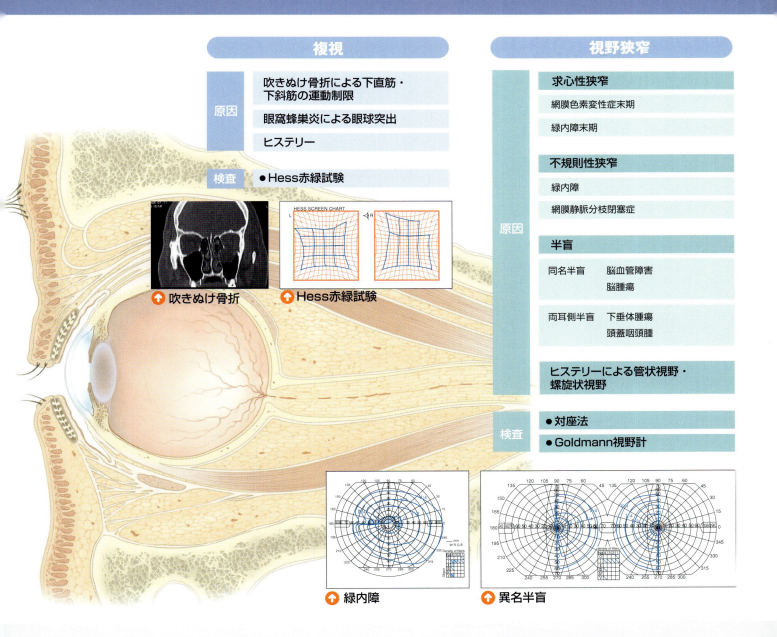

Hess赤緑試験にて中央・左・右・上・下・斜め上下の9方向の視標をプロットし，線で結んだものが眼位図で，眼球運動障害があれば障害筋の方向で四角が狭くなります．この図は左眼は向かって右に記載しており，自分の目をそのまま投影した図と理解します．鼓膜所見とは逆の記載方法です．

■ **視野狭窄は眼科疾患や脳腫瘍が原因です**

視野狭窄とは視野の広さが狭くなるもので，求心性狭窄（網膜色素変性症末期，緑内障末期），不規則性狭窄（緑内障，網膜静脈分枝閉塞症），半盲（同名半盲，異名半盲：両耳側半盲・両鼻側半盲，4分の1半盲，黄斑回避）に分類されます．この他，機能的視野障害としてヒステリーによる管状視野・螺旋状視野が認められます．

視野狭窄の簡便な検査法として対座法があります．患者と正対して座り，片眼を遮蔽し単眼で正面を注視させます．検者は手を伸ばして患者視野の中心から左右上下に指や視標を出し，自分の視野と比較します．正確にはGoldmann視野計を用いて視野を測定します．

11 眼球突出・陥凹

■両側性は全身疾患，一側性は炎症・腫瘍・外傷で起こります

　眼球突出は眼球が異常に突出している状態で，左右差では2mm以上を指します．眼球突出度は正常で10〜15mm（平均13mm）です．眼球突出の鑑別フローチャートを右に示します．まず，眼球突出が両側性か一側性かを判断します．両側性の場合は年齢や他の症候（Basedow病における甲状腺腫大，眼球突出，心悸亢進：Merseburgの3主徴）を参考にします．Crouzon病や大理石病，線維性骨異形成症などは特異的顔貌やCTで判断できます．一側性では，急性発症か慢性経過かを判断します．急性発症の場合，感染性（外傷性）か非感染性かを判断します．非感染性であっても2次的に感染が合併し，急速に眼球突出をきたす場合もあります．眼球突出は以下のように分類されます．

- 炎症性眼球突出：眼窩蜂巣炎，眼窩内膿瘍（眼窩骨膜下膿瘍），副鼻腔嚢胞など
- 外傷性眼球突出：眼窩内出血，眼窩内気腫など
- 肥大性眼球突出：眼窩内組織の増殖によるもの．眼窩内腫瘍（原発性，転移性，横紋筋肉腫），眼窩偽腫瘍（リンパ組織増殖，特発性線維症，Wegener肉芽腫症）など
- 全身病性眼球突出：甲状腺機能亢進症によるもの
- 先天性眼球突出：Crouzon病などの頭蓋骨の先天異常によるもの
- 血管異常による眼球突出：［内］頸動脈海綿静脈洞瘻（CCF），上眼窩裂症候群（眼窩先端部症候群）
- 眼球陥凹：眼窩吹きぬけ骨折による脂肪組織の副鼻腔への脱出，Horner現象，老人性脂肪減少など．

　眼球突出は患者をうつむかせて頭の上から鼻根の方を見下ろして，睫毛の高さを観察します．検査方法としてヘルテルHertel眼球突出計が用いられています．

■副鼻腔嚢胞・腫瘍には手術治療が必要です

　上記のうち，耳鼻咽喉科領域で関連が深いのは炎症性眼球突出で，多くは副鼻腔疾患が関係します．このうち，比較的慢性に経過するのが副鼻腔嚢胞であり，多くは副鼻腔手術，外傷などの既往がある続発性嚢胞です．眼球突出があっても慢性経過のため，複視を訴えない症例も認められます．このような症例では手術後に一時的に複視を訴えることがあるため，術前に説明しておく必要があります．急性に出現する炎症性眼球突出である眼窩蜂巣炎，眼窩内膿瘍（眼窩骨膜下膿瘍）は迅速な外科的治療を必要とします．骨膜下膿瘍など膿瘍を形成した場合は，早急な

両側性
↓
全身症状は？　骨格は？　顔貌は？
↓
血液検査，甲状腺ホルモン，膠原病関連，ANCA
↓
CT
↓

副鼻腔炎
左眼窩上方に膿瘍形成を認める．上顎洞，篩骨洞は急性副鼻腔炎．

甲状腺疾患
- 甲状腺疾患（18％は一側性）
- 先天性眼球突出（Crouzon病など）

（井上洋一：眼科診療プラクティス90．眼窩疾患の診療，p53，図4）

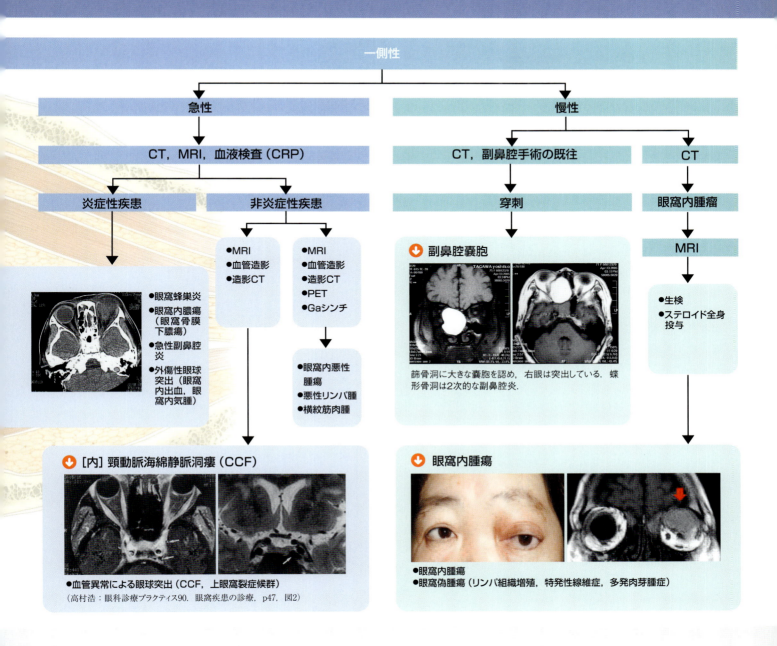

　ドレナージを行わないと視力低下のみならず，全身的な影響（敗血症や脳膿瘍など）を及ぼし，生命予後にも影響してくるため注意を要します（眼窩内横紋筋肉腫は小児に多く，急激な増殖と炎症を伴うため眼窩内膿瘍と鑑別が必要です）．

　血液データや，CT，MRI像を検討して診断を行う順序はCT（単純）から先に行います．CTは軸位断だけでなく，冠状断も行うか再構築を行うと有用な情報を得られます．CCFなどの脳内合併症が疑われる場合は，MRIが必要です．

　MRIや造影CTなどで血管との関係を把握してから検査を進めます．安易な穿刺，生検は重大な合併症を引き起こす可能性があることを念頭に置くべきです．

■ 眼球陥凹は外傷や神経障害で起こります

　眼球陥凹は眼窩壁吹きぬけ骨折などの他，Horner症候群でも見掛け上，認められます．Horner症候群は交感神経遠心路の障害によるものであり，縮瞳，眼瞼下垂，瞼裂狭小が3徴です．眼瞼下垂，瞼裂狭小のために一見，眼球陥凹があるように見えますが，実際は見掛け上の陥没です．

12 嗅覚障害

■原因は炎症，腫瘍，脳疾患に大別されます

　嗅覚の減退・脱失の原因疾患は，①アレルギー性鼻炎，慢性副鼻腔炎，鼻ポリープ，感冒などの鼻副鼻腔の炎症性疾患，②鼻副鼻腔腫瘍などの占拠性病変，③Alzheimer病，Parkinson病，頭部外傷，前頭蓋底腫瘍，側頭葉腫瘍などの中枢神経性病変に大別できます．異常なニオイを感じる状態を異臭症といいます．そのもの本来と異なるニオイを感じたり，何のニオイをかいでも同じニオイに感じるなどが症状です．異臭症に属する障害として，悪臭症は副鼻腔炎・扁桃炎・癌などで病巣が悪臭を放つものです．自己悪臭は実際には生じていないのに，自分が悪臭を放っていると思い込んでいる状態で，心因性疾患が背景にあることが多いです．

■発症の仕組みは

　発症機序として，①鼻の中のニオイの伝わる空間が何らかの病変で閉塞したり（塞がること），伝わらなくなった状態（伝導性嗅覚障害），②ニオイを感じ取るセンサー細胞（嗅上皮細胞）の障害（感覚神経性嗅覚障害），③ニオイのセンサー細胞よりも脳中枢側の神経性の障害（中枢神経性嗅覚障害）がありますが，原因疾患との一対一の対応は必ずしも当てはまりません．例としては，慢性副鼻腔炎・感冒などの炎症性疾患では，伝導性障害のみの場合や伝導性と嗅上皮障害の両者の障害の場合があります．原因は慢性副鼻腔炎，感冒，頭部外傷の順番に多いとされています．感冒はウイルスが直接センサー細胞を傷害して発症します．中枢神経疾患は脳腫瘍やParkinson病・Alzheimer病などの神経変性疾患です．神経変性疾患では運動障害や認知症状よりも早期に嗅覚障害が発症します．原因不明の嗅覚障害には神経変性疾患の初期症状の場合もあります．一部の抗癌薬はセンサー細胞を傷害して，嗅覚障害が起こります．先天性嗅覚傷害としてKallmann症候群が知られています．また，50歳代からの加齢によって徐々に嗅覚は低下します．

■嗅覚の検査方法には2種類あります

　現在，嗅覚検査として一般的に用いられているのは以下の2つです．

　1）5種類のニオイのエキスを紙にしみ込ませて最小の検知濃度と認知濃度を調べるT&Tオルファクトメータを用いた基準嗅覚検査法．鼻にニオイのエキスをスプレーで噴霧する方法も応用されています．各嗅素は0を正常の閾値とし，10倍希釈で設定されています．

　2）ビタミン剤であるアリナミン®を静脈注射した後に起こるニオイを目安とする静脈性嗅覚検査法．ニンニクま

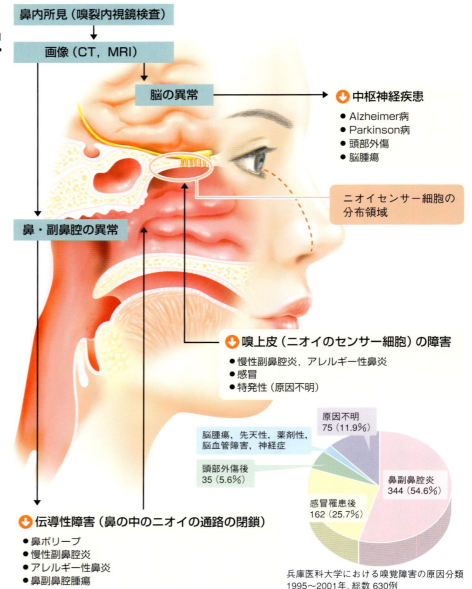

兵庫医科大学における嗅覚障害の原因分類
1995〜2001年，総数630例

嗅覚検査

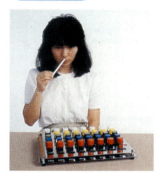
ニオイ紙による嗅覚検査

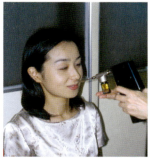
スプレーによる嗅覚検査

アリナミンテスト

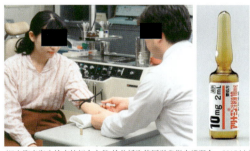
（日本臨床衛生検査技師会主催 検体採取等厚労省指定講習会．2015より）

手術前後の結果

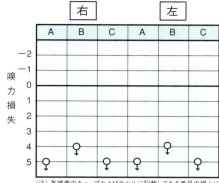

〈手術前の嗅覚検査の結果〉　〈手術後の嗅覚検査の結果〉

縦軸は嗅覚の障害の程度を示しており，○印は検知閾値（ニオイを感じた時のニオイエキスの濃度）で，正常は0～1，X印は認知閾値（ニオイの種類を認知できた時のニオイエキスの濃度）で，正常は1～2です．数値が大きくなれば（グラフで下にいけば），濃いニオイエキスでようやくニオイを感じたこと，つまり嗅覚障害の程度が重症であることを示しています．

左右の嗅覚検査の結果を比較すると，手術によってほぼ嗅覚が正常になっていることがわかります．

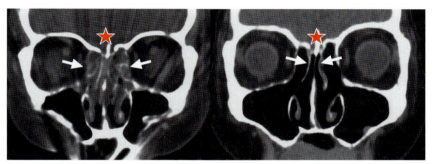

〈手術前のCT像〉　〈手術後のCT像〉

上図の矢印にように，副鼻腔炎による粘膜の腫れやポリープによって嗅覚の通り道が塞がっていることを示しています．手術によって（右図），副鼻腔炎が完全に治癒して，ニオイの通り道が開いたことがわかります．

星印はニオイのセンサー細胞が位置する場所です．

たはタマネギのようなアリナミン臭が感知されるまでの時間を潜伏時間，ニオイを感じ始めてから消失するまでの時間を持続時間として測定します．注射部位から肩にかけて血管痛を訴えることもあります．前者は自然呼吸下での検査であり，嗅力の生理的な状態を反映していますが，後者は1種類の嗅素について，吐く息に含まれたニンニク臭を感知するという非生理的な条件で用いるため，嗅覚障害の有無を調べており，細かな障害の程度は反映していないと解釈できます．

■ 診断の補助には内視鏡検査とCTを行います

まず嗅覚検査によって，嗅覚に障害が存在するのかどうか，さらにその重症度はどの程度かを判定します．次に，鼻副鼻腔，頭蓋底のCT，MRIなどの画像診断により，副鼻腔炎，腫瘍の有無を調べ，さらに嗅裂部（鼻の中のニオイの通り道）の閉塞状態や中枢神経性疾患の有無を調べます．炎症性疾患の鑑別には鼻汁の顕微鏡検査や血液検査によるアレルギーテストを行い，アレルギー性鼻炎の有無を調べます．鼻副鼻腔の腫瘍では生検による確定診断が必要です．治療の原則は原因となる疾患に基づくことになりますが，鼻副鼻腔疾患の場合はステロイド薬の点鼻，感冒では漢方薬（当帰芍薬散）が用いられます．最近は嗅覚トレーニングも試みられています．

第1部　症状から診断へ

13 味覚障害

味物質の伝達障害	老化，亜鉛欠乏
味覚のセンサー細胞（味蕾細胞）の障害	感冒・炎症，糖尿病，甲状腺機能低下症，鉄欠乏性貧血，亜鉛欠乏，薬物の副作用
多発性神経炎	
中枢性障害	

診断のポイント

- 感冒症状の有無
- 糖尿病・甲状腺機能低下症・貧血などの全身的疾患
- 長期の薬剤の投与
- 口内の乾燥感
- Sjögren症候群などの自己免疫疾患
- 口腔・咽頭の放射線治療
- 特発性（原因不明）
- 心因性

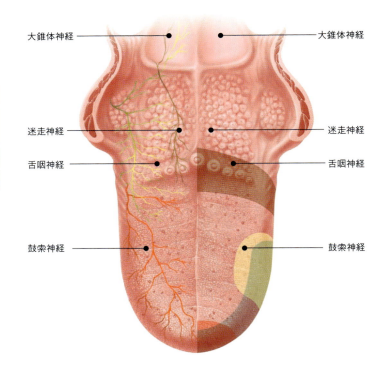

味覚障害の原因分類と頻度

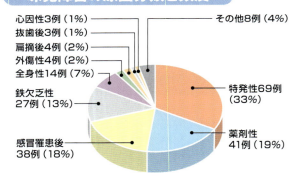

心因性3例（1％）、抜歯後3例（1％）、扁摘後4例（2％）、外傷性4例（2％）、全身性14例（7％）、鉄欠乏性27例（13％）、感冒罹患後38例（18％）、薬剤性41例（19％）、特発性69例（33％）、その他8例（4％）

電気味覚検査

かすかな電気刺激で金属味が生ずることを利用したもので，舌の上に電極を当て，電流の強さを変えて測ります．

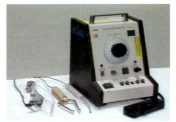 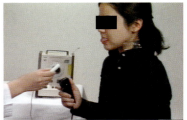

（日本臨床衛生検査技師会主催 検体採取等厚労省指定講習会，2015より）

■ 原因には，唾液分泌低下，亜鉛欠乏，全身疾患があります

味覚のセンサー細胞（味蕾細胞）は舌に存在し，味物質の刺激に反応して，その情報は舌の部位に応じた神経の中を通って脳に伝わります．味覚の支配神経は舌前2/3が顔面神経の分枝である鼓索神経，後ろ1/3が舌咽神経，口蓋が顔面神経の分枝である大錐体神経，舌根部が迷走神経であり，味覚障害の発症原因を知る上で重要です．味覚の伝導路から分類すると，味物質の伝達障害（唾液分泌低下），味覚のセンサー細胞の障害，味覚神経の障害，中枢性障害に分けられます．

■ 味覚の検査方法には2つあります

味覚検査には電気味覚検査，濾紙ディスク検査があります．電気味覚検査は，舌の上に電極を当て，電流の強さを変えて測ります．濾紙ディスクによる味覚の検査は，4味を種々の濃度でしみ込ませた濾紙を舌の上に置き，各々の味に対する味覚障害の程度を調べます．

■ 薬の副作用，口内乾燥，心因性に留意します

まず，味覚障害が起こった時の全身的疾患，長期の薬剤の投与，口内の乾燥感などの有無を確認します．

他の合併症がない場合で，味覚検査では確かに異常である場合は特発性（原因不明）と呼び，亜鉛が欠乏していることが指摘されています．味覚検査では正常なのに味覚障害を自覚する場合は，心因性の可能性があります．

14 歯痛

三叉神経の分布

- 上歯槽神経
- 翼口蓋神経節
- 口蓋神経
- 頬神経
- 下顎神経
- 舌神経
- 下歯槽神経
- オトガイ神経

歯痛の種類と原因疾患

主症状			疾患
疼痛のみ（自発痛）	時間	一時的	軽度歯髄炎および歯周炎
		間欠的	三叉神経痛
		持続性	悪性腫瘍，軽度急性化膿性炎（腫瘍，囊胞の二次感染を含む）
	誘因	冷水・甘味食の知覚過敏	軽度歯髄炎および歯周炎
		咀嚼時疼痛	歯周炎，歯牙根端性病変
		洗顔・談話時	三叉神経痛
		食物摂取時刺激痛	口腔粘膜病変（炎症，潰瘍，びらんを有するもの）
疼痛＋腫脹（発熱なし，あるいは微熱）			軽度急性化膿性疾患（腫瘍，囊胞の二次感染を含む）
激痛＋発熱			顎骨骨髄炎，急性上顎洞炎
疼痛＋腫脹＋発熱			中等度，重症急性化膿性疾患（腫瘍，囊胞の二次感染を含む）

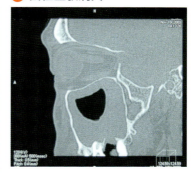

↓ 歯性上顎洞炎

■ 観察のポイントを捉えて原因を探します

疼痛の部位，疼痛の種類（自発痛，誘発痛，圧痛，嚥下時痛など），疼痛の程度（疝痛，鈍痛，放散痛），局所の状態（発赤，腫脹，出血，潰瘍形成），全身状態（体温，呼吸状態）から原因疾患をかなり絞り込むことができます．

■ う歯，神経痛，鼻疾患が代表的疾患です

軽度の痛みは冷水，甘味食に対する知覚過敏です．歯髄に波及すると一時的な疼痛を起こします．歯髄腔に及ぶと疼痛は持続的となり，歯髄は壊死します．

三叉神経痛の早期は数秒の電撃様疼痛です．痛みは神経の走行と一致します．洗顔，談話など上唇，歯肉，頬粘膜，口蓋への刺激で誘発されます．

う歯，歯周炎からの波及による化膿性疾患では疼痛に発熱も伴い，数日後には腫脹します．粘膜にただれやびらんを伴う場合には悪性腫瘍を疑います．

急性副鼻腔炎，副鼻腔囊胞，歯性上顎洞炎では，副鼻腔に波及した炎症が三叉神経を刺激して上顎歯の歯痛をしばしば認めます．

■ 生活習慣の改善が重要です

原因疾患の治療はもちろんですが，冷たい飲食物，刺激の強い飲食物，冷気を避け，口腔内の清浄・清潔に努め，誘因を除去することも重要かつ有用です．

15 口臭

口腔内疾患

口腔内の汚染
歯周病
食物残渣
歯垢
歯石
歯槽膿漏

全身疾患

糖尿病
消化器疾患
薬剤性
喫煙

心身症

他覚的に口臭もなく，かつ器質的に口腔内などに異常を認めないが，自分にニオイがあると主張するような場合

耳鼻咽喉疾患

副鼻腔炎による後鼻漏
慢性咽喉頭炎
急性咽喉頭炎
扁桃にたまった膿栓

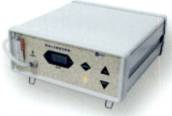
口臭測定器ハリメータ

■ 口腔・鼻腔・全身疾患と心身症が原因です

口腔内には数百万のバクテリアが存在し，これらのバクテリアは食物残渣を分解し，口臭の原因になる硫化ガスを生み出します．その時に発生するニオイが，口臭の大きな要因となります．口臭の80％以上が，口腔内から発生します．ニンニク，生のタマネギ，キャベツ，卵，ブロッコリー等に含まれる硫黄は，食後，体内に吸収された後，肺まで達し，呼気中に放出されます．肉や牛乳でも，口腔内のバクテリアが舌や歯の食物残渣を栄養源として繁殖するので，口臭の原因となります．

副鼻腔炎による後鼻漏，慢性咽喉頭炎，急性咽喉頭炎，扁桃にたまった膿栓，糖尿病，消化器疾患，薬剤性，喫煙などが原因となります．

他覚的に口臭もなく，かつ器質的に口腔内などに異常を認めないが，自分にニオイがあると主張するような場合は心身症を考えます．自己臭，嗅覚過敏状態（心身が不安定な時，自律神経症状を伴うこともある），錯臭（どんなニオイでも不快に感じる場合など），幻臭などがあります．

■ 口臭の客観的検査は有力な方法です

口臭の客観的検査法としては，口臭の主体である揮発性硫黄化合物（VSC）の検出を行うガスセンサー（ハリメータ™）を用いる方法と，ガスクロマトグラフィーを応用する方法があります．

16 よだれ

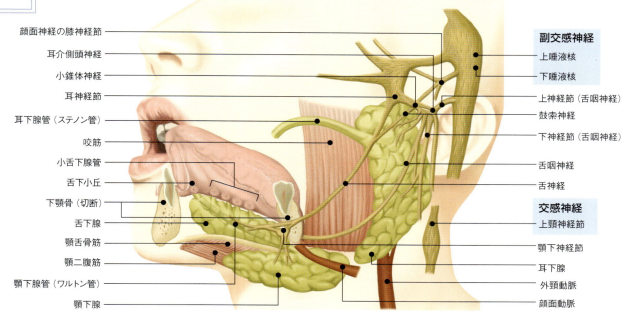

仮性分泌過多（嚥下障害）
●咽頭・食道の異物
●先天性：舌小帯短縮・巨舌症
●炎症性：舌や咽喉頭のあらゆる炎症・口内アフタ・扁桃炎
●舌・口腔底・扁桃・咽喉頭の腫瘍
●神経性：舌咽神経麻痺・舌下神経麻痺

真性分泌過多（唾液量過多）	
●反射性	生理的：新生児・乳歯萌出期・食物 炎症性：口内炎・舌炎
●中枢性	炎症性：狂犬病・脳炎 中毒：有機リン酸・麻薬・水銀
●脳血管障害	
●脳腫瘍	
●脳性麻痺・Parkinson病	
●心因性	

■ よだれとは

流涎症（よだれ）とは唾液が口腔外にあふれ出る状態で，真性の唾液分泌過多と嚥下（飲み込む力）障害による仮性のものがあります．

■ まず仮性（見掛け上）と真性を区別します

原因としては，まず第1に仮性分泌過多があり，これは嚥下障害によって唾液を飲み込まないことで，見掛け上の唾液の分泌過剰が生じるものです．①咽頭や食道の異物，②舌小帯短縮症や巨舌症，③舌や咽喉頭の炎症，口内アフタ，扁桃炎，④舌，口腔底，扁桃，咽喉頭の腫瘍，⑤舌咽神経麻痺，舌下神経麻痺などで起こります．第2に，実際に唾液量が多くなる真性分泌過多です．①生理的，新生児，乳歯萌出期，②食物による唾液量の分泌亢進，③口内炎や舌炎による分泌量の増加，④狂犬病，脳血管障害，脳腫瘍，脳性麻痺，Parkinson病，心因性などによるアセチルコリンの過度の蓄積をきたす病態，⑤有機リン酸，麻薬，水銀などの薬物中毒です．

■ 合併する他の症状・所見が診断に有用です

嚥下困難や誤嚥，咽頭痛や嚥下痛の有無，異物誤嚥の可能性，薬物中毒等の有無，脳神経疾患の鑑別，精神障害の既往，口腔・咽喉頭内の所見では炎症，腫瘍などの有無，嚥下運動や咽頭反射を確認します．また，耳下腺や顎下腺などの触診，唾液の性状の観察を行います．

17 舌の異常　形態の異常

- 溝状舌
- 地図状舌
- 正中菱状舌
- 黒毛舌

過剰な舌苔はケアが必要です

　舌苔とは，舌にある糸状乳頭から毛のように伸びて舌の表面が白く見え，さらに伸長すると毛ブラシ状になり，口腔内の様々なものが付着する状態を指しています．健常者において，わずかな舌苔は病的な状態ではありません．舌苔の過剰形成は病的な口臭，口腔カンジダ症，黒毛舌（抗菌薬の使用による黒色色素産生細菌の増殖が原因）などの原因となるため，粘膜清掃用ブラシなどによる適切なケアが必要となります．

水疱，紅斑，白斑，潰瘍，色素沈着が診断に重要です

　水疱を形成する疾患としては，主にウイルス性疾患と皮膚の水疱性疾患が挙げられます．ウイルスによる水疱は米粒大から小豆大で，単純疱疹，帯状疱疹，ヘルパンギーナ，手足口病などが原因となります．皮膚水疱症では大きい水疱ができ，天疱瘡や類天疱瘡が該当します．病理組織学的検査や免疫組織検査で診断されます．

　紅斑・びらんの形成は，皮膚アレルギー反応である多形滲出性紅斑で，重症型がStevens-Johnson症候群であり，薬剤の副作用が原因とされています．自己免疫疾患である全身性エリテマトーデスは小血管の著しい拡張を伴う紅斑が特徴的で，やがて中央にびらんを生じます．紅板症はビロード状に限局した赤い斑状の病変で，前癌病変のため病理組織学的検査が必要です．

　潰瘍病変として，再発性のアフタ性口内炎はBehçet病を疑う必要があります．他臓器の所見や血液検査所見で診断されます．不適合の義歯やう歯（虫歯）による慢性的な刺激・外傷によっても生じます．自然治癒しない潰瘍病変は悪性腫瘍が疑われ，病理組織学的検査が必要となります．

　白斑を生じる病変には角化性病変と非角化性病変があります．角化性病変には前癌状態である白板症，薬剤や歯科金属アレルギーなどが原因となる扁平苔癬があります．非角化性病変としてはカンジダ症があり，培養や病理組織学的検査で真菌の菌体を証明すれば診断が下されます．HIV感染症の半数でカンジダ症を認めるので留意を要します．

　メラニン色素の沈着をきたす疾患には悪性黒色腫，副腎機能不全によるAddison病，遺伝性疾患であるPeutz-Jeghers症候群があります．全身性疾患に伴う場合として，悪性貧血で生じるHunter舌炎は舌粘膜が全体的に萎縮し，発赤やびらんを呈します．Plummer-Vinson症候群は鉄欠乏性貧血に合併した舌炎で，赤い平らな舌となります．細小血管が拡張して分枝状や丘疹状を呈する疾患の代表は，遺伝

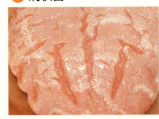
溝状舌

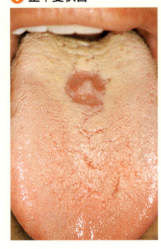
正中菱状舌

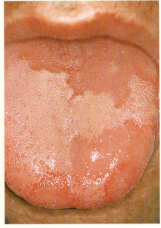
地図状舌

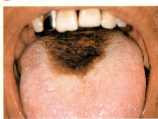
黒毛舌

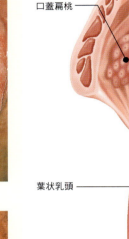
口蓋扁桃／葉状乳頭／舌縁

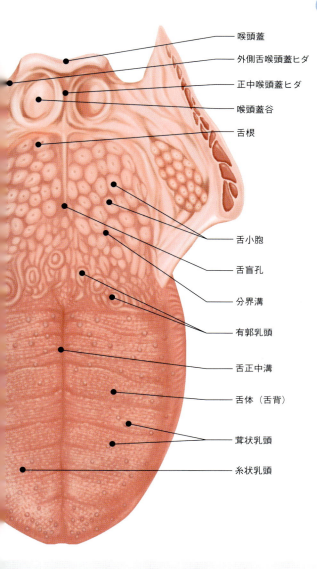

全身疾患の部分症状

- 舌乳頭萎縮：鉄欠乏性貧血，低色素性貧血
- 慢性肝不全
- 糖尿病
- 口腔内乾燥：Sjögren症候群
- イチゴ状舌：A群溶連菌感染症，川崎病
- Hunter舌炎：悪性貧血
- 舌膿瘍：外傷や異物，口腔底蜂巣炎に続発
- 舌癌
- 舌カンジダ症：舌・口腔内へのカンジダの感染
- ウイルス性感染症
- 褥瘡性潰瘍性舌炎：う歯
- 精神的疾患

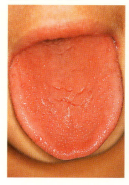

↓イチゴ状舌

↓舌癌

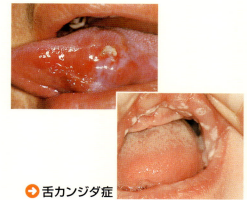

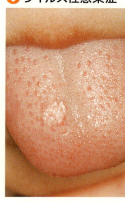

↓ウイルス性感染症

↓舌カンジダ症

性疾患であるOsler病です．また，肝硬変の場合は進行性強皮症，老人性血管腫でも同様の血管拡張を認めることがあります．

■ 腫瘤性病変には良性腫瘍と癌があります

舌に腫瘤を認めた場合，他の臨床症状・所見によって炎症性を区別します．腫瘍性の場合は良性と悪性の鑑別が必要となります．悪性腫瘍は喫煙，飲酒，口腔内の不衛生な環境，歯牙との慢性的な刺激が原因とされ，舌の側面に発生しやすいとされています．病理組織学的検査で早期に診断する必要があります．

■ 形態変化のない病変

舌痛症は明らかな局所病変がないにもかかわらず，舌や口全体に起こる灼熱感や痛みを伴う疾患です．特徴としては，①中高年の女性に多く，②舌尖部や側縁部に起こりやすく，③「触ると痛い」「ビーンと痛みが走る」「しびれるような」と表現することが多く，④口腔乾燥感，舌のうずくような感覚，味覚障害を伴うことが多く，⑤起床時には痛みはなく，日中に次第に増強し，⑥会話や食事の時に痛みが始まること，が指摘されています．最近では，慢性疼痛・痛覚過敏・心因性疼痛として理解されています．

舌乾燥症のほとんどは唾液の分泌減少によって生じます．原因としては，①薬剤の副作用，②唾液分泌減少，③代謝性疾患です．

18 開口障害・咀嚼障害

■ 開口障害・咀嚼障害とは

開口障害とは口がよく開かない状態です．口が閉じない状態には，顔面神経麻痺による口唇閉鎖不全や筋肉の麻痺，顎関節脱臼によるものがあります．また，うまく噛めないために上手に食べられない状態を咀嚼障害，特に噛み合わせが悪い状態を咬合障害と呼んで区別します．咬合障害は歯並びの悪さや上顎・下顎のアンバランスによって生じます．

■ 顎の関節と筋肉が開口・咀嚼に重要です

顎の機能は下あごを動かして上下の歯牙で食物をすり潰し（咀嚼），消化しやすくすることです．動物では餌を捕まえる捕食の機能を有するほか，人間では会話を通してのコミュニケーションに重要な役割を果たします．これは音声・言語を形成するための構音という機能になります．開口障害をきたすことでこれらの機能，すなわち咀嚼（消化），会話等に障害が生じます．

顎は上顎と下顎に分けられますが，一般に顎というと下顎を指します．下顎を形成する下顎骨は下顎体，下顎枝，関節突起，筋突起から形成されており，耳の前に顎関節が形成されています．顎関節窩という窪みに関節包が形成され，軟骨がクッションのように存在しています．顎の関節は他の関節に比べ緩く，動きやすい分，外れやすい構造となっています．

下顎を動かす筋肉のうち，咀嚼に関係する筋（咀嚼筋）は，外側から咬筋，側頭筋，外側翼突筋，内側翼突筋の4つですが，筋の間で重なりがあります．また，一般に閉じる筋肉が咬筋，側頭筋，内側翼突筋，開く筋肉が外側翼突筋とされますが，例えば側頭筋は扇状に広がっており，前方と後方では動き方が異なります．単純な開け閉めという動きではなく，複雑な運動が可能となっています．この他，顎二腹筋，顎舌骨筋，オトガイ舌骨筋といった筋肉が，口を開ける作用を持っています．

■ 骨折，関節脱臼，筋肉障害が主な原因です

顎や顔面外傷の後で，開口や咀嚼での痛みを訴えた場合は骨折を疑います．顔面正面の外傷では上顎骨の骨折をきたすことがあり，この場合も開口障害・咀嚼障害をきたします．また，意識障害がある患者では発見が遅れることがありますが，いずれにしろX線，特にCTにより容易に診断がつき，3次元画像化することでより容易に診断がつきます．特殊な骨折として，下顎外傷による介達外力で外耳道の前壁を骨折することがあります．

あごは大きく動かすことができるため，大きくあくびなどをした時にあごが外れ，戻らなくなることがありま

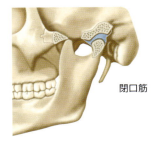

左顎関節閉口

閉口筋

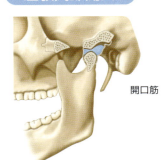

左顎関節開口

開口筋

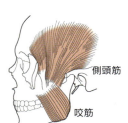

側頭筋
咬筋

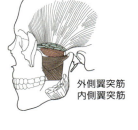

外側翼突筋
内側翼突筋

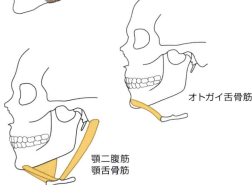

オトガイ舌骨筋
顎二腹筋
顎舌骨筋

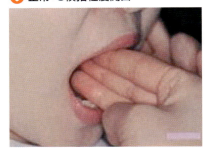

⬇ 正常：3横指程度開口

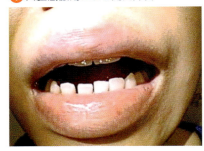

⬇ 口腔底膿瘍による開口障害

骨の障害

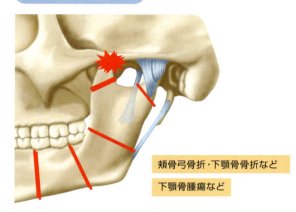

頬骨弓骨折・下顎骨骨折など
下顎骨腫瘍など

顎関節の障害

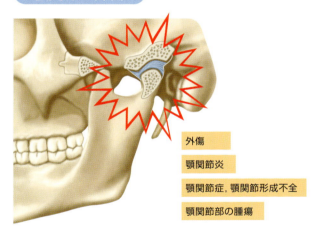

外傷
顎関節炎
顎関節症，顎関節形成不全
顎関節部の腫瘍

咀嚼筋の障害

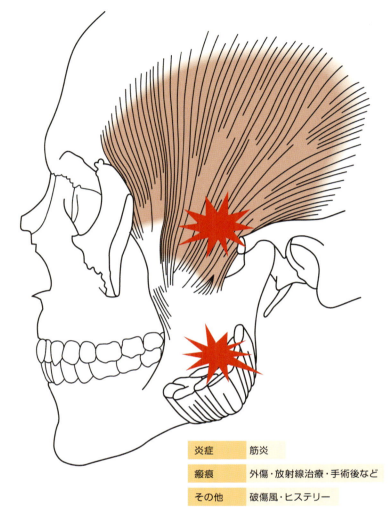

炎症　　筋炎
瘢痕　　外傷・放射線治療・手術後など
その他　破傷風・ヒステリー

す．診断は容易ですが，高齢者では判断に苦しむこともあります．その場合は耳前部を触診して，関節突起の有無を探ります．耳の前が抜けたようにへこんでいる時は，脱臼の可能性が高いです．その他，顎関節症，不正咬合により開口障害・咀嚼障害をきたすことがあります．

顎を動かす筋肉や周囲の炎症により開口障害や咀嚼障害をきたします．耳鼻咽喉科領域の感染症，扁桃炎，扁桃周囲炎・扁桃周囲膿瘍，唾液腺炎（顎下腺，耳下腺）や口腔底膿瘍などが悪化し，咀嚼筋や顎関節周囲に波及した際にみられます．診断は局所の診察ならびに採血検査で，白血球の増加・左方移動や CRP の上昇などがみられます．また，画像検査により咀嚼筋周囲の炎症や膿瘍を鑑別する必要があり，造影剤を用いた CT 検査が有用です．耳鼻科疾患で咀嚼障害をきたす場合は，病態としては進行しており，膿瘍形成に対しては外科的な治療を要することもあります．また，破傷風の初発症状として生じることがあり，まれですが重症化することがあります．野外での外傷の既往など，確認が必要です．その他，咀嚼筋の障害は腫瘍や Guillain-Barré 症候群など，全身的な神経筋疾患の一部としてみられることがあります．

19 嚥下障害①

■嚥下障害とは

「嚥下」は飲み込むこと，飲み込む動作を意味します．これに対し，「摂食」とは食べること，食事をとること全般を指します．したがって，「摂食」の方が広い意味をもっており，最近では食べることの障害については，「嚥下障害」から「摂食・嚥下障害」と呼ぶ方が一般的となっています．

摂食障害には，食欲低下，体力低下，意識障害，嚥下運動障害，心理的障害など様々な原因により食事がとれないことが含まれており，「嚥下障害」だけではなく，認知障害，注意力障害，動作の障害を伴っていることを忘れてはいけません．

■嚥下には5つのステージがあります

摂食・嚥下障害を理解するためには，まず嚥下のメカニズム―摂食・嚥下の期（ステージ）―を知ることが大切です．摂食・嚥下の過程は，大きく以下の5つの期（ステージ）に分けられます．

①**認知期（先行期）**：食物を口に入れる前の時期のことで，食物を見て，食べようと思い，口に入れる量を決め，口まで持っていき，口の中でどのように処理するかを考えるという一連の過程です．

②**準備期**：舌，歯，頬粘膜を使って食物を唾液と混ぜ合わせ，咀嚼し，食塊という食べやすい塊を形成する動作が行われます．

③**口腔期**：形成された食塊をいったん舌の上で保持し，咽頭に送り込む時期を指します．舌の運動が重要で，舌と口蓋で食塊を挟み込んで後方へ移動させます．

④**咽頭期**：食塊が咽頭に入り食道入口部を通過するまでの時期で，わずか0.5秒以下の時間の間にたくさんの動きが行われます．

食塊が咽頭に流入すると，軟口蓋が挙上し鼻咽腔が閉鎖して，鼻への逆流が起きないようにします．

また，喉頭蓋が倒れ，声門が閉鎖し，気管への誤嚥を防ぎます．

舌根が食塊を押し込んで咽頭を通過するのに十分な運動エネルギーを与えるとともに，咽頭は絞り込むように収縮するので，食塊は食道入口部へ移動して行きます．

喉頭は前上方に挙上し，通常は閉じている食道入口部が開き，食塊が通過できるようになります．

これらの一連の運動は反射的に起こり，脳の中の延髄にある嚥下中枢で厳密にプログラムされています．

⑤**食道期**：食道に入った食塊が蠕動運動と重力によって胃に移送されて行きます．

嚥下のメカニズムに基づいて，正常動態からどのような異常が生じるかを

嚥下のメカニズム

▼摂食と嚥下

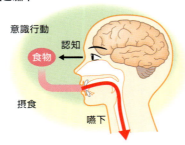

▼摂食・嚥下の期（ステージ）

1）認知期（先行期）
2）準備期
3）口腔期
4）咽頭期
5）食道期

▼嚥下障害を疑う症状

- むせ：どういう時にむせるか
- 咳：食事中や食後の咳は多くないか，夜間の咳はないか
- 痰の性状，量：食物残渣はないか，食事を開始してから量は増えないか
- 食物残量感，咽頭違和感：部位
- 嚥下困難感：食品による差異
- 声：食後に声の変化はないか，がらがら声ではないか
- 食欲低下：嚥下障害が原因のことがある
- 食事内容の変化：飲み込みやすい物だけを選んでないか
- 食事時間の延長：口の中にいつまでも食べ物をためている，なかなか飲み込めない
- 食べ方の変化：上を向いて食べる，汁物と交互に食べている，口からこぼれる
- 食事中の疲労
- 口腔内の汚れ：ひどい歯垢，食物残渣，口臭

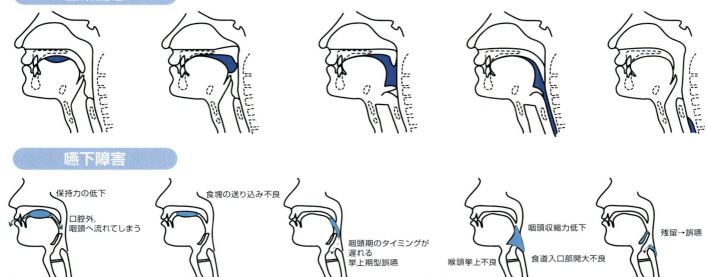

嚥下障害をきたす疾患

I. 口腔・咽頭期障害	1. 静的嚥下障害	
	a. 内因性：炎症（口内炎，舌炎，扁桃炎，咽喉頭炎など），腫瘍（舌癌，口腔癌，咽頭癌など），先天性異常（口蓋欠損など），咽喉頭異物，Zenker憩室，Plummer-Vinson症候群，口腔咽頭部術後	
	b. 外因性：甲状腺腫，Forestier病	
	2. 動的嚥下障害	
	a. 神経疾患	
	＜中枢神経性＞脳血管障害（仮性球麻痺，球麻痺），変性疾患（ALS, Parkinson病），炎症（急性灰白髄炎，多発性硬化症，脳炎），脳幹部腫瘍，外傷など	
	＜末梢神経性＞炎症（多発性脳神経炎，ジフテリア），腫瘍，外傷，反回神経麻痺など	
	b. 神経筋接合部	
	重症筋無力症	
	c. 筋疾患	
	筋ジストロフィー，膠原病（多発性筋炎），代謝性疾患（アルコール性ミオパチー，甲状腺ミオパチー，ステロイドミオパチー），輪状咽頭部嚥下困難症，アミロイドーシスなど	
II. 食道期障害	1. 静的嚥下障害	
	a. 内因性：腫瘍，web，異物，憩室，食道炎・潰瘍，瘢痕狭窄，裂孔ヘルニアなど	
	b. 外因性：縦隔腫瘍，大動脈瘤，血管輪など	
	2. 動的嚥下障害	
	食道アカラシア，進行性全身性硬化症，全身性エリテマトーデス，アルコール性ミオパチー，糖尿病性ミオパチーなど	

考えると，嚥下障害が理解しやすくなります．口腔期では，食塊の保持ができないと口腔外へ流れてしまったり，咽頭へ早期に流入してしまったりするなどの異常が生じます．また，食塊を咽頭へうまく移送できないと，食塊がいつまでも口腔内を行ったり来たりして咽頭期へつながりません．咽頭期の障害には，タイミングのずれ（遅れ）から誤って食塊が気管に入ってしまう喉頭挙上期型の障害と，咽頭収縮力の低下，喉頭挙上不良，食道入口部開大不良から食塊が咽頭に停滞してしまうもの，咽頭のクリアランス能が落ち食塊が咽頭に残留して誤嚥してしまうものがあります．

■ 静的と動的な嚥下障害があります

嚥下障害をきたす疾患には色々なものがあり，研究者や学会によって様々な分類をしていますが，本稿では静的嚥下障害と動的嚥下障害という分け方を採用します．

静的嚥下障害とは，口腔，咽頭，食道そのものの構造的異常や周辺臓器の病変により，圧迫などの影響を受けて生じる異常です．

これに対し，動的嚥下障害は嚥下動作を含む運動障害性の異常を含みます．脳梗塞に伴う嚥下障害や神経筋疾患による嚥下障害が代表的です．

第1部 症状から診断へ

19 嚥下障害②

■ 誤嚥（むせること）が重要な症状です

前頁の表に挙げた症状を見た場合は嚥下障害を疑います．むせは嚥下障害の代表的な症状ですが，不顕性誤嚥という「誤嚥しているにもかかわらずむせない」状態もあり，油断はできません．食事中・後の咳，痰がらみのかすれ声になっていないか，食事時間が延びていないか，姿勢の変化などを丁寧に観察することで診断に至る場合があります．

■ ベッドサイドで簡便な検査ができます

ベッドサイドでできる簡便な検査法に反復唾液飲みテスト，水飲みテスト，食物テストなどがあります．反復唾液飲みテストは簡便で危険性が低く，有用な検査です．その他のテストでは直接に水や食物を嚥下する必要があるため，サチュレーションモニターや吸引装置を準備して行います．水飲みテストでは，窪田らの原法にある30mLの水は負荷として大きいため，状態を見ながら才藤らの改訂水飲みテストを適用するかどうか判断します．この他に，頸部聴診法（嚥下音）なども報告されています．

■ 内視鏡で嚥下の状態を観察します

嚥下内視鏡検査は直視下に嚥下の状態を観察できる，非常に魅力的な検査です．検査装置として，細径の喉頭ファイバー，光源，CCDカメラ，モニターシステム，ビデオシステム，テストフードが必要です．電子スコープであればクリアな画面が得られます．
①座位にて，鼻腔のみをキシロカイン®スプレーで局所麻酔し，喉頭ファイバーを鼻腔より挿入します．
②発声（パッパッパ），空嚥下を行わせ，鼻咽腔閉鎖機能を評価します．
③ファイバーを中咽頭に進め，粘膜および分泌物の状態を観察．次いで喉頭蓋を越え，披裂部，声門，梨状窩を観察します．梨状窩の唾液・分泌物貯留の有無は重要な観察ポイントです．
④発声，深呼吸，息こらえ等を行わせ，声門閉鎖機能を評価します．
⑤ファイバーを中咽頭に戻し，テストフードを摂食させます．嚥下の瞬間は観察できませんが，食塊の咽頭への早期流入，食塊の貯留（喉頭蓋谷，梨状窩），気管への食塊の流入（誤嚥）等を評価します．

テストフードには，誤嚥を起こしにくいプリン（黄色），ゼリー（赤色や紫色），とろみをつけたグレープジュース等が挙げられます．誤嚥があまり心配されない症例では，普段の食事に近いものでの検査も可能です．簡便法としては着色水を用いますが，とろみのない液体は誤嚥しやすいので要注意です．

簡易テスト

① 唾液嚥下テスト，反復唾液飲みテスト
(repetitive saliva swallowing test：RSST)

口腔内を水または氷水で少し湿らせた後，空嚥下を指示して，嚥下運動が可能かどうかを観察する．

RSSTは，空嚥下を反復するように指示し，30秒間に何回の嚥下運動ができるかを数える．

30秒間に3回以上であれば良好
30秒間に2回以下であれば不良

② 改訂水飲みテスト（才藤ら）

手技
冷水3mLを口腔前庭に注ぎ嚥下を指示する．もし可能なら，追加して2回嚥下運動をさせる．最も悪い嚥下運動を評価する．もし判定基準が4点以上なら最大2試行（合計3回）を繰り返し，最も悪い場合を評価して記載する．

判定基準
1点：嚥下なし，むせるand/or呼吸の変化
2点：嚥下あり，むせないand呼吸の変化or湿性嗄声
3点：嚥下あり，むせる，湿性嗄声（+/−）
4点：嚥下あり，むせない，湿性嗄声なし
5点：4に加え追加嚥下運動が30秒以内に2回以上可能

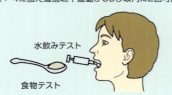
水飲みテスト
食物テスト

③ 食物テスト

少量の食物を嚥下させて，嚥下状況や誤嚥の有無を判定する．
嚥下しやすいティースプーン1杯（3～4g）のプリンなどを用いる．嚥下が可能な場合には，さらに2回の嚥下運動を追加して評価する．
評点が4点以上の場合は，最大3回まで施行し，最も悪い評点を記載する．
1点：嚥下なし，むせまたは呼吸変化を伴う
2点：嚥下あり，呼吸変化を伴う
3点：嚥下あり，呼吸変化はないが，むせあるいは湿性嗄声や口腔内残留を伴う
4点：嚥下あり，呼吸変化なし，むせ，湿性嗄声なし，追加嚥下で口腔内残留は消失
5点：4点に加え，追加嚥下運動（空嚥下）が30秒以内に2回以上可能

④ 水飲みテスト（窪田ら）

方法
常温の水30mLを注いだコップを座位の状態にある患者に手渡し，「この水をいつものように飲んでください」と言い，水を飲み終わるまでの時間，プロフィール，エピソードを測定・観察する．

プロフィール
1. 1回でむせることなく飲むことができる
2. 2回以上に分けるが，むせることなく飲むことができる
3. 1回で飲むことができるが，むせることがある
4. 2回以上に分けて飲むにもかかわらず，むせることがある
5. むせることがしばしばで，全量飲むことが困難である

エピソード
すするような飲み方，含むような飲み方，口唇からの水の流出，むせながらも無理に動作を続けようとする傾向，注意深い飲み方など

診断
正常範囲：プロフィール1で5秒以内
疑い：プロフィール1で5秒以上，プロフィール2
異常：プロフィール3～5

嚥下内視鏡検査

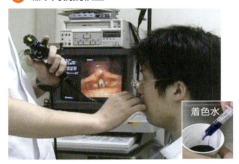

嚥下内視鏡所見

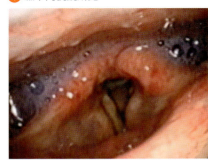

軽症：下咽頭に着色水の残留

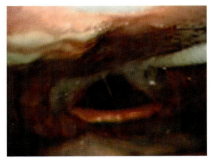

重症：嚥下不能で誤嚥を認める

嚥下内視鏡検査スコアの評価表

	良好← →不良
梨状陥凹などの唾液貯留	0・1・2・3
咳反射・声門閉鎖反射の惹起性	0・1・2・3
嚥下反射の惹起性	0・1・2・3
咽頭クリアランス	0・1・2・3
誤　嚥	なし・軽度・高度
随伴所見	鼻咽腔閉鎖不全・早期咽頭流・声帯麻痺・（　　）

VFの評価項目

正面像	咽頭収縮，声門閉鎖，誤嚥の有無，口腔・咽頭での造影剤の貯留（特に左右差の有無）
側面像	舌運動（送り込み），口腔内での食塊の保持，軟口蓋挙上，咽頭収縮，舌根運動，喉頭挙上，食道入口部開大，口腔・咽頭での造影剤の貯留，誤嚥の有無
斜位像	食道期での通過 蠕動運動

嚥下造影検査

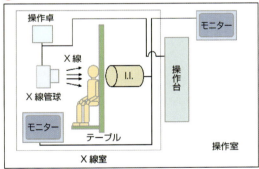

嚥下造影検査所見

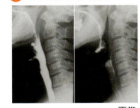

正常

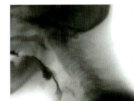

軽度異常

造影剤

■ 造影剤の嚥下をX線で評価します

現在のところ，嚥下機能に対する最も信頼のおける検査法は，X線透視検査をビデオと組み合わせて行うビデオ嚥下造影検査（videofluorography：VF）で，VFは優れた誤嚥検出力と機能評価の点で嚥下機能検査のいわゆるゴールドスタンダードと言えます．

患者に造影剤を嚥下させ，嚥下関連器官の運動と食塊の移動についてX線透視装置で観察します．ビデオに記録し，繰り返し見たりスローで再生したりすることで詳細な検討が可能で，患者，家族，コメディカルと画像を通し情報を共有したり，治療に反映させたりします．

①体位：正面，側面，斜位像を撮影する観点からは，立位が最も基本（体位の変換が容易）ですが，嚥下障害患者の多くは立位がとれないことが多いため，座位にて行うことが多くなります．
②造影剤：硫酸バリウム，非イオン性血管造影剤，テストフードなどが用いられます．硫酸バリウムは40%程度に薄めたバリウムでも十分造影可能です．誤嚥が疑われる場合は，低浸透圧性非イオン性血管造影剤を用います．
③VFを施行する検査室では，誤嚥が生じた場合を考慮し，吸引，酸素投与のための機器の準備が必須です．また，サチュレーションモニター装着下に検査をすることが推奨されます．
④評価項目：可能なかぎり正面像，側面像，斜位像の検討を行います．

20 口腔内乾燥

■ 口腔内乾燥とは

口腔内乾燥は唾液分泌機能の低下が原因で起こり，腺因性と腺外性に分類されます．腺因性の多くは唾液腺疾患に関連しますが，一側または1種類の唾液腺の異常のみでは口腔内乾燥は生じにくく，小唾液腺を含めた広範な唾液腺に障害が生じて初めて生じます．

腺因性の原因としては加齢による唾液腺の萎縮，唾液腺の炎症，導管閉塞，腫瘍・炎症のために唾液腺を切除した場合，があります．また，Sjögren症候群，サルコイドーシス，悪性腫瘍の治療のための放射線照射後などもあります．

腺外性の原因としては，以下のものがあります．
①神経症，抑うつなどの精神的因子，脳炎，外傷，神経外科的手術，末梢神経炎，顔面神経麻痺などの器質的因子に，唾液腺での分泌をさせる中枢が影響される中枢性障害があります．
②薬剤性としては，向精神薬，抗パーキンソン薬，抗てんかん薬，抗ヒスタミン薬，筋弛緩薬，消炎鎮痛薬，抗潰瘍薬，利尿薬，去痰薬などの服用があります．50～60歳代の薬物の内服を必要とする基礎疾患が加齢とともに増加する世代に，加齢に伴う唾液腺の萎縮が加わることが背景にあります．
③全身の疾患として，水分バランスの変化，過度の脱水，発熱，出血，尿崩症，浮腫性疾患，腎臓疾患，心臓疾患，内分泌の異常（更年期障害，貧血，Basedow病，糖尿病など）があります．

■ 診断のポイントは服用している薬剤です

まず，薬剤性のチェックを行います．先に挙げた薬剤の服用状況を問診します．薬物による分泌障害は分泌刺激の減少する夜間に強いことが多く，参考になります．次に，糖尿病などの全身性疾患の有無，鼻疾患による口呼吸の有無，精神的不安，緊張の有無をチェックします．糖尿病などでは口腔内乾燥よりも口渇を訴えることが多くあります．次いで，口腔内を観察します．乾燥が強いと粘膜は乾燥し，舌の発赤や白苔，亀裂を認め，舌乳頭は萎縮します．

原因

腺因性の原因
- 加齢による唾液腺の萎縮
- 唾液腺の炎症
- 導管閉塞
- 唾液腺の切除（腫瘍・炎症のため）
- Sjögren症候群
- サルコイドーシス
- 悪性腫瘍の治療のための放射線照射後

腺外性の原因
- 唾液を分泌させる中枢の障害
  神経症・抑うつなど，脳炎，外傷，神経外科的手術，末梢神経炎，顔面神経麻痺
- 薬剤性
- 全身疾患
  水分代謝異常，内分泌異常

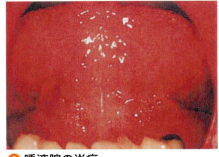
↑ 唾液腺の炎症
舌下腺の範囲に一致して発赤，腫脹があり，平たい板状の硬結を触れる．自発痛が強く，舌の動きが制限される．

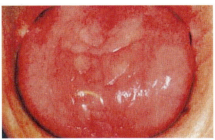
↑ Sjögren症候群
早期より口腔の乾燥感があり，やがて粘膜，特に舌は萎縮して赤い平らな状態となる．白い粘稠性の唾液塊が舌の所々に付着してみられる．

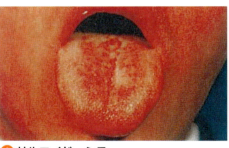
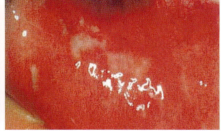
↑ サルコイドーシス
舌では小さい結節が集簇・融合し，表面の白板症様変化が著しい．口唇粘膜では表面よりわずかに隆起した結節であり，不規則な形の凹凸のある軟骨様の硬さを示す．

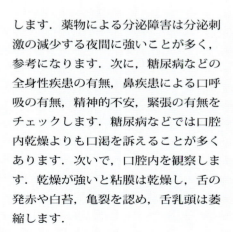

■ 唾液量測定，画像診断，血液・組織検査を行います

口腔内の唾液を1分間ためます．1mL以下であれば分泌障害です．

ガムを10分間嚙み，その間の唾液量を測定します．10mL以下は分泌障害です．

耳下腺内に造影剤を注入し，X線撮影を行います．典型的なSjögren症候群ではアップルツリー像を示しますが，造影剤注入時に疼痛を伴うので，最近では行われなくなりつつあります．

診断のポイント

1. 薬剤の服用状況
2. 全身性疾患の有無
3. 鼻疾患による口呼吸の有無
4. 精神的不安・緊張の有無
5. 口腔内の観察
   舌の発赤，白苔，亀裂，舌乳頭の萎縮などのチェック

検査

1. 唾液分泌機能検査
   - 安静時唾液分泌量検査：口腔内の唾液を1分間ためる
     →1mL以下であれば分泌障害
   - ガムテスト：ガムを10分間嚙み，その間の唾液量を測定
     →10mL以下であれば分泌障害
2. 画像検査
   - 唾液腺造影：耳下腺内に造影剤を注入しX線撮影を行う
3. 免疫血清学的検査
4. 組織学的検査

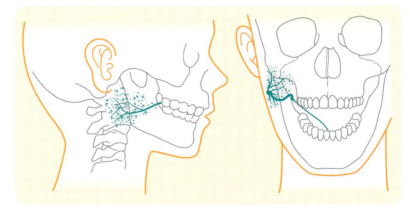

◐ Sjögren症候群のアップルツリー像

Sjögren症候群の診断基準

1. 生検病理組織検査でリンパ球浸潤を認めること
2. 唾液腺造影で異常所見または唾液分泌量低下
3. Schirmer試験陽性かつローズベンガルテスト（van Bijsterveld スコア）または蛍光色素（フルオレセイン）試験で陽性
4. 抗SS-A抗体陽性または抗SS-B抗体陽性

1，2，3，4のいずれか2項目が陽性であればSjögren症候群と診断する．

Sjögren症候群では抗核抗体，リウマチ因子，抗SS-A抗体，抗SS-B抗体などの自己抗体を認めることが多くあります．

Sjögren症候群では病期に応じて腺房細胞の変性・萎縮，導管の拡張やリンパ球を主体とした強い細胞浸潤を認めます．唾液腺萎縮症では，腺房細胞数の著明な減少と脂肪組織増殖が認められます．

■ Sjögren症候群とIgG4関連疾患が重要です

自己免疫疾患であり，単独で発症することもあれば，他の自己免疫疾患に合併することもあります．ガムテストで分泌低下を認め，抗核抗体，リウマチ因子，抗SS-A抗体，抗SS-B抗体などの自己抗体を認めることが多くあります．耳下腺造影ではアップルツリー像を示します．唾液分泌低下の他に乾燥性角結膜炎や涙液分泌低下を認め，それぞれローズベンガルテスト陽性，Schirmerテストで分泌低下を認めます．

近年，Sjögren症候群との鑑別に，IgG4関連疾患が挙げられています．涙腺，唾液腺などの種々の臓器腫大を認める全身性疾患です．

21 咽頭痛

■咽頭痛とは

咽頭痛は，刺激がなくても生じる自発痛と，嚥下時に咽喉頭の筋収縮のために生じる嚥下時痛に大別されます．咽頭の知覚は三叉，舌咽，迷走神経に支配されています．これらの神経は頭頸部，胸部・腹部臓器に広く分布しており，刺激が放散痛として同一神経の支配する他部位に及ぶ場合や，同神経が支配する他臓器の異常から咽頭痛が生じることもあるので，慎重に原因を検索する必要があります．

■痛みの程度，性状，状況が重要です

問診時には痛みの種類，程度，発症状況などを明らかにします．痛みの性状は患者によって表現は様々ですが，痛みが発作性か持続性かは重要です．舌咽神経痛の典型的な症状は突然の発作性の咽頭痛で，持続性の痛みは一般的には炎症性疾患を想像させます．魚骨などの異物による咽頭痛は痛みの発生時期や誘因についての問診でおおよその診断が可能です．痛みの強さは個人差が大きく評価が難しい場合がありますが，自発痛から嚥下時痛への変化や嚥下時痛の激化は炎症の進展，特に下咽頭や喉頭への炎症の波及を疑わせます．

■内視鏡，血液検査，画像検査を行います

ファイバースコープを用いて，上咽頭，中咽頭，下咽頭，喉頭を観察し，粘膜の発赤，腫脹，水疱，びらん，潰瘍，出血，白苔などの所見に注意します．実際に局所を触診し，圧痛の有無，腫脹があれば，硬度などの性状から炎症性浮腫，膿瘍，腫瘍などを判断できます．頸部も触診し，リンパ節腫脹の有無や膿瘍などのために異常な腫脹

診 断

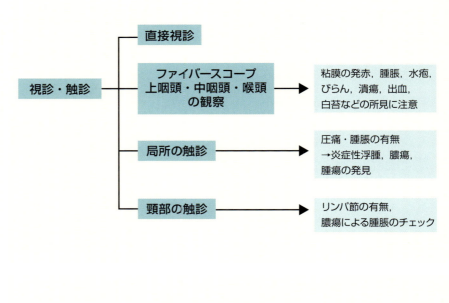

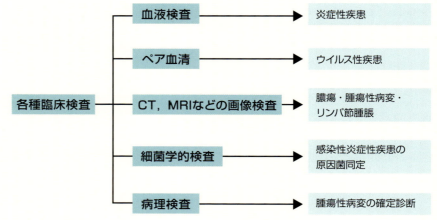

がないか観察します．必要に応じて各種臨床検査を行います．血液検査は炎症性疾患の場合にはその証明，病状の程度，治療の効果判定に役立ちます．ウイルス性疾患を疑う場合にはペア血清が診断に有用です．CT，MRIなどの画像検査は膿瘍，腫瘍性病変，リンパ節腫脹などの診断に有用ですし，視診，触診で不明であった疾患の存在が画像診断で得られることも多くあります．細菌学的検査は感染性炎症性疾患の原因菌同定に有用ですが，梅毒スピロヘータ，クラミジア，結核菌などはそれを疑って検索しなければ，発見できません．病理検査は腫瘍性病変の場合の確定診断に必須の検査です．

■炎症，外傷，神経痛，腫瘍を鑑別します

急性咽喉頭炎はウイルスの感染により生じます．咽頭粘膜の発赤を認め，程度により咽頭痛，嚥下痛を生じ発熱を認めることもあります．

急性扁桃炎は，細菌感染によります．A群溶連菌の感染は病巣感染症と

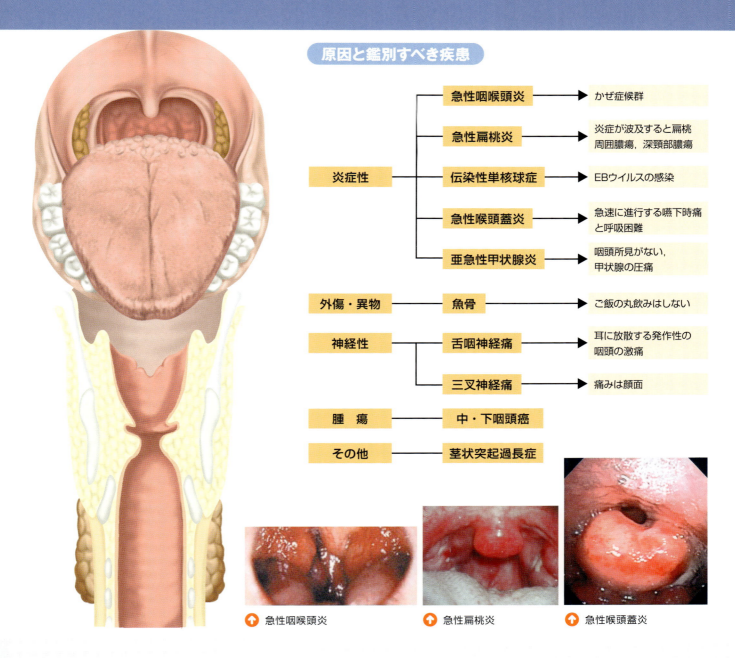

原因と鑑別すべき疾患

- 炎症性
  - 急性咽喉頭炎 → かぜ症候群
  - 急性扁桃炎 → 炎症が波及すると扁桃周囲膿瘍，深頸部膿瘍
  - 伝染性単核球症 → EBウイルスの感染
  - 急性喉頭蓋炎 → 急速に進行する嚥下時痛と呼吸困難
  - 亜急性甲状腺炎 → 咽頭所見がない，甲状腺の圧痛
- 外傷・異物
  - 魚骨 → ご飯の丸飲みはしない
- 神経性
  - 舌咽神経痛 → 耳に放散する発作性の咽頭の激痛
  - 三叉神経痛 → 痛みは顔面
- 腫瘍
  - 中・下咽頭癌
- その他
  - 茎状突起過長症

↑ 急性咽喉頭炎　　↑ 急性扁桃炎　　↑ 急性喉頭蓋炎

の関わりが深く，腎障害，皮膚症状を伴うことがあります．また，増悪すると扁桃周囲炎・周囲膿瘍に至ります．糖尿病などの全身性疾患を有する場合にはさらに波及し，傍咽頭間隙膿瘍，深頸部膿瘍に至ります．ウイルス性の扁桃炎にはEBウイルスの感染による伝染性単核球症があります．頸部リンパ節の著明な腫脹と扁桃に汚い白苔が厚く付着するのが特徴で，肝脾腫や肝機能障害を認めます．急性喉頭蓋炎は咽頭痛，嚥下時痛で発症し急激に進行します．通常の口腔・咽頭所見の視診では見えないために見逃されることがあり，腫脹が気道を閉塞すると窒息します．亜急性甲状腺炎は咽頭に所見を持ちませんが，初発症状として咽頭痛で来院するケースが多くあります．

異物の多くは魚骨によるもので，扁桃や舌根部に刺入しています．自発痛よりも嚥下時痛が多くみられます．

舌咽神経痛は発作性の咽頭の激痛が数秒〜数分間生じ，耳に放散します．三叉神経痛もほぼ同様ですが，痛みは通常顔面に生じます．

中咽頭，下咽頭腫瘍で潰瘍を形成し，二次感染をきたすと咽頭痛を生じます．

第1部　症状から診断へ

22　のどの違和感

■ 異常感とは

　五感とは，人の持つ感覚の総称で，視，聴，嗅，味，触の5つの感覚をいいますが，その中で3つが耳鼻科領域に含まれます．検査を何度しても症状に見合うだけの結果が証明できない，どの医師を受診しても同じことを言われ，ドクターショッピングといわれる医師巡りをする結果になる患者さんも多くみられます．症状があって，心の病気が原因になっている場合，また病気が実際見つかっても，その病気の状態が心の状態や社会的ストレスにより強い影響を受ける場合もあります．

■ 耳鼻咽喉科の心の病気とは

　『身体疾患の中で，その発症や経過に心理社会的因子が密接に関与し，器質的ないし機能的障害が認められる病態をいい，ただし，神経症やうつ病など他の精神障害に伴う身体症状は除外する』というのが定義となっています．耳鼻科領域では，Ménière病，動揺病，アレルギー性鼻炎，咽喉頭異常感，甲状腺機能亢進症等が含まれます．ストレスや心の状態が影響していることに患者さん自身が気付いていない場合が多くみられます．

■ 咽喉頭異常感とは

　こうしたいという欲求とこうあるべきだという気持ちの間の揺れ動き（葛藤）や，社会的ストレスの圧力による状況にうまく対処できずに，心理的に不安定となって様々な障害をもたらす病気です．不安が募り，怒りっぽくなったり，攻撃的になったり，パニックに陥る場合も多くみられます．葛藤や欲求が身体の症状に変わって表現される転換型ヒステリー（解離性障害）には，機能性失声症や機能性難聴，喉に

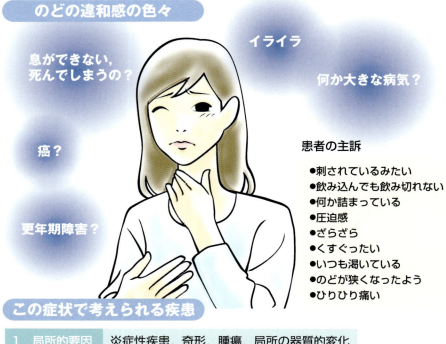

のどの違和感の色々

息ができない，死んでしまうの？
イライラ
何か大きな病気？
癌？
更年期障害？

患者の主訴
- 刺されているみたい
- 飲み込んでも飲み切れない
- 何か詰まっている
- 圧迫感
- ざらざら
- くすぐったい
- いつも渇いている
- のどが狭くなったよう
- ひりひり痛い

この症状で考えられる疾患

1. 局所的要因	炎症性疾患，奇形，腫瘍，局所の器質的変化
2. 全身的要因	重症の貧血，胃腸疾患，更年期障害，内分泌疾患
3. 精神的要因	不安神経症，ヒステリー，うつ病

狭義の咽喉頭異常感

症状に見合う所見が全くないこと
→舌扁桃肥大＋あっても軽度ののどの炎症（30～50歳代，男性＜女性）

球が詰まっている感じと訴えるヒステリー球等があります．様々な身体の調子に注意が向き，病気ではないのに特に癌などと固く思い込んで，様々な恐怖や不安が続く心気症は，訴えも妄想的になることもあり，その場合には統合失調症も念頭に入れる必要があります．

■ 背景にうつ病，統合失調症もあります

　気分の落ち込み，意欲の低下，不安，考えが悪い方にばかり進む等の抑うつ気分と睡眠障害，食欲減少，体重低下，疲れやすさ，便秘，性機能の低下，色々な身体の部分の身体症状が加わる場合，抗うつ薬が効果を示すことが多くあります．しかし，抑うつ気分が目立たず，身体の症状ばかり目立ち，うつ病が隠れている場合，以前は仮面うつ病といわれました．

　訴えが現実とかけ離れていて，了解できない内容である場合には疑う必要があります．日常生活の様子を詳しく聞いても，一般とかけ離れていたり，

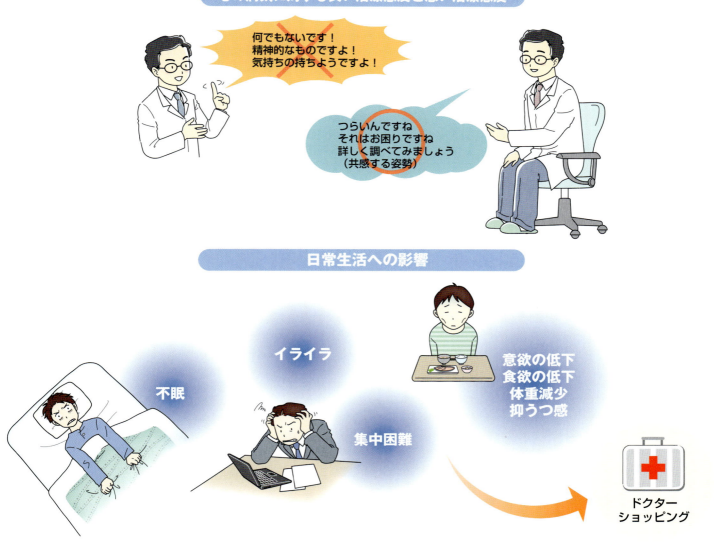

　説明してもちぐはぐな返答だったりする場合があります．
■ 医師との信頼関係が重要です
　患者さん自身は心の病気であることをわからないで，あるいは否定して，きちんとした検査を受けたい，症状の原因になってる病気を知りたい，そして良くなりたいと期待して耳鼻科を受診します．問診の段階で，大抵の場合，検査をする前に心の病気の存在を推測することが可能ですが，中には，心の病気が目立たなかったり，うまく患者さんに理解してもらえず，感情的になってしまったり，症状が悪化してしまったりすることがあります．一方，心の病気だと思い込んで，必要な検査をせずに重要な病気を見逃してしまう場合もあります．治療の第一歩は，患者さんとの信頼関係を築くことから始まります．問診で詳しく症状を聞かれること，どんなにその症状でつらいかを医師に共感してもらうことで信頼関係は深まります．十分な検査をした上で，訴えに見合う結果が現れなかった場合には，丁寧にその結果を説明し，患者さんが症状のためにつらかったことに対して言葉で表現し，次の治療段階につなげる必要があります．心療内科や精神科への受診を提案する場合は，身体の病気のほとんどが，心の状態が原因になったり影響したりする事実を説明し，症状が続く場合や悪化する場合には，再診する保証を明確にすることが必要です．患者さんの態度や言葉に反応し，感情的になるのは，不安を増大させ，逆効果となります．

第1部　症状から診断へ

23 咳・喀痰・血痰・喀血

■ 咳とは

　咳（咳嗽）とは，深い吸気後に一瞬声帯を閉じて，気道内圧が十分上昇したところで声門を開放することにより，爆発的に息を吐き出す一種の呼吸運動です．咳の発生機序としては，気道や喉頭，肺胞，胸膜，外耳道に由来する種々の刺激が咳中枢に伝達され，反射的に吸気が始まり（吸気相），声帯を閉じて呼気に転じ，気道内圧を上昇させ（圧縮相），直後に声帯を弛緩させ空気を吐き出します（呼気相）．

　咳は，乾性と湿性の2つに大別され，一般的には乾性は痰を伴わず，湿性は痰を伴うものと理解されています．急性発症としては急激に気道内圧の変化が起きる気胸，肺塞栓症，気道感染症などを考えます．特に，小児のクループ（急性喉頭気管支炎）では，限局性喉頭炎による犬吠様咳嗽が特徴的で，診断価値が高いです．3週間以上継続する咳嗽を慢性咳嗽といいます．代表的な原因としては慢性副鼻腔炎，慢性気管支炎，結核，アレルギー性鼻炎，気管支喘息，肺癌，心不全，食道憩室，誤嚥，ACE阻害薬内服などが挙げられ，胃食道逆流症（GERD）も鑑別疾患として重要です．

■ 喀痰とは

　咳嗽に随伴する重要な症状として喀痰が挙げられます．前述のごとく，一般には咳に喀痰を伴うと湿性咳嗽と理解されています．成人の気道分泌液は通常100〜200mL/日程度とされ，粘液線毛輸送系の働きによって喉頭まで届き，無意識のうちに嚥下しています．様々な要因によってこれが過剰に分泌され，咳とともに喀出されるのが喀痰です．

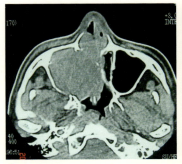
↑ 上顎洞癌
軸位断CTにて右上顎洞に腫瘍を認める．

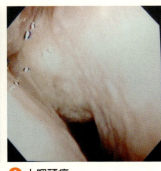
↑ 上咽頭癌
右鼻腔から観察し上咽頭に腫瘍を認める．（写真右側が鼻中隔）

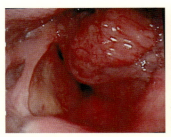
↑ 下咽頭癌
下咽頭左梨状窩より発生する腫瘍が喉頭へ進展している．

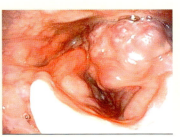
↑ 下咽頭血管腫
下咽頭左披裂部に暗赤色の腫瘤を認める．

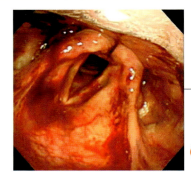
← 放線菌症
喉頭に多量の血液の付着を認める．

喀痰を伴う咳としてアレルギー性鼻炎や慢性鼻副鼻腔炎といった上気道の耳鼻咽喉科的疾患が，気管支喘息，びまん性汎細気管支炎，副鼻腔気管支症候群などの下気道の疾患と合併しやすいです．

　喀痰・咳の診断では，病歴や喫煙の有無などを中心とする問診をはじめ，聴診，痰の性状・量，痰の細胞診，CT・X線（胸部・副鼻腔）などの画像診断，細菌検査，ファイバー検査を代表とする耳鼻咽喉科的診察で確定診断に導きます．

■ 血痰・喀血とは

　血痰とは，気道や肺における小出血が原因となって喀痰中に血液が混入したものを指し，喀血とは，同じく下気道または肺（気管，気管支，肺胞領域）から血液を喀出することと定義され，喀血と表現するのは量が100mL以上とするのが一般的です．血痰，喀血は下気道疾患のみならず耳鼻咽喉疾患や血液疾患も原因として重要です．血痰の原因疾患は，呼吸器疾患として気管

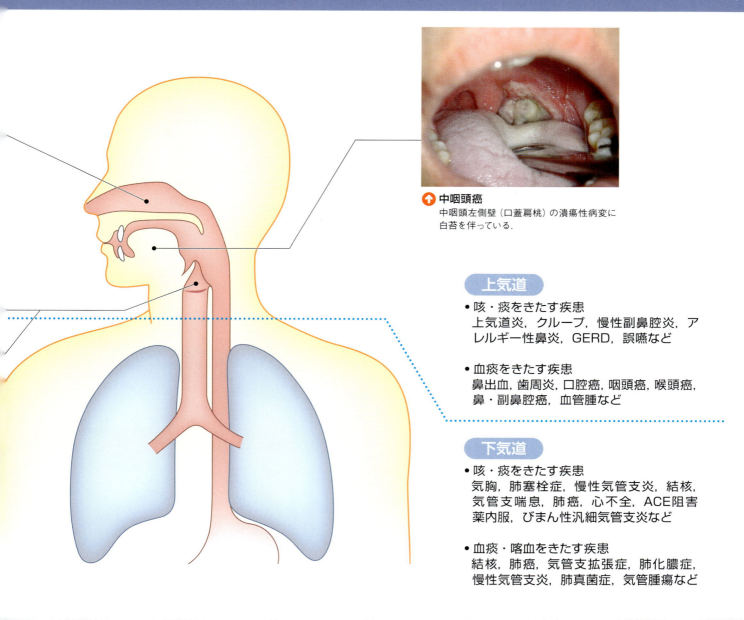

↑ 中咽頭癌
中咽頭左側壁（口蓋扁桃）の潰瘍性病変に白苔を伴っている．

上気道

- 咳・痰をきたす疾患
  上気道炎，クループ，慢性副鼻腔炎，アレルギー性鼻炎，GERD，誤嚥など

- 血痰をきたす疾患
  鼻出血，歯周炎，口腔癌，咽頭癌，喉頭癌，鼻・副鼻腔癌，血管腫など

下気道

- 咳・痰をきたす疾患
  気胸，肺塞栓症，慢性気管支炎，結核，気管支喘息，肺癌，心不全，ACE阻害薬内服，びまん性汎細気管支炎など

- 血痰・喀血をきたす疾患
  結核，肺癌，気管支拡張症，肺化膿症，慢性気管支炎，肺真菌症，気管腫瘍など

支拡張症，肺化膿症，慢性気管支炎，肺真菌症，肺癌，肺結核などが挙げられ，特に気管支拡張症や肺真菌症では大量喀血の原因となります．血痰の原因となる耳鼻科的領域の疾患としては，鼻出血，歯肉出血，歯肉炎，舌炎，舌腫瘍，咽頭・扁桃炎，喉頭炎，喉頭癌，下咽頭癌，異物などが挙げられます．

血痰患者は受診に際し，多くの患者は内科を初診します．呼吸器内科や消化器内科的検索を行っても原因が判明しない場合に，耳鼻咽喉科に紹介されることが多いです．耳鼻咽喉科では，鼻腔，口腔，咽頭，喉頭などの下気道以外の部位からの出血との鑑別を行います．前鼻鏡やファイバースコープを用いて鼻腔を観察することで，鼻出血，副鼻腔炎，鼻副鼻腔腫瘍の鑑別が可能です．口腔内の観察も重要です．口腔内は，照明装置さえあれば直接観察することが容易です．腫瘍性病変や炎症性病変，う歯などを鑑別します．咽喉頭の診察でもファイバースコープを用いて詳細な観察が可能です．咽喉頭では，悪性・良性を含めた血管腫や喉頭癌などの腫瘍性病変や炎症性疾患に留意します．特に，ビデオファイバースコープのNBIシステムを用いれば，表在癌の鑑別が可能な場合もあります．それらの検索でも原因が判明せず，血痰，喀血が継続する場合には，気管支鏡，上部消化管内視鏡検査の適応となります．

原疾患に関わらず大量喀血の場合は，気道確保などの緊急処置が必要となることもあります．

24 構音障害

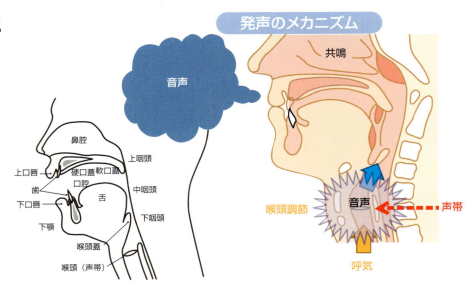

■ 構音とは

ヒト同士の情報伝達，コミュニケーションには様々な手段がありますが，最も有効な方法は話し言葉によるものです．その言語によるコミュニケーションは大きく分けて3つの要素があります．一つは言語そのものを評価し，生み出す中枢神経（脳）の働きです．次に，その言語を音声（音波）として表現する働き（発声・構音）です．次いで，その音声（音波）を聴取する働き（聴覚）です．

音声，すなわち話し言葉の本体は音波，すなわち空気の振動であり，もとは喉頭において声帯の振動で生成されたものです．前頸部，甲状軟骨部位に声帯があり，発声時には振動を感じることができます．試しに「あーいーうーえーおー」と同じ音程で話してみると，頸部の振動は変わらないが，声そのものはあいうえおの区別がついていることがわかります．すなわち，喉頭で発生した音波（喉頭原音）を口，咽頭，鼻腔の形態を変えることにより，音の響き方を変えることでアイウエオの母音の違いを出していることになります．さらに発声の前に唇，歯，舌，口蓋の形を変えることで子音を形成し，母音との組み合わせで日本語では100を超える語音（音節）に対応した様々な音声を形成することができます．構音とは言葉そのものを作り出すことであり，その障害が構音障害です．

■ 構音は口腔・鼻副鼻腔で構成されます

口唇，歯牙，舌，硬口蓋，軟口蓋，鼻副鼻腔などによって言葉が形成されます．言語・構音障害とは口唇，舌，軟口蓋などの形態的・機能的障害によ

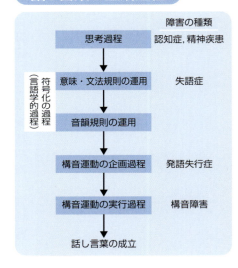

り，言葉が誤って生成される状態のことであり，喉頭ならびにその支配神経，関連臓器の障害によって起きる嗄声，言葉の理解や制御に障害がある失語症とは根本的に異なります．

■ 構音障害は先天性と後天性に分類されます

分類としては，①先天性と②後天性の2つに分けられます．また，原因が器質的に特定できる器質的構音障害と原因がはっきりしない機能的構音障害とがあります．前者の代表的なものが先天性では唇顎口蓋裂，後天性では器質的構音障害（外傷，口腔・咽頭腫瘍やそれらの術後）です．また成人では，神経疾患により舌や咽頭の動きが障害され構音ができなくなる運動障害性構音障害があります（分類表参照）

■ 構音障害の評価は治療・リハビリ選択の参考となります

● 構音そのものの評価

最も簡単な方法は実際に発音させることです．評価法は検査者の聴覚印象で行われ，被検者の言語習得過程，構

構音検査①

二歳前半：papapa tatata
二歳後半：kakaka
三歳前半：pataka
五歳前半：pataka を繰り返す*

*これは学童以降，成人でも有効

構音検査②（朗読文の例）

青い家を買う．（母音の頻発，連続）
体がだるくてだるくてしかたがない．（閉鎖音の頻発，連続）
ささやくような，浅瀬のせせらぎに誘われる．（サ行音の頻発，連続）
この畳の部屋は，弟と友達とで建てたものです．（タ行音の頻発，連続）
るりも針も照らせば光る．（ラ行音の頻発，連続）
霧が晴れれば空から降りられる．（ラ行音の頻発，連続）
パパもママもみんなで豆まきをした．（マ行音の頻発，連続）

鼻漏出の検査①
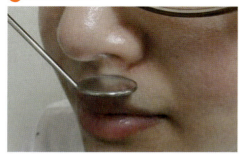

鼻漏出の検査②
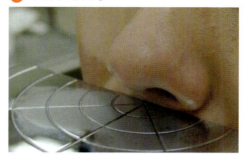

ブローイング
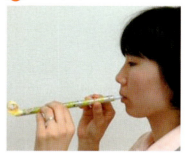

左舌萎縮
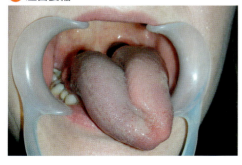

カーテン徴候
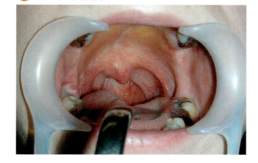

口蓋欠損
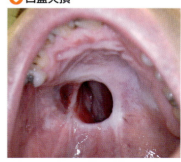

音習得後で異なります（実際には非常に細かい評価が必要となります）．幼児の場合は構音検査①に記載したような言葉をまねさせたり，学童以降では②に記載した文章を読ませる，などがあります．

● **呼気鼻漏出の検査**：破裂音や摩擦音など高い口腔内気圧を要する構音時に呼気が鼻咽腔や口蓋から鼻に漏れることがあります．鼻漏出の検査には鏡や，鼻咽腔閉鎖，口蓋閉鎖の確認として図に示すような検査（鏡に当てる簡易法，鼻息計を用いる方法）などがあります．

● **解剖学的評価**

舌・口腔形態の評価は口腔から施行します．舌運動，麻痺，腫瘍や欠損の評価を行います．

鼻腔・後鼻孔，咽頭喉頭の評価に有効なものは経鼻内視鏡検査です．最も自然なポジションで実際に発声させながらの評価が可能であり，さらに喉頭・発声，嚥下機能の評価も可能です．

● **治療**

口蓋閉鎖不全に対しては補綴装置（palatal lift prosthesis：PLP）の適応が行われるほか，再建手術による閉鎖が行われます．腫瘍摘出術後の舌口腔咽頭再建は構音に大きく影響するため，嚥下のみならず構音に適した再建方法が選択されます．

● **リハビリテーション**

基本は軟口蓋麻痺に対しては図に示すような巻き笛やストローを強く吹く（ハードブローイング）などの方法が用いられています．

第1部　症状から診断へ

25 音声障害①

■ 発声の仕組みの理解が重要です

声は，吸気により肺に取り込まれた空気を呼気として放出した際に，喉頭を原器として原音を生じ，咽頭腔・口腔・鼻腔を共鳴させることで生じます．発声は肺→喉頭→共鳴腔としての一連の流れで生じることを頭に入れ，その中でも原音を形成する喉頭（声帯）の働きを理解する必要があります．

声帯が内転し声門が閉鎖した時に，肺から送られた呼気をエネルギーとし，1秒間に100回から高い音の時は数百回も声帯は振動します．呼気からエネルギーをうまく転換させるためには，まず声門の閉鎖が必要です．これに対し，吸気では声門は開大します．

■ 声帯の振動とは

声帯の振動には粘膜の波動を伴います．良い声が出るためには適切な粘膜波動が必要であり，そのためには声帯粘膜下の層構造が保たれている必要があります．声帯は，声帯筋を基としたボディーと呼ばれるやや硬い支持構造の上に，粘膜上皮・粘膜固有層・移行部浅層までの柔軟な組織がカバーとして存在し，硬いボディーの上で軟らかいカバーが振動することで原音を生成します．

呼気が声帯に当たると，下から圧力が掛かります（声門下圧）．呼気は声門を押し広げ声門上へ抜けますが，気流が声帯を元に戻そうと働き，声門は再び閉鎖します．この際，声帯のカバー構造は下から上へ吹き上がるように動きます．発声時には声門は閉鎖する必要があると前述しましたが，実は発声時には声門が一瞬開くのです．1秒間に数百回もこの現象が生じますので，人間の目では1回ごとを捉えることは

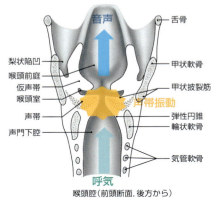
喉頭腔（前頭断面，後方から）

安静呼吸時　　発声時

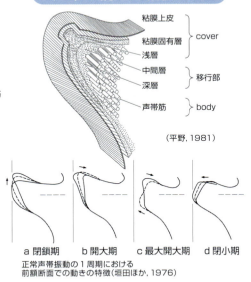
（平野，1981）

a 閉鎖期　b 開大期　c 最大開大期　d 閉小期
正常声帯振動の1周期における
前額断面での動きの特徴（垣田ほか，1976）

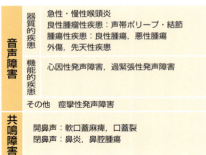

原因疾患

音声障害	器質的疾患	急性・慢性喉頭炎 良性腫瘍性疾患：声帯ポリープ・結節 腫瘍性疾患：良性腫瘍，悪性腫瘍 外傷，先天性疾患
	機能的疾患	心因性発声障害，過緊張性発声障害
	その他	痙攣性発声障害
共鳴障害		開鼻声：軟口蓋麻痺，口蓋裂 閉鼻声：鼻炎，鼻腔腫瘍

音声障害の診断

聞く	音声の評価	最長持続発声時間 声の高さの検査 聴覚印象的評価：GRBAS尺度
見る	声帯の観察	喉頭内視鏡 喉頭ストロボスコピー 高速度デジタル撮影
触る	声帯の質的評価	喉頭微細手術
その他		空気力学的検査，音響分析，筋電図，画像診断（CT，MRI，US）

できません．このため，声帯の振動を検査するためにはストロボスコープなどの器械が必要となります．

■ 音声障害とは

音声障害とは，声の基本要素（高さ，大きさ，強さ，持続，声質）が正常から逸脱した状態です．喉頭のみならず，肺，共鳴腔の異常も原因となります．

狭義の音声障害としては表に示したように，器質的疾患によるもの，機能的疾患によるものが含まれます．これに共鳴の障害を加えたものを広義の音声障害として挙げましたが，この他にも呼吸器疾患や腹圧上昇の異常などが原因に含まれます．

■ 診断には声の持続，高さ，音質が最初のステップです

音声障害は聞いて，見て，触って，必要時に追加の検査を行って診断します（表参照）．検査法としてだけでなく，「聞く」には患者への問診も含まれます．

最長持続発声時間はどのくらい発声

検査法

問診のポイント

生活歴	職業歴，趣味（カラオケなど）どのような声を何時間使うのか
現病歴	声の質の変化，誘因・原因
既往歴	繰り返しているか，気道疾患の有無，神経筋疾患の有無，声変わりしたか

最長持続発声時間

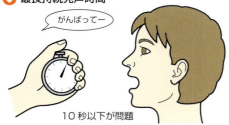

10秒以下が問題

1) 発声時の母音は「あ」
2) 測定は3回続けて行い，その最大値を採用する
3) 持続時間が40秒（成人）以上の場合は各測定の間に休止時間を置き，数回深呼吸をさせてから次の測定を行う
4) 声の高さは自然な話声位とし，声の強さは自然な中程度とする
5) 立位，座位のどちらでもよい
6) ストップウオッチを用い，0.5秒単位の値をとる

声の高さの検査

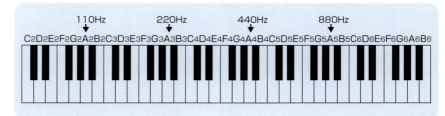

GRBAS 尺度

G (Grade：程度)：嗄声の総合的程度
R (Rough：粗糙性)：がらがら，ばらばらした声．ポリープ様声帯など
B (Breathy：気息性)：カサカサした息の漏れる声．反回神経麻痺など
A (Asthenic：無力性)：弱々しい印象を受ける声．音声衰弱症など
S (Strained：努力性)：喉に力の入った声．痙攣性発声障害など

0（ない），1（わずか），2（確実），3（強い）の4段階

内視鏡検査，電子内視鏡検査

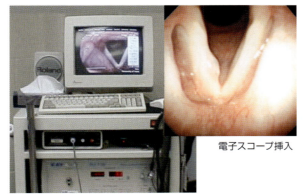

電子スコープ挿入

喉頭ストロボ検査

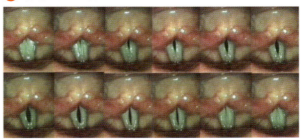

声帯振動をスローモーション像として観察できる

を持続できるか調べる検査です．患者の努力により結果が変わりますので，励ましながら施行します．

ピアノなどを用いて基本周波数や声区変換点を調べます．この他にも，基本周波数検出器なども使います．

聴覚印象に基づく検査としては，GRBAS尺度が簡便で有用です．日本音声言語医学会から「動画で見る音声障害（DVD-ROM）」が発売されており，練習ができます．

器械を用いる時には，音響分析装置により音声波形の周期，振幅のゆらぎや雑音成分比などを計測します．

■ 内視鏡とストロボスコープで客観的検査ができます

喉頭を直接見て器質的疾患の有無を検査します．近年では電子スコープが開発され，クリアな画像が得られるようになりましたが，グラスファイバーを用いた従来の喉頭ファイバーが直接視のものであるのに対し，画像電子スコープはデジタル処理されたものであることを理解して用います．

1秒間に数百回振動する声帯振動を直接目で見ることはできません．このため，ストロボ現象を基にし，周期的な運動をしているものに対しあたかも時間を引き延ばすようにして振動を見る検査装置がストロボスコープです．振動周期が破綻しているものはストロボ現象で検査できませんので，そのような症例では高速度デジタル撮影を行って検査します．

25 音声障害②

■ 原因としてポリープ・結節が多い

声帯ポリープの原因としては炎症と音声酷使です．内出血が原因の場合，赤色を示します．声帯結節と異なり，孤立して存在したり，複数の場合も非対称な位置にできたりします．

声帯結節は過度の音声酷使が原因となります．患者層に特徴があり，歌手，幼稚園や小学校低学年担当の先生，子どもの多い主婦，子ども（小児声帯結節）などに多くみられます．声帯の前1/3から1/2の辺りに両側，対称性に出来ます．声帯ポリープとの大きな違いです．声帯の安静が最も効果的な治療ですが，再発予防には音声治療（訓練）が必要です．

ポリープ様声帯は喫煙が大きく関与します．音声酷使は誘因となり得ますが，必須条件ではないと考えられています．声帯全体が浮腫状に腫大し，多くは両側性です．治療としては禁煙が大切です．手術的手法で声を改善することは難しく，ポリープを減量しすぎると気息性嗄声が生じます．どのくらい減量するかは経験によるところが大きく，また症例ごとに異なります．

声帯の中（声帯粘膜固有層浅層）に袋が出来ると声帯嚢胞になります．epidermoid cyst（上皮成分の迷入による）とretention cyst（分泌腺の閉塞）があります．保存的治療は無効で，有効な治療法は外科的摘出ですが，一塊に摘出できず，嚢胞壁が残存すると再発します．

声帯に溝が出来，声門閉鎖不全が生じた結果，息漏れの声となります．先天性，長期にわたる炎症，加齢性変化など諸説ありますが，原因は不明です．治療には音声治療，声帯内注入術，

比較的多い疾患

声帯結節

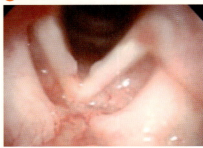

声帯縁の前1/3の位置に両側・対称性に声帯結節を認める．

声帯ポリープ

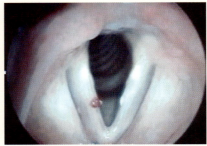

右声帯に赤色のポリープを認める．

声帯嚢胞

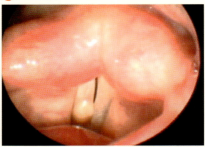

右声帯に嚢胞を認める．境界明瞭で白色～黄色の色調であることが多い．

ポリープ様声帯

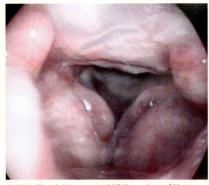

右側声帯は全面にわたり浮腫状・ポリープ様である．

喉頭形成術，声帯内自家側頭筋筋膜移植術などがあります．

■ 腫瘍として白板症，乳頭腫，癌があります

喉頭白板症は声帯に白い板状あるいは斑状の病変が出来ます．喫煙者では前癌病変と考えられ，喫煙が関与します．その他にも，急性の炎症や真菌症などで白色病変が認められることがあります．喘息で吸入ステロイドを使用している患者さんや，糖尿病のコントロールが悪く免疫低下がみられる患者さんなどでは真菌症を鑑別します．喉頭ストロボスコピーによる粘膜波動のチェックが有用で，前癌病変では病変が硬いため非振動部位が認められます．前癌病変に対しての治療としては禁煙が必須です．

喉頭乳頭腫は喉頭の良性腫瘍の中では頻度が高いものの一つで，ヒト乳頭腫ウイルス（HPV）の感染が原因と考えられています．乳幼児乳頭腫は出生時に母親から感染する可能性が疑われています．嗄声や呼吸困難の原因とな

腫瘍性疾患

⬇ 声帯溝症

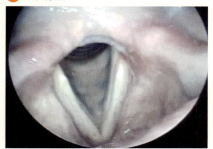

両側声帯縁で溝状にえぐれている．

⬇ 喉頭白板症

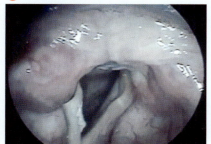

右声帯に白色・板状の病変を認める．

⬇ 喉頭癌

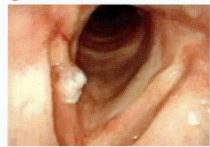

右声帯後方に硬い腫瘍を認め，声帯の発赤所見もあり．

運動障害性疾患（声帯麻痺）

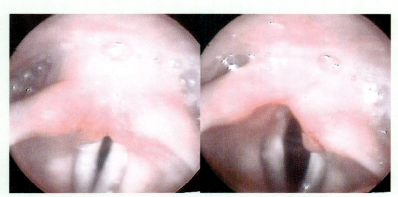

左：発声時　右：吸気時
声帯が傍正中位に固定し，発声時に声帯が完全に閉鎖しない．

⬇ 喉頭乳頭腫

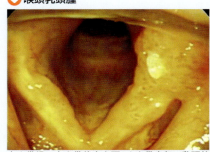

右声帯縁，左声帯後方上面から声帯突起に乳頭状の腫瘍を認める．

り，良性腫瘍ですが，長期の経過で悪性化を生じます．治療法は手術的切除です．再発率が高く治療に難渋します．小児の場合，まれに思春期以降に自然消退することが報告されています．

喉頭癌のほとんどが扁平上皮癌で，中高年の喫煙男性に多く見られます．嗄声が初発症状として重要で，早期発見の手掛かりとなります．声門型が最も多く（60％強），次いで声門上型（約30％），声門下型（5〜10％）です．早期癌では放射線照射，喉頭微細手術下

レーザー切除などを行います．

■ **声帯麻痺は多岐にわたります**

両側性麻痺と一側性麻痺では症状が異なります．一側性麻痺では嗄声，両側性麻痺では呼吸困難が問題となります．反回神経は迷走神経から上縦隔で分岐し，反回して喉頭へ至り，声帯運動を制御します．脳から上縦隔まで，反回神経の走行に沿い障害する病変を検索する必要があります．走行の関係から（左の方が長い），左の麻痺が多い傾向にあります．

なお，声帯が固定している状態を反回神経麻痺と呼称する場面を目にすることがありますが，正しくは声帯麻痺，あるいは喉頭麻痺と呼称すべきです．声帯の固定が反回神経麻痺により生じることは確かに多いのですが，輪状披裂関節の固着や脱臼なども声帯固定の原因として挙げられます．

26 言語発達障害

言語発達障害とは

小児の言語聴覚障害は大きく6種類に分類されます．そのうちの1つが言語発達障害であり，各年齢で期待される発達水準に子どもの言語理解・表出が達せず，コミュニケーションに支障をきたす状態を指します．言語発達障害はさらに6つに下位分類されますが，ここでは後天性言語発達障害（小児失語症など）を除いた5つについて述べていきます．多くの養育者は，「言葉が遅い」という相談で訪れるのですが，その中には聴覚障害や器質性構音障害（粘膜下口蓋裂）の場合も少なくありません．正確に原疾患を確認し，的確な言語発達障害の鑑別診断が重要です．

知的障害では適応行動は保たれます

発達期に知的機能が平均より明らかに低く，同時に適応行動の障害を伴う状態を指します．正常発達の子どもではバランス良く発達している象徴機能，カテゴリー化能力，手段-目的関係の理解などに遅れをきたすため，重症度による違いはありますが，言語理解・表出の全般的な発達が遅れます．時に，構音障害をきたすこともあります．また，コミュニケーション態度は保たれていることが多いと考えられています．

脳性麻痺ではタイプに応じた対応が必要です

受胎から新生児期までの間に生じた脳の非進行性病変に基づく，永続的，しかし変化し得る運動および姿勢の異常を指します．医学の進歩に伴い，最近では原因の90％が脳室周囲白質軟化症といわれ，今までとは異なる障害を併せ持つ子どもが増えています．具体的には，運動障害に伴う摂食・嚥下機能や発声・発語器官の機能障害に起因する話し言葉の障害に加え，知覚障害，知的障害，高次脳機能障害など言語発達に関する問題も多くなってきています．タイプによってかなり言語症状が違うので，それぞれのタイプに応じた対応が必要です．

広汎性発達障害では自閉症が主体です

社会的相互交渉の質的異常，コミュニケーションの質的異常，興味や活動の限局，常同的で反復的な行動の3主症状によって特徴付けられる一群の障害です．この中で，中核となる自閉症は，上記3主症状を典型的に有し，かつ3歳以前に発症するもので，何らかの脳機能障害が原因とされています．言語の問題点としては，共同注視行動の欠如，非言語的コミュニケーション（ジェスチャー，視線など）の異常，語用論的側面の遅れ，語彙・構文（新造語，代名詞の逆転など）の異常，話し言葉（エコラリア，単調なプロソ

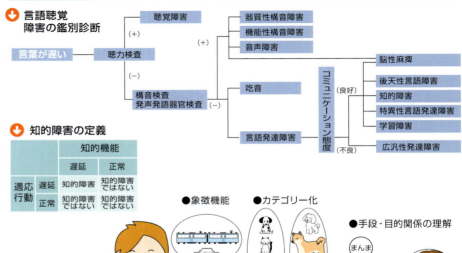

小児の言語聴覚障害の分類とその特徴的症状

		言語発達障害									
		知的障害	脳性麻痺	広汎性発達障害	学習障害	特異性言語発達障害	後天性言語発達障害	機能性構音障害	器質性構音障害	吃音	音声障害	聴覚障害
家族の訴え		言葉が遅れている	発声・発音がおかしい	言葉が遅れている	勉強ができない	言葉が遅れている	言葉を失った	発音がおかしい	声が鼻に掛かる	どもる	声がかすれている	聞こえない
症状	聞こえ				むらがある							音の大きさで反応が異なる
	発声・構音器官		運動障害						先天奇形		器質的異常	
	言語理解	遅れる場合がある	遅れる偏りがある			遅れる場合がある	障害される					視覚に頼る傾向あり
言語表現	音声・構音	運動能力による				音節の結合が困難		特定の音が困難	閉鼻音・異常構音	繰り返しつかえる	嗄声	残存聴力による
	言葉のリズム											
	全体的な発達	遅れる	遅れる場合がある	偏りがある		遅れる場合がある	遅れる場合がある					
行動の特徴		言語発達の速度が遅い	発声・発音器官の機能の障害および高次脳機能障害	コミュニケーションが成立しにくい	特定のものの習得と使用に著しく困難	理解できるが，特に言語表現が困難	大脳病変による言語障害	特定の音韻規則の習得の障害	発語器官の機能が不十分で共鳴や構音の障害	話し言葉のリズムの障害	声の質の変化	音声を受け入れる感度が悪い

言語聴覚障害の鑑別診断

言葉が遅い → 聴力検査
- (+) → 聴覚障害
- (−) → 構音検査・発声発語器官検査
  - (+) → 器質性構音障害／機能性構音障害／音声障害
  - (−) → 吃音／言語発達障害
    - コミュニケーション態度（良好）→ 脳性麻痺／後天性言語障害／知的障害／特異性言語発達障害／学習障害
    - （不良）→ 広汎性発達障害

知的障害の定義

		知的機能	
		遅延	正常
適応行動	遅延	知的障害	知的障害ではない
	正常	知的障害ではない	知的障害ではない

言語発達に関与する要因

●象徴機能　●カテゴリー化　●手段-目的関係の理解

脳性麻痺における言語発達障害の発生機序

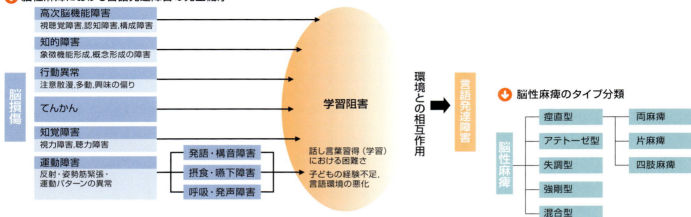

広汎性発達障害の全体像

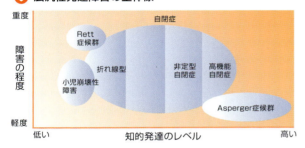

自閉症の主症状

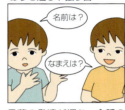

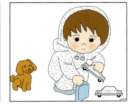

視線が合わず，表情や身振り表現がない．みんなと行動を共にしたり，感情を共有したりすることがない（社会的相互交渉の質の異常）

言葉の発達が遅れ，会話のやりとりができない．おうむ返し，独り言，抑揚に乏しい（コミュニケーションの質の異常）

活動や興味の範囲が狭く，同じことを繰り返したり，周囲の変化を嫌うなど限られている（興味や活動の限局，常同的で反復的な行動）

学習障害の分類と症状

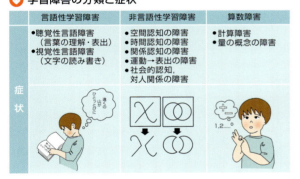

特異性言語発達障害の言語特徴

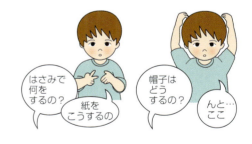

ディー）の異常などがあります．

■ **学習障害では特定の領域の習得困難を示します**

学習障害とは，基本的には全般的な知的発達に遅れはなく，特定のものの習得（聞く・話す・読む・書く・計算など）に著しく困難を示す状態をいいます．主に中枢神経系の障害によると考えられます．言語性学習障害は言語性能力が著しく劣っている状態とされ，言葉や文章の意味理解に困難を示します．これに対して，非言語性学習障害は空間認知や時間認知の学習に困難を示します．算数障害は数概念や計算などの数処理に困難を示すことが知られています．

■ **特異性言語発達障害では日常のコミュニケーションは支障ありません**

脳の器質的損傷が明らかでないにもかかわらず，運動発達，知的発達，社会性の発達に比べ，言語発達が特異的に遅れてしまう一群を指します．言語理解に比して言語表出の発達の遅れが著しいため，コミュニケーションには独自のサインや身振りの使用が多くみられます．しかし，就学年齢頃には追い付くことが多く，日常のコミュニケーションには支障がなくなる子どもが大半です．

第1部　症状から診断へ

27 呼吸困難

■ 呼吸困難とは

呼吸困難は主観的臨床症状ですが，呼吸をする際に感じる不快感と定義される感覚で，呼吸困難感と表現されることもしばしばです．全身的な自覚症状であるため，呼吸器系器官が原因とは限りません．呼吸困難を訴える原因疾患は，呼吸器疾患のみならず循環器疾患，神経・筋疾患，血液疾患，精神疾患，悪性腫瘍と多種多様です．さらには，末期癌患者は呼吸困難を自覚することが多く，高齢者の約30％が通常の生活行動で呼吸困難を感じているとの報告もあります．加えて，明らかに換気障害が他覚的に認められる場合にも呼吸困難と自覚されています．

耳鼻咽喉科では，悪性腫瘍の末期症状による呼吸困難感を除けば，何らかの理由で上気道を空気が十分に通過できない病態がほとんどです．上気道とは口腔・鼻腔の外気との連絡口から喉頭，特に声門までに相当し，これらの部分に何らかの通過障害が発生した場合に，換気障害が起こり呼吸困難を自覚します．また，一部の下気道，特に気管を取り扱うこともあります．

■ 鼻，口腔，咽頭，喉頭の疾患が原因です

鼻・上咽頭疾患としては後鼻孔閉鎖，後鼻孔ポリープ，アデノイド増殖症です．

口腔疾患としては舌・口腔底膿瘍，口腔底蜂巣炎，巨舌症，舌腫瘍です．

咽頭疾患としては口蓋扁桃肥大，咽後膿瘍，扁桃腫瘍です．

喉頭疾患としては先天性奇形，外傷，異物，炎症性疾患，両側反回神経麻痺，腫瘍（良性，悪性）です．

気管疾患としては外傷，異物，腫瘍（良性，悪性）が挙げられます．

■ 発症経過が診断に重要です

突然発症には異物の誤嚥，喉頭外傷，アナフィラキシーショックがあります．急性発症には急性喉頭蓋炎，急性声門下喉頭炎，深頸部膿瘍，両側反回神経麻痺があります．緩徐な発症には喉頭癌，下咽頭癌，甲状腺癌があります．

特に急性喉頭蓋炎を代表とする喉頭疾患と遭遇する機会が多く，救急処置が必要となる場合があり，トラブルとなることもあるので注意が必要です．

耳鼻咽喉科での急性喉頭蓋炎の治療方針は，原則入院治療とし，強力な化学療法の施行とともに，起座呼吸を伴う症例，喉頭蓋のみならず披裂部に腫脹を認める症例，劇症型（咽頭痛から呼吸困難を自覚するまで24時間以内）症例，白血球20,000/μL以上に増加している症例に関しては，気道確保のため躊躇せず気管切開に踏み切ります．また，保存的治療が選択された症例に関しても，常に呼吸状態をモニ

▶ 呼吸困難をきたす疾患・部位

②口腔疾患
・舌・口腔底膿瘍
・口腔底蜂巣炎
・巨舌症
・舌腫瘍

⑤気管疾患
・外傷
・異物
［腫瘍］
・甲状腺癌気管浸潤

◀ 甲状腺癌気管浸潤
甲状腺癌が気管内に直接浸潤し気道を閉塞している．

①鼻・上咽頭疾患
・後鼻孔閉鎖
・後鼻孔ポリープ
・アデノイド増殖症

③咽頭疾患
・口腔扁桃肥大
・咽後膿瘍
・扁桃腫瘍
・下咽頭癌

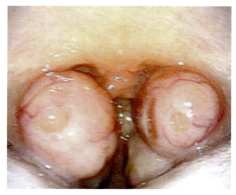

🔶 口蓋扁桃肥大
両側口蓋扁桃の著明な肥大を認める．

④喉頭疾患
・先天性奇形
・外傷
・異物
・喉頭癌
・声門下狭窄
・両側反回神経麻痺
・乳頭腫
［炎症性疾患］
・急性喉頭蓋炎
・ポリープ様声帯

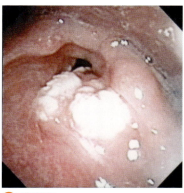

🔶 喉頭癌
左声門部癌が高度に進展し気道狭窄をきたしている．

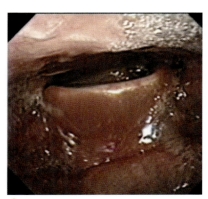

🔶 急性喉頭蓋炎
喉頭蓋の著明な腫脹を認め，声門が確認できない．

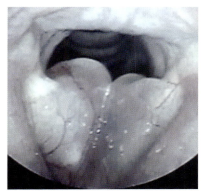

🔶 ポリープ様声帯
写真の病型は米川分類でⅢ型に分類される．時に気管切開を必要とする場合がある．

ターし，緊急気道確保の準備をします．

急性に発症した呼吸困難に関しては救急処置を必要とすることが多く，まず何よりもその瞬間に，致死的な呼吸困難かどうかの判断が必要となります．救急外来では，他の救急疾患と同様に，まず意識レベルの判定とともに，呼吸状態，循環状態のバイタルサインの確認を行い，差し当たって蘇生処置などの緊急処置が必要ないと判断された場合には，詳細な病歴聴取や身体所見をチェックし，鑑別疾患を考えていきます．

■ 内視鏡検査が必須となります

外来では，問診による病歴聴取とともに，視診（咽頭・姿勢・呼吸回数・発声の状態）・聴診（喉頭・胸部）・頸部触診を行います．診察で吸気性の喘鳴が認められる場合，呼吸困難の原因として上気道狭窄が疑われる可能性が高く，特に診断価値の高いファイバースコープ検査が不可欠です．鼻孔からファイバースコープを挿入し，咽頭・喉頭の炎症の有無，浮腫，声門下腔の状態，声帯の動きを確認することで，多くの症例は診断可能となります．

呼吸困難症例の治療は，呼吸困難の重症度診断が優先され，低酸素血症を認める場合は酸素投与を直ちに開始します．さらに，上気道狭窄が確認され緊急気道確保が必要な場合には，輪状甲状膜切開術などが要求されることもあり，気管切開とともに救急の現場で耳鼻咽喉科医が必要とされます．

28 いびき

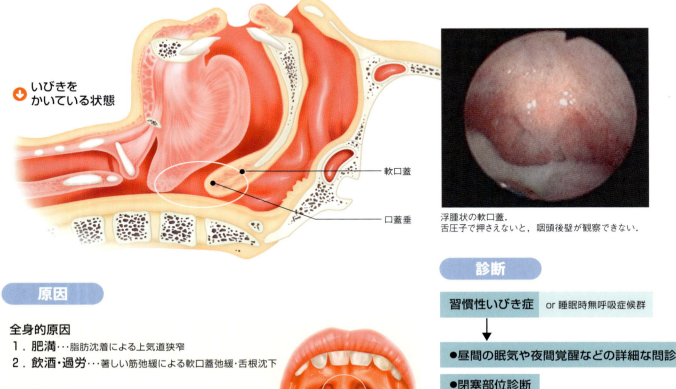

浮腫状の軟口蓋．
舌圧子で押さえないと，咽頭後壁が観察できない．

原因

全身的原因
1. 肥満…脂肪沈着による上気道狭窄
2. 飲酒・過労…著しい筋弛緩による軟口蓋弛緩・舌根沈下

局所的原因
1. 鼻腔：鼻中隔弯曲・肥厚性鼻炎・鼻茸
2. 軟口蓋：軟口蓋低位
3. 扁桃：口蓋扁桃肥大・咽頭扁桃肥大
4. 巨舌：小顎症・歯列不正・舌扁桃肥大
5. 喉頭：声帯麻痺・喉頭浮腫

診断

習慣性いびき症　or 睡眠時無呼吸症候群
↓
●昼間の眠気や夜間覚醒などの詳細な問診
●閉塞部位診断
↓
●簡易検査　●アプノモニター®
　　　　　　●終夜酸素飽和度モニター

■ いびきとは

いびきとは睡眠中に生じる呼吸性の雑音で，鼻腔や軟口蓋，口蓋垂の振動によって引き起こされます．健康診断時の疫学調査によると，男性の21.3％，女性の7.6％が習慣性にいびきをかき，男性は50歳にピークを認め，女性では40歳以降に増加します．飲酒後のいびきの増大は咽頭の筋がアルコールにより弛緩するためです．いびきをかきやすい時間としては，寝入りばなや明け方が多いとされています．

■ 局所の原因は鼻，口腔，喉頭にあります

いびきの原因としては，①鼻腔（鼻中隔弯曲症，肥厚性鼻炎，鼻茸），②軟口蓋（軟口蓋低位），③扁桃（口蓋扁桃肥大，咽頭扁桃肥大），④巨舌（小顎症，歯列不正，舌根扁桃肥大），⑤喉頭（声帯麻痺，喉頭浮腫），⑥肥満，などが挙げられます．簡便な観察法として，口腔咽頭の診察の際に「アー，イー」などと発声させ，軟口蓋挙上により咽頭後壁が観察できればいびきの確率は低く，舌圧子で押さえなければ咽頭後壁が観察できない場合の多くは，いびきをかいています．さらに，睡眠時無呼吸症候群に伴う重度のいびきでは口蓋垂が浮腫状の変化をしています．

■ 睡眠検査が必要です

いびきを訴えてきた患者さんが習慣性いびき症なのか睡眠時無呼吸症候群なのかを診断することが重要です．最終的には睡眠検査（ポリソムノグラフィー）による診断が必要です．

29 しゃっくり

■しゃっくりとは

しゃっくりは，専門用語では吃逆といいます．吃逆は横隔膜などの不随意な痙攣により起こるミオクローヌスの一種と考えられ，急激な吸気と同時に声帯が閉鎖することで特徴的な音を発生します．

吃逆の反射弓としては，鼻咽頭背側を支配する舌咽神経咽頭枝が求心路となり，延髄孤束核に入った刺激が延髄網様体にある中枢でのパターン形成を経て，横隔神経，迷走神経の遠心路へ出力され，それぞれ横隔膜，声門へ伝達されることがわかってきましたが，その生理的意義は不明な点が多く残されています．吃逆は誰でも経験する症状ですが，その発生は予測不可能で，予防法もなく，ほとんどが自然に消失する良性吃逆です．しかし，48時間以上持続すると持続性や遷延性とみなされ，1ヵ月以上継続する場合は難治性吃逆とされます．

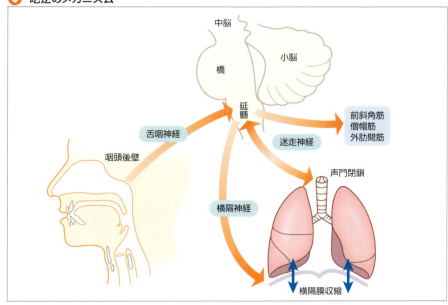

⬇ 吃逆のメカニズム

⬇ 持続性・難治性吃逆の原因（器質性）

中枢神経系
脳腫瘍，多発性硬化症，脳血管障害，髄膜炎，脳炎，頭部外傷
末梢神経系
横隔膜ヘルニア，甲状腺腫瘍，頸部腫瘍，心筋梗塞，肺腫瘍，胃癌
代謝性・薬物性・感染性
全身麻酔，ジアゼパム，敗血症，尿毒症，電解質異常，アルコール中毒

■直りやすいタイプと難治のタイプがあります

良性吃逆は呑気症，食事・アルコールの過剰摂取，炭酸飲料，内視鏡検査中の空気注入などによる胃拡張が原因で，横隔神経への刺激により生じていると考えられますが，感情的要因や急速な温度変化も引き金となることもあります．良性吃逆は一過性のことが多く，治療の対象とならず自然消失します．

難治性の吃逆には多数の原因疾患が挙げられますが，大きく心因性，器質性，特発性の3つに分類できます．器質性疾患としては脳腫瘍，脳血管障害，脳炎，髄膜炎，多発性硬化症，尿毒症，アルコール中毒，横隔膜を刺激する胸膜や腹部の疾患があります．持続性・難治性吃逆は重症の場合，合併症をきたすこともあります．例えば，栄養不良や体重減少，疲労，脱水，不整脈，不眠，重度の逆流性食道炎を認め，死亡することもあります．

■治療には身体刺激法と薬物療法があります

検査などにより吃逆の原因が特定された場合，その治療はその原因疾患への対処となります．一方，吃逆の原因が不明である場合，経験主義的な治療が必要となり，これらは非薬物および薬物療法に分類されます．

非薬物療法の主な方法としては身体刺激法があり，鼻咽頭刺激，迷走神経刺激，正常呼吸機能の中断，横隔膜の圧迫刺激などに分類されます．具体的には，鼻咽頭刺激の代表的手技としては舌の牽引，外耳道の圧迫，迷走神経刺激としてはバルサルバ手技，頸動脈マッサージ，正常呼吸機能の中断は息こらえ，強制的な過換気，横隔膜の圧迫刺激としては膝を抱え胸部に持ってくること，などが試みられています．

薬物療法としては抗精神病薬，抗痙攣薬，筋弛緩薬などが使用されます．

以上，ほとんどの吃逆は一過性で自然消失しますが，難治性の場合は背景に様々な疾患が隠れている可能性があるので，的確な原因検索が必要となります．

30 顔面・頸部腫脹

■ 問診，視診，触診が最初のステップです

　顔面および頸部の腫脹は大きく2つに分けられ，炎症性のものと腫瘍性のものがあります．問診・視診・触診にておおよその鑑別を行い，それにより必要な検査をオーダーしていきます．問診では，腫脹の出現時期，増大のスピード，痛み等の随伴症状などを中心に聴取していきます（急速増大や疼痛を伴う場合は，急性炎症，悪性腫瘍の急速増大，嚢胞の感染であることが多い）．視診では，腫脹の部位・程度，発赤，訴えた部位以外に異常はないか等を診ていきます．触診は必須の診察技法で，これによって多くの情報が得られ，ある程度までの鑑別診断もできます．その際には範囲（大きさ）・圧痛・熱感・硬さ・可動性・皮膚との癒着等に注意して触診を行います．

■ 全身状態のチェックも重要です

　その他，診察するに当たって，患者の全身状態にも注意を払います．特に，頸部の炎症性疾患や悪性腫瘍では，上気道の閉塞をきたすことがしばしばあるので注意を要します．喉頭ファイバー等にて上気道の閉塞を認めた場合には，気管内挿管や気管切開にて気道の確保を早急に行わなくてはなりません（ただし上気道閉塞の場合，気管内挿管は困難なケースが多い）．上記の事柄に注意して診察をし，イラストのように腫脹の存在する部位でおおよその疾患を念頭に置きながら精査を進めていきます．

■ 炎症性は急激な進行に注意します

　炎症性の腫脹では急速な経過をたどり，発赤・疼痛，さらに発熱などの全身症状を伴うことがよくみられます．

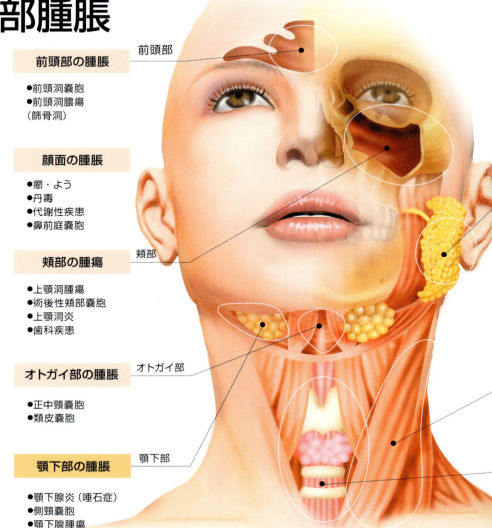

前頭部の腫脹
- 前頭洞嚢胞
- 前頭洞膿瘍（篩骨洞）

顔面の腫脹
- 癤・よう
- 丹毒
- 代謝性疾患
- 鼻前庭嚢胞

頬部の腫瘍
- 上顎洞腫瘍
- 術後性頬部嚢胞
- 上顎洞炎
- 歯科疾患

オトガイ部の腫脹
- 正中頸嚢胞
- 類皮嚢胞

顎下部の腫脹
- 顎下腺炎（唾石症）
- 側頸嚢胞
- 顎下腺腫瘍

また，血液データにて白血球やCRPの上昇といった炎症所見を認めます．炎症性腫脹の中でも特に気を付けなければならないのが，深頸部膿瘍です．深頸部膿瘍は疾患編でも後述しますが，診断が遅れると生命に関わる重大な合併症を引き起こすので，この疾患が疑われる場合にはCT等にて膿瘍の確認をすぐにしなくてはなりません．通常の炎症であれば抗菌薬にて軽快を認めますが，膿瘍を形成している場合には切開排膿術を考慮しなければなりません．しかし，結核といった特異的感染症が原因となっている場合には，原因に合わせた治療が必要となります．

■ 良性と悪性の鑑別が重要です

　腫瘍性疾患の場合には大抵のケースでは結節として触知できますが，腫瘍に感染が合併している時には，炎症性の腫脹と鑑別が難しいことがあります．増大のスピードは急でないことが多いのですが，中には急に増大するケースもあり，そのようなケースでは

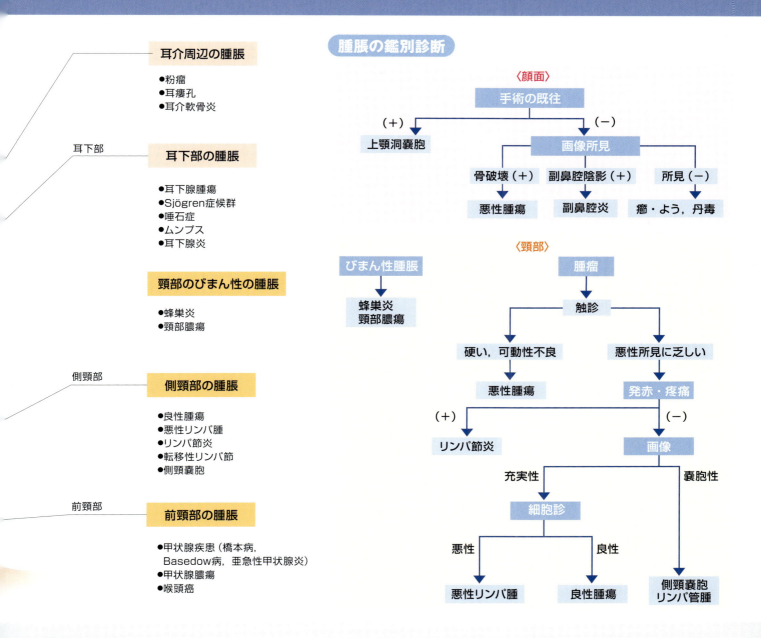

悪性度の高い場合が多いので要注意です．また，腫れそのものは以前よりあっても，患者自身が自覚したのが最近であるという場合もあるので，問診は注意深く行わなくてはなりません．

頸部に腫瘤を触知する場合，まず注意しなくてはならないのが悪性腫瘍の頸部リンパ節転移や悪性リンパ腫といった悪性疾患です．悪性腫瘍では通常，腫瘤は硬く触知されるのが特徴ですが，悪性リンパ腫は他の悪性腫瘍に比べ比較的軟らかいのが特徴です．これらの疾患が疑われる場合には，画像検査やFNA（穿刺吸引細胞診は非常に有用な検査で画像検査に先立って行われることも多い検査ですが，血管腫や頸動脈小体腫瘍といった血管系の腫瘍性疾患が疑われる場合には，慎重に適応を考えなくてはいけません）にて精査を進めていきます．切開生検も有用な検査ですが安易に行うべきではなく，悪性腫瘍の頸部リンパ節転移の可能性がある場合には，最終的に原発巣が不明で頸部腫瘤の組織型も不明の場合にのみ，開放生検を行うべきと思われます（その際には，引き続いて頸部郭清を行える準備をして行うようにします）．

良性腫瘍の場合には，腫瘤の自覚のみで基本的には症状に乏しいのが特徴です（神経鞘腫では神経症状が出現することなどがあります）．触診では弾性硬から軟で，可動性も良好です．良性腫瘍が疑われた場合には，同様にCT，USなどの画像検査やFNAで組織型を推定するようにします．

31 耳・鼻・口・のどのかゆみ

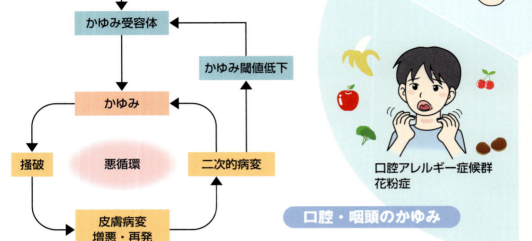
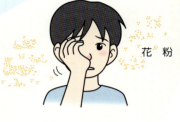

■ 搔破（そうは）はかゆみを悪化させます

かゆみは「搔破（そうは）したいという欲望を起こさせる不快な感覚」とされており，かゆみ物質が皮膚や粘膜のかゆみ受容体に作用して引き起こされます．搔破（耳いじり，鼻こすり）などの機械的な刺激によって皮膚や粘膜の保護物質が傷害されて，病変が増悪したり，新たな病変が出現したりして，かゆみの閾値が低下します．つまり，少ない刺激に対してもかゆみを生じやすくなるという一連の悪循環が悪化・慢性化の原因となります．

■ 耳にかゆみを起こす疾患

耳のかゆみは日常的に起こる訴えで，主な疾患としては外耳道湿疹と外耳道真菌症（カビ）があります．湿疹では皮膚の発赤や腫脹，痂皮の付着を認め，真菌症では耳垢類似の膜様堆積物を認めます．外耳道皮膚に皮疹のない場合は，血液透析や肝硬変などに合併する限局性皮膚搔痒症，全身の皮膚疾患の一部と考えられる高齢者に特有な老人性皮膚搔痒症が考えられます．また，洗髪・水泳による外耳道の湿潤，イヤホンなどの耳栓の接触，髪の毛やシャンプーなどの異物が刺激となって，かゆみを引き起こす場合もあります．

■ 鼻にかゆみを起こす疾患

鼻のかゆみを引き起こす疾患の代表はアレルギー性鼻炎や花粉症です．アレルギー反応により鼻粘膜のリンパ球から放出される，ヒスタミンやロイコトリエンなどの化学伝達物質や炎症性サイトカインがかゆみの原因と推定されています．アレルギー性鼻炎や花粉症では，耳，口腔，咽喉頭のかゆみを引き起こすこともあります．鼻こすりは鼻のかゆみによって誘発されますが，鼻汁に含まれる炎症物質を除去する防御反応としての一面もあります．

■ 口腔・咽頭にかゆみを起こす疾患

口腔や咽頭にかゆみ，違和感，腫脹を引き起こす疾患として，口腔アレルギー症候群があります．これは単一の疾患ではなく，①花粉症に関連する場合，②ラテックスアレルギーと関連する場合，③花粉症やラテックスアレルギーと関連しない場合，④アナフィラキシーの前駆症状の場合，があります．代表的な花粉症はシラカバ花粉症で，またバラ科の果物（リンゴ，サクランボ，梨）やパセリなどを食べると口腔内のかゆみなどを生じます．ラテックスアレルギーはラテックス以外にもバナナ，栗，アボカドなどを摂取した際にも発症します．重症例では呼吸困難に至る場合がありますので，要注意です．

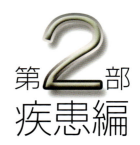

第2部
疾患編

1 外耳道異物

■ 色々な物が外耳道異物となります

成人ではマッチの頭，ちり紙，粘土状耳栓やガム，補聴器型取りの印象材などの異物があります．小児の異物には砂粒や小石，おもちゃのプラスチック製品，ビーズなどが多くみられます．生物が入ることも多く，蛾などでは動いた時に大きな音がします．コガネムシなどの甲虫やハエ，ゴキブリなどが入った場合には，暴れる虫の硬い棘などで激痛を生じます．プラスチック玉やパチンコ玉のような大きな異物では外耳道にはまり込み，耳閉感や難聴を訴えたり，小児では耳を気にする動作をします．食物や種子では異物が腐敗して悪臭のある耳漏をきたすことがあります．異物を入れた場合は親はすぐには気付かず，患児も叱責されることを危惧して訴えないことが多く，疼痛や耳漏で発見されることが多いようです．再発を防ぐ意味からも親とともに患児自身にもわかりやすく丁寧な説明が必要です．

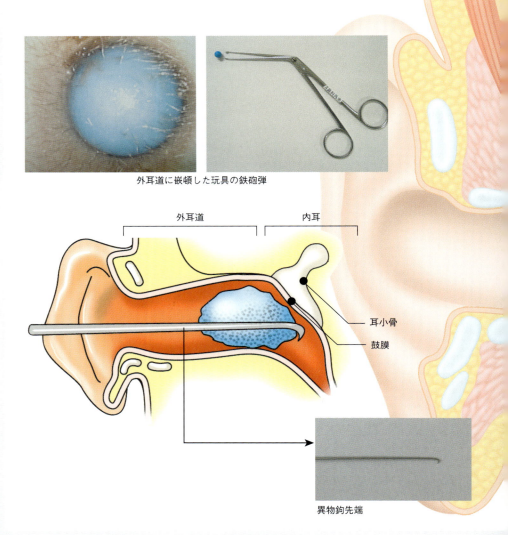

外耳道に嵌頓した玩具の鉄砲弾

異物鉤先端

■ 外耳道異物摘出は慎重に行います

小児では診察に非協力的なことが多いので，患児をしっかりと固定して処置の態勢を取ります．固定が困難な場合や精神遅延の患者の場合は全身麻酔で施行することになります．視野の確保と形状に合った器械の使用がポイントです．顕微鏡下に耳鏡などで視野をつくり，耳科処置用の繊細な器械での操作が理想です．初期の異物の多くは容易に変形する軟骨部外耳道に止まり，適切な器械を使えば周囲にスペースを見つけて引き出すことができます．外科用鑷子のような大きな器具を無理に挿入すると，知覚の鋭敏な骨部外耳道へと異物を押し込んでしまい，操作で強い痛みを起こします．特に子どもの場合は痛みと恐怖のため協力が得にくくなります．皮膚を傷つけて浮腫が生じると摘出はさらに困難となります．炎症を伴わない無生物異物に緊急性はなく，手持ち器具での摘出が困難な場合は，操作を中断して高次医療機関に紹介します．手術歴がある耳では，外耳道の形態が変化して重要な構造が露出していることがあるので，摘出が容易な場合以外は専門医に依頼します．

■ 形状に応じた摘出法を考慮します

異物が小さく周囲に隙間があれば，耳用吸引管や耳処置用鉗子による摘出は容易です．軽量の異物であれば接着剤を用いて摘出することもあります．外耳道洗浄も有用で，20mL注射器に留置針外筒を付け，37℃に温めた生食を外耳道後壁方向に注入します．把持できる部分が異物にあれば隙間がなくとも鉗子で引き出せますが，プラスチック玉のように丸く平滑な異物で把持が困難な時は，フックを外耳道との

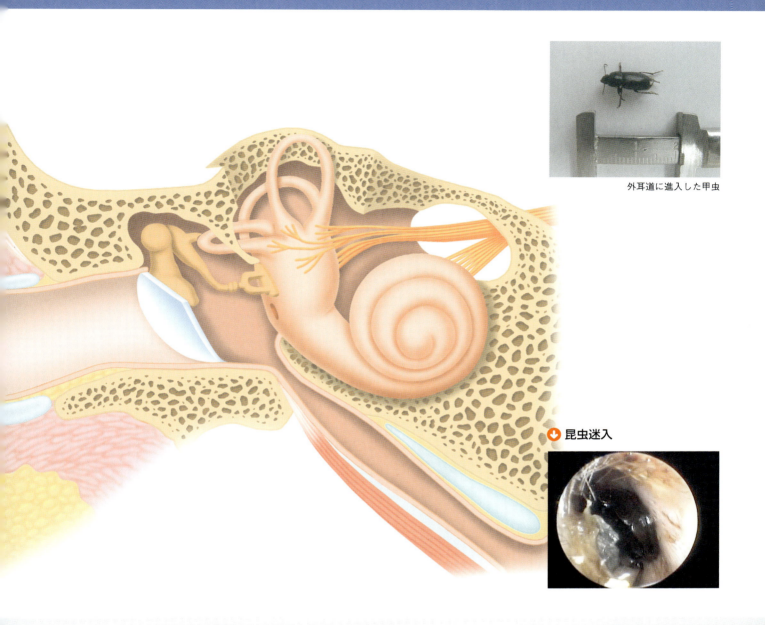

外耳道に進入した甲虫

↓ 昆虫迷入

隙間に挿入し，先端を異物の内側まで進めた後に回転させて少しずつ引き出します．

　小さな昆虫は明かりで照らすと出て来ることもありますが，大きな虫では期待できません．家庭での緊急時にはオリーブ油やサラダ油を耳の中に入れると殺虫の効果があります．また8％キシロカイン®スプレーで麻痺させてから摘出すると，外耳道の痛みも軽減します．摘出後は外耳道を洗浄します．嵌頓した異物に対しての外切開や，暴れる幼児への全身麻酔が必要となるケースはまれです．

■ 外耳道異物の合併症に注意します

　先端の見えない異物は，鼓膜に穿孔を起こしている可能性を念頭に入れて操作します．異物を押し込まぬよう注意し，操作でめまいを訴えるようなら直ちに専門医への紹介が必要です（「耳の外傷」の項参照）．摘出後は，外耳道と鼓膜の状態を確認し，傷ついていれば感染予防のため抗菌薬を点耳や内服で処方します．キシロカイン使用後に鼓膜穿孔が確認された場合は，内耳麻酔によるめまいを防ぐために入念な洗浄が必要です．

第2部 疾患編

2 耳の外傷

■ 耳介と外耳道が好発部位です

耳介血腫は柔道やレスリングなど，耳介が強くこすられるスポーツで頻発します．軟骨膜下に血液が貯留し，放置すると変形を残します．穿刺排液のみでは再発しやすく，血腫除去後の圧迫固定が重要です．耳介の前後両面にガーゼを縫合固定することもあります．

耳介損傷は一期的に縫合しますが，欠損が大きいと形成外科的手技を要します．外耳道から出血がある場合には，血液を丁寧に除去して損傷の範囲を確認します．損傷が外耳道に限局していれば，外耳道骨折の有無に関わらず抗菌薬の点耳や内服で十分です．骨折により外耳道狭窄が生じていれば，手術的な拡大も検討します．顔面神経は外耳道後下方から耳下部を通って表情筋に至るため，耳下部に深い外傷がある場合には顔面の動きを確かめる必要があります．

■ 耳掻きや平手打ちは鼓膜の損傷を起こしやすい

鼓膜の損傷には，耳掻きなどによる直達性のものと平手打ちなどで生じる介達性のもの，側頭骨骨折に伴うものがあります．鼓膜穿孔は自然閉鎖が期待でき，数ヵ月の観察後に穿孔が残存している時は鼓膜形成術を行います．

耳小骨と鼓膜は密に接合しているため，外傷性穿孔にはしばしば耳小骨連鎖の障害が合併します．受傷直後は鼓室の浮腫や血腫のため聴力による耳小骨損傷の評価は難しいので，炎症が落ち着いた後にパッチテスト（穿孔を綿球などで閉鎖して聴力の変化をみる）やCT検査などを行い，連鎖に問題があれば鼓膜形成術と併せて連鎖再建術を行います．

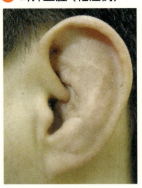

↓ 耳介血腫（軽症例）

殴られて受傷．軟骨膜下に血液が貯留し，耳介軟骨の形状が不明瞭になっています．

耳介損傷

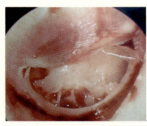

↓ 外傷性鼓膜穿孔例

オージオグラム

平手で叩かれて受傷．鼓膜緊張部に大きな穿孔を認め，手術による閉鎖が必要となりました．

右耳に伝音難聴がみられますが，骨導は保たれています．難聴に加えて内耳障害によると思われる耳閉感と軽度の耳鳴りを訴えていましたが，この症状は数日後には改善しました．

■ 頭部の衝撃はめまい，難聴を生じやすい

耳小骨を介する強い外力や頭部への衝撃で内耳障害が起きると，耳鳴り・難聴・めまいなどが生じます．特にめまいは，中枢障害の可能性がある頭部外傷などを除けば，内耳に障害がないと起こらない症状であり，耳掻き外傷の直後などに強いめまいがあれば，できるだけ早く専門医へ紹介する必要があります．特に，鼓膜後上部の穿孔は内側にアブミ骨が位置するため，前庭窓に直接外力が加わって内耳が傷害される危険性は高くなります．中耳に開いた2つの内耳窓（前庭窓と蝸牛窓）に圧力が掛かると，それらが破れて内耳を満たすリンパ液が漏れ出すことがあります（外リンパ瘻）．小瘻孔は頭部を挙上して安静を保つと閉鎖することもありますが，放置すると内耳機能の障害は進行するため，軽快しなければ手術が必要です．強い外力でアブミ骨が外れる，あるいは側頭骨骨折線が内耳に達するなどの場合には内耳機能が廃絶します．

側頭骨縦骨折のCT像

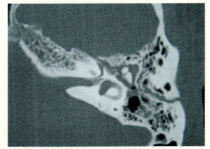

側頭骨錐体部の長軸に沿って骨折線がみられます．

同症例の鼓膜所見

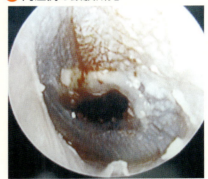

外耳道に沿って走る骨折のため，外耳道の皮下に血腫を生じ，鼓膜にも損傷が認められます．鼓室内に貯留した血液のため，鼓膜は膨隆して赤黒くみえます．

■ 頭部外傷は側頭骨骨折を引き起こします

　側頭骨骨折は，外耳道の長軸に沿った縦骨折と，これと直交する横骨折に分類されます．縦骨折は耳小骨連鎖の障害による伝音難聴の合併が多く，この場合には手術的な改善も期待できますが，横骨折では骨折線が内耳や内耳道を横切って起きる感音難聴のため，聴力予後が不良となることが多くなります．

　顔面神経は側頭骨内の細い骨管を通り，側頭骨骨折でしばしば障害されます．閉眼不全や口角の水漏れ，顔面非対称などで気付かれますが，側頭骨骨折は意識障害を合併することも多く，医療従事者による来院直後の顔面運動の評価が治療方針を決める際に重要です．受傷直後から起こる麻痺は神経に強い外力が加わったことを示しており，早期に顔面神経管の開放や神経再建を行うこともあります．遅発性麻痺は神経の浮腫で起こり，ステロイドなどで保存的に治療して高度の損傷に移行すれば手術を考慮します．

　骨折に伴って硬膜が損傷されると，脳脊髄液が中耳に漏出します．鼓膜や外耳道に損傷を伴えば水様性の耳漏が続き（髄液耳漏），外耳道に交通がないと耳管を経由して上咽頭に流れるため，水様性の鼻漏となります（耳性髄液鼻漏）．髄液を介した頭蓋内感染の危険があるので抗菌薬を予防的に投与し，頭部挙上や髄液ドレナージで自然閉鎖を待ちます．止まらなければ手術的な閉鎖が必要です．

第2部　疾患編

3　先天性耳瘻孔

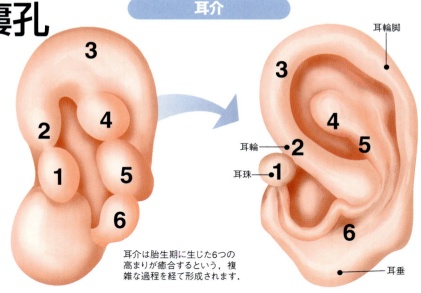

耳介は胎生期に生じた6つの高まりが癒合するという，複雑な過程を経て形成されます．

■ 頻度と好発部位が特徴です

　耳介は胎生期に生じる6つの高まりが複雑に癒合して形成されますが，この際の癒合不全によって耳介周囲に表皮で内張りされた細管が残存すると先天性耳瘻孔となります．発生頻度の報告にはばらつきがありますが，欧米人と比較して日本人では高く，おおむね1〜10％，うち約1/4が両側性とされています．耳瘻孔の好発部位は耳介付着部前上部の耳輪前部で，耳輪脚と耳輪の後上部がこれに次ぎ，まれに耳介の後方や耳垂近傍，時に外耳道付近に開口することもあります．

■ 感染が起こると治療の対象になります

　耳瘻孔そのものは本来無症状です．瘻孔を形成する皮膚からは瘻孔内部に向けて角化上皮や汗腺，皮脂腺などからの老廃物が排泄されますが，開口部に比して瘻孔が浅いことが多く，自浄作用によって無症候に経過する例では特に治療は要しません．しかし，瘻孔が深いと内部に老廃物の堆積が起こり，細菌が感染する素地が出来上がります．軽い感染ではかゆみや悪臭のある粥状分泌物がみられる程度ですが，感染が進むと強い痛みを伴い腫脹します．開口部は腫脹のために狭窄し，内容物はさらに排泄されにくくなって炎症が増悪します．消炎されないと瘻孔外皮下に及ぶ膿瘍が形成され，いずれ膿瘍は自潰して外界と交通します．耳輪前部の瘻孔は瘻孔前方の皮下に高頻度に膿瘍を生じますが，耳輪脚や外耳道近傍に開口して軟骨を貫いている瘻孔は開口が目立たず，耳介後部の腫脹が主体となることもあるため注意が必要です．

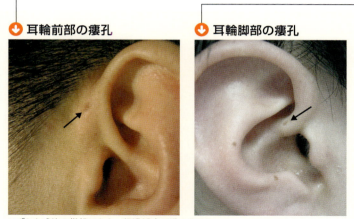

いずれも感染の徴候はなく，経過観察で構いません．

■ 洗浄が初期の治療です

　膿汁から細菌を同定し，感受性のある抗菌薬を投与して消炎を図ります．瘻孔の開口部や自潰部からの洗浄は有効ですが，特に開口部は炎症と浮腫で閉塞していることも多く，保存的な治療で炎症が遷延する場合には切開を加えて排膿します．瘻孔の開口部を切開すると瘻孔が切断されたり，かえって開口部が狭窄したりする場合もあるため，膿瘍部分で切開します．切開部にはしばらくガーゼドレインを留置して閉鎖を防ぎ，頻回に洗浄などを行い，創部を清浄に保ちます．

■ 繰り返す再発時には手術的摘出が必要です

　ひとたび感染した瘻孔の内腔は拡大しており，その後も感染を反復しながら周囲と癒着しつつ，皮膚の色素沈着や瘢痕を残すため，特に合併症がなければ炎症が治まった段階で手術を行い，瘻孔を全摘出します．感染の再発までには期間があることも多く，乳幼児では成長を待って手術をする場合も

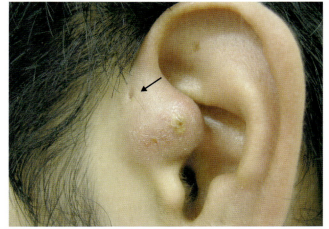

↓ 感染した瘻孔例

感染した瘻孔例．耳輪前部の瘻孔（矢印）が感染し，耳輪脚方向に膿瘍が形成されています．切開排膿を行って消炎した後に，手術が必要となるケースです．

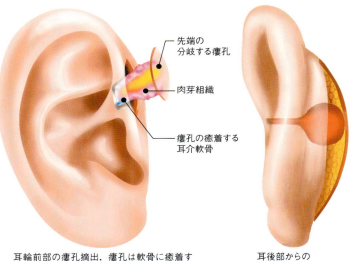

先天性耳瘻孔の主な発生部位．耳輪前部と耳輪脚部および耳輪後上部でほとんどを占める．

耳輪前部の瘻孔摘出．瘻孔は軟骨に癒着するため，耳介軟骨の一部を含めて切除します．周囲に形成された肉芽組織も出来るかぎり一塊として切除します．

耳後部からの耳輪脚部瘻孔切除

あります．また，明らかな感染までに至らなくとも，悪臭のある分泌物がみられるようであれば，患者さんと相談の上で摘出を考慮します．成人や年長児であれば局部麻酔下の手術も可能です．瘻孔は一部でも残存すると，埋没した上皮から袋が形成されて高率に再発するため，完全に摘出しなくてはいけません．しかし，瘻孔の構造は単純ではなく，しばしば細管となり枝分かれしていたり，直下の軟骨を貫いていたりすることがあり，瘻孔の染色，手術用顕微鏡下での操作，軟骨を含めた切除などの工夫が必要です．特に，耳輪脚基部や外耳道近傍に開口する瘻孔は，貫通した軟骨の深部に瘻孔本体がある場合が多く，開口からの追跡が困難で，耳後切開が必要となることも少なくありません．剥離の困難な皮下の瘢痕組織は瘻孔と合併して切除し，膿瘍部に生じた肉芽は除去が必要です．自潰のため皮膚欠損が大きくなった場合には，植皮や局所皮弁を用いて創部を覆うこともあります．再発を避けるには十分に大きな切除範囲を設定する必要があり，皮下の単純な粉瘤（アテローマ）のように考えて，経験のない医師が安易に手を付けることは慎まなくてはいけません．

■ 術創は適度に圧迫します

術創は比較的小さく特別な処置は要しませんが，耳前部には浅側頭動脈が走行しており，術中に損傷されている可能性があります．したがって，術直後には出血の有無に注意し，創部に適度な圧迫を加えて血腫形成を予防します．

第2部 疾患編

4 耳介奇形・外耳道閉鎖症

■ 耳の発生過程の障害が原因です

聴器の発生には複数の要素が関与します．外耳道は体表側の窪みである第一鰓溝から形成され，これを囲む第一，第二鰓弓からは耳介と耳小骨の主要部分が発生します．一方，中耳腔と耳管は咽頭側から体表に向けて落ち込んでくる第一咽頭嚢から形成され，第一鰓溝との癒合部が鼓膜となります．また，内耳は別個に発生する耳胞から形成されるため，鰓弓や鰓溝の発生異常である耳介と外耳道の奇形はしばしば中耳奇形を伴います．しかし，由来が異なる中耳含気腔や内耳は正常に形成されているのが普通です．

■ 副耳とは

副耳は耳介の主に前方に生じる皮膚の隆起で，通常単独で出現しますが，時に耳介奇形の部分症としてもみられます．有茎性の小さなものは出生直後に基部を糸で縛ると脱落しますが，大きなものは切除します．内部に軟骨を含む時は軟骨の合併切除が必要です．

■ 軽度には補正，高度には手術となります

軽度の耳介奇形は乳幼児期にテーピングや装具で形態を補正すると改善する場合もありますが，高度な変形の場合には形成手術を要します．耳介奇形では狭窄や閉鎖など外耳道の奇形を合併することが多く，しばしば中耳奇形も伴うため，聴力検査やCTで中耳の状態を確認します．耳垢が自然に排泄されにくい外耳道の狭窄は，炎症や角化堆積物による外耳道真珠腫形成を予防するため，定期的クリーニングと経過観察が必要です．清掃不能な高度の狭窄は手術的な外耳道拡大が必要となります．

⬇ 副耳

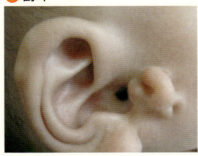

耳前部に軟骨を含む隆起がみられますが，外耳道，耳介は正常に形成されています．軟骨を含む切除が必要です．

⬇ 左小耳症

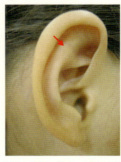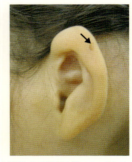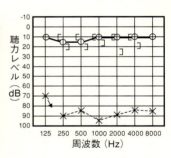

正常な右耳に比べ，左耳の耳介は概ねその形態を保っているものの小さく，対耳輪（赤矢印）部分の低形成が目立ちます．耳輪後部には先天性耳瘻孔（黒矢印）を合併しています．CT上鼓膜に達する外耳道が認められるものの，骨部と軟骨部で狭窄がみられます．聴力検査は耳小骨の奇形を反映して高度の伝音難聴を認めます．

■ 小耳症は耳介形態と聴力改善が必要です

通常，高度の小耳症には外耳道の閉鎖ないしは狭窄が伴うため，小耳症の治療は，①耳介形態の補正，②聴力改善，の2つが問題となります．いずれも容易なら常に両者を行えばよいのですが，実際には一方の手術により他方がやりにくくなること，聴力が改善しない症例も少なくないこと，再建外耳道から耳漏が続く場合があること，奇形により顔面神経損傷の危険性が通常の中耳手術よりも大きいことなど，手術の実情を考慮しなくてはいけません．

一側性の難聴は言語発達に影響しないため，片側小耳症に外耳道造設と鼓室形成術を急ぐ必要はありません．通常，耳介形成の後に希望があれば聴力改善手術を行います．両側例ではまず骨導補聴器などで正常な言語発達を支援し，ある程度成長したら聴力改善を主目的に手術を行います．対側の治療は最初に行った手術の結果と患者さんの希望を考慮し，柔軟に対応します．

🔽 軽度の小耳症に合併した外耳道閉鎖

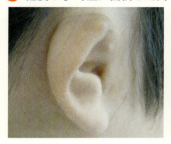
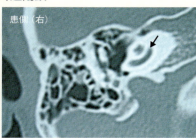
患側（右）
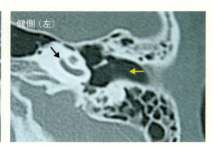
健側（左）

耳介奇形は軽度ですが，外耳道が閉鎖しています．CT（軸位断）では健側にみられる外耳道（黄矢印）は患側では形成されていません．しかし蝸牛（黒矢印）の形態は正常で，中耳の含気腔も形成されています．

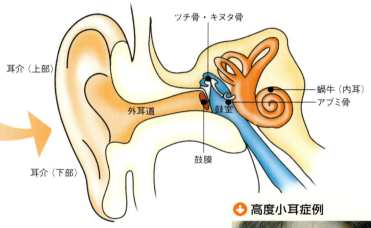

🔼 聴器の発生

外耳道は体表側の第一鰓弓，耳介と耳小骨主要部分は第一，二鰓弓から形成されますが，中耳腔と耳管は第一咽頭嚢から発生し，内耳は別個に体表の陥凹から形成された耳胞から発生します．

🔽 高度小耳症例

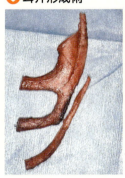

耳介の奇形は高度で，小さなソーセージ形の隆起を呈するにすぎず，外耳道は完全に閉鎖しています．

🔽 耳介形成術

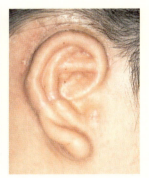

肋軟骨で作製した耳介フレームと，2度の手術により形成された耳介（東京女子医科大学形成外科・野﨑幹弘教授ならびに国立病院機構災害医療センター・菊池雄二先生のご厚意による）．

一方，耳介の奇形が軽度であれば，就学以前に外耳道奇形に対して聴力改善手術を行うこともできます．

■ 耳介の形成の方法とは

軟骨により形態が保たれている正常耳介同様に，形成耳介も適当な硬さを持つ耳介型の芯が必要で，自家組織である肋軟骨が頻用されます．形成後の耳介は成長せず，初めから最終的に目標とする大きさで作る必要があるため，通常，手術時期は大きく柔軟な肋軟骨が採取でき，かつ側頭部が十分な広さとなる10歳前後となります．手術は2期に分けて行い，初回手術では採取した肋軟骨から作製した耳介の型を側頭部皮下に埋め込み，約半年後に軟骨後方を切開して皮膚と軟骨を起こし，裏面に植皮して立ち上がった耳介とします．

■ 聴力改善手術には外耳道の形成が必要です

小耳症の典型例では外耳道閉鎖は骨性で，本来の外耳道の位置に顎関節が移動し，深部には鼓膜に代わる骨板があり，耳小骨が癒着しています．手術では上方の中頭蓋硬膜と前方の下顎関節の間で骨を削開して外耳道を造設し，骨板と癒合する奇形耳小骨を外して伝音系を再建します．造設した外耳道は再狭窄しやすく，これを避けるために植皮などを行い骨面を被覆しますが，外耳道の奇形が狭窄程度で皮膚が利用できる時には再狭窄は起こりにくくなります．顔面神経の走行に異常がある場合も多いので，損傷を避けるため神経刺激装置などで位置を確認しながら手術を行います．

第2部　疾患編

5 耳垢・耳垢栓塞

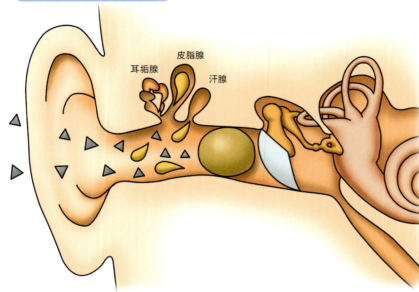

耳垢が出来る仕組み

耳垢は、外耳道皮膚の落屑に軟骨部外耳道に分布する耳垢腺や汗腺、皮脂腺などの分泌物と塵埃が混じったもの．

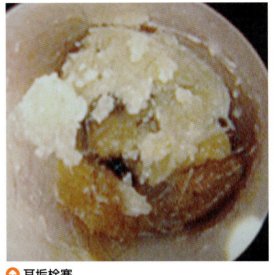

⬆ 耳垢栓塞

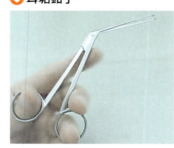

⬇ 耳垢鉗子

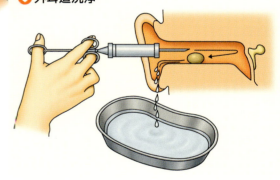

⬇ 外耳道洗浄

■ 2種類の耳垢は遺伝で決まります

耳垢は外耳道皮膚（角化上皮）の落屑に、軟骨部外耳道に分布する耳垢腺や汗腺、皮脂腺などの分泌物と塵埃が混じったものです．性状から、乾いた乾性耳垢とアメ状の湿性耳垢に分けられます．この性状は、主に耳垢腺によって遺伝的に決められ、生涯不変の体質です．湿性耳垢が優性遺伝しますが、日本人では乾性耳垢がおおむね6人中5人と多く、逆に欧米人は約9割が湿性耳垢です．

■ 耳垢栓塞とは

健常な外耳道皮膚には、耳垢を外耳道の入り口に向かって運び出す自浄作用があります．自然排泄作用が阻害されると、耳垢が貯留して外耳道内に充満する耳垢栓塞となります．耳垢で外耳道が塞がるため、耳栓をしたような状態となり、伝音難聴と耳閉感が生じます．放置すると耳垢そのものが自浄作用を阻害し、耳垢は石のように硬く増大して周囲皮膚に炎症を起こします．さらに、骨部外耳道や中耳骨組織を溶かしながら拡大し、真珠腫と同様の状態になって、耳小骨連鎖や内耳、顔面神経に障害を起こすこともあります．

■ 耳垢栓塞は洗浄します

耳垢栓塞の奥の鼓膜の状態が不明であることや、薬液を用いると炎症を増悪させやすいことから、顕微鏡下に異物鉤や鉗子を用いて摘出することが理想です．しかし、硬く摘出の困難な症例では、耳垢水など耳垢に浸透する溶液を点耳して耳垢を十分に軟らかくしてから、外耳道洗浄などで除去します．

第2部 疾患編

6 外耳道湿疹

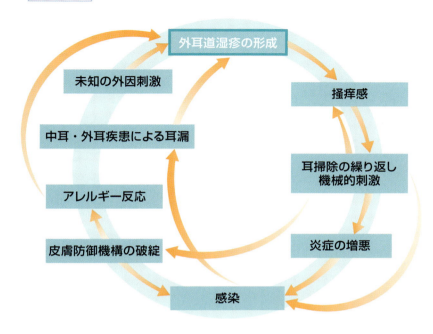

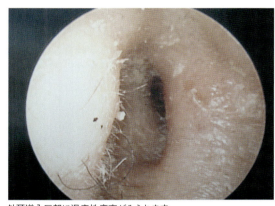
外耳道入口部に湿疹性病変がみられます．

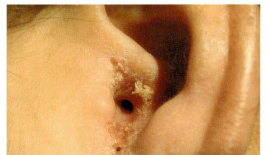
慢性の湿疹による外耳道入口部の狭窄がみられます．

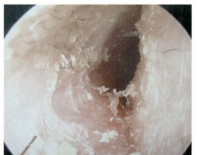
軟骨部から骨部外耳道に及ぶ湿疹性病変がみられます．

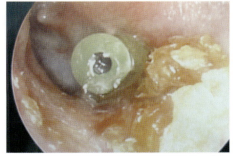
チューブ留置後に起きた中耳炎による耳漏のため，骨部外耳道に湿疹を生じています．

■ 外耳道湿疹とは

　湿疹は，外来刺激が原因となった発赤，丘疹，水疱化，痂皮化，落屑などの皮膚の病的状態の総称で，湿潤を特徴とします．外耳道に生じる湿疹はアレルギー反応が関与していることや，中耳炎や鼓膜炎などに由来する耳漏の刺激が関与していることもあります．

■ 耳漏を伴うかゆみや痛みを生じます

　外耳道入口部はしばしば発赤し，中は湿っぽく悪臭があり，かゆみを伴いますが，かゆみや耳漏だけが症状のこともあります．乳児にも頻発し，1歳未満の元気な乳児に，発熱など全身症状を伴わずに悪臭のある耳漏をみた場合は，中耳炎よりもまず湿疹を考えます．

■ 過度の耳掃除が難治化に関わります

　掻痒感のために頻繁に耳掃除を繰り返すと過剰な機械的刺激が加わり，皮膚角質層が傷害されて防御機構が破綻，炎症が増悪して掻痒感と病変は悪化，という悪循環に陥ります．細菌が感染すると耳漏は膿性となり，強い痛みを伴う外耳炎に移行します．起炎病原体はブドウ球菌，緑膿菌，真菌，またMRSAの頻度も増加しています．

■ 適切な局所療法が必要です

　洗浄や丁寧な清拭を行い，菌数を減らして刺激となる分泌液を除去します．湿疹性病変が主体の場合には，局所ステロイドと感受性抗菌薬の軟膏や点耳液を用います．真菌には抗真菌薬を用います．病変の広がりを見極め，局所に薬剤が到達するような剤型の選択が重要です．

第2部　疾患編

7　中耳炎

■ 細菌感染による急性中耳炎が重要です

　上気道感染などで，耳管を経由して中耳に細菌（主に肺炎球菌とインフルエンザ菌など）が感染して発症します．乳児期以降3歳までに半数以上が罹患するとも言われ，非常に頻度の高い疾患です．耳痛と発熱に加え，鼓膜が穿孔すると耳漏を生じ，成人はしばしば難聴や耳閉感を訴えます．耳痛は数時間程度で寛解するため，乳幼児の高熱の原因であることがあります．感受性抗菌薬を内服しますが自然治癒傾向も強く，炎症が軽ければ慎重な経過観察も可能です．症状に応じて鼓膜を切開して排膿し，繰り返す時には換気チューブを留置することもあります．近年，耐性菌による中耳炎の難治化が問題化しており，本邦における安易な抗菌薬投与は再考されるべき時期にあると言えます．

■ 急性中耳炎の合併症は手術を要します

　乳幼児や糖尿病患者などでは中耳炎が拡大する場合があり，乳様突起に広がると耳後部に膿瘍を形成し（乳様突起炎），側頭骨内側に及ぶと外転神経や三叉神経が障害されます（錐体炎）．頭蓋内への進展は骨膜下膿瘍や髄膜炎，脳膿瘍になります．乳様突起炎では，頭痛や悪心など初期の頭蓋内感染の徴候に十分注意しながら抗菌薬を投与し，必要に応じて手術的に排膿します．中耳の炎症が内耳に及ぶと感音難聴，めまいや耳鳴りが起こります（内耳炎）．内耳機能が廃絶する化膿性内耳炎や頭蓋内感染に進展することもあり，強力な抗菌薬投与が必要です．顔面神経に炎症が及ぶと顔面神経麻痺になります．乳幼児に好発し，予後は通常，良好です．

🔽 左急性中耳炎

鼓膜の発赤と膨隆に加え，外耳道も発赤しています．

🔽 膿貯留による鼓膜の乳房状膨隆

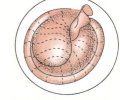

🔽 鼓膜切開・排膿

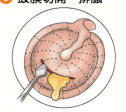

🔽 左急性中耳炎による内耳炎

耳鳴りを伴う混合難聴とめまいがみられました．

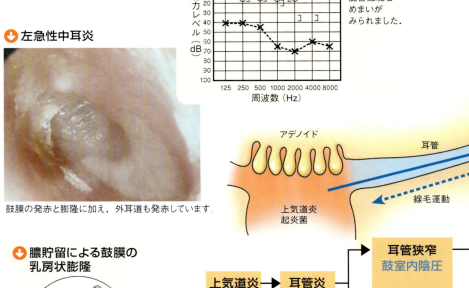

🔽 乳様突起炎に合併した硬膜外膿瘍

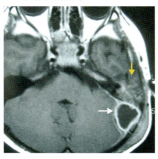

乳様突起炎（黄矢印）に接し硬膜外膿瘍（白矢印）と耳後部腫脹がみられます．

■ 頻回の急性中耳炎は滲出性中耳炎のリスクとなります

　中耳の換気は嚥下などに伴う耳管の開閉によって行われており，この障害により中耳に滲出液が貯留する滲出性中耳炎が発症します．小児に多い疾患で詳細な原因は不明ですが，上咽頭細菌叢からの持続感染や耳管の解剖学的未熟性などが関与し，急性中耳炎からの移行や上気道炎後の悪化も知られています．アデノイド増殖症や慢性副鼻腔炎も増悪因子となりますが，近年，乳幼児で胃食道逆流の関与も注目されています．自然治癒傾向があり，成長につれ有病率が低下します．滲出液が貯留して鼓膜可動性が低下するため難聴となりますが，小児では痛みがないため放置されることもあります．成人では，耳閉感や自声が響くなどの症状も訴えます．腫瘍による耳管閉塞が原因の場合があり，成人の一側例は注意が必要です．鼓膜所見とティンパノグラムにより診断後，まず粘液溶解薬やマクロライド系抗菌薬による内服治療

↓ 左滲出性中耳炎

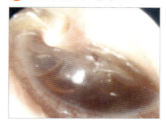

鼓膜内陥は軽度で気泡が透見できます．

↓ 右鼓膜換気チューブ

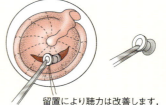
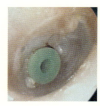

留置により聴力は改善します．

↓ 癒着性中耳炎への移行

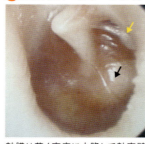

鼓膜は薄く高度に内陥して鼓室壁（黒矢印）やキヌタ骨（黄矢印）に癒着しています．褐色の滲出液が透見できます．

↓ 左癒着性中耳炎

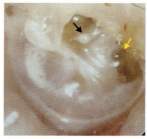

アブミ骨（黒矢印）とつながるべきキヌタ骨は消失し，正円窓（黄矢印）付近まで癒着が進んでいます．鼓室内に滲出液がみられます．

↓ 右慢性中耳炎

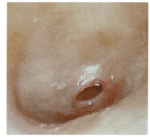

換気チューブ留置後に残存した穿孔です．鼓膜は炎症の反復により全体に肥厚しています．

↓ 右慢性中耳炎

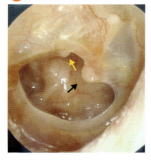

そら豆形の穿孔がある典型的慢性中耳炎です．穿孔のくびれにツチ骨柄先端（黒矢印）があり，穿孔を通しキヌタ-アブミ関節がみえます（黄色矢印）．

↓ 左慢性中耳炎

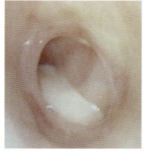

鼓膜緊張部の大穿孔で，鼓室には膿汁が貯留しています．

↓ 左鼓室硬化症

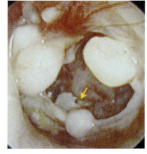

穿孔辺縁に腫瘤状の鼓室硬化症病変が多発しています．鼓室内に上皮が侵入し（黄矢印），放置すると真珠腫に進展する危険があります．

と耳管通気を行い，聴力障害が顕著なら鼓膜を切開して排液しますが，難治例や癒着性中耳炎への移行が危惧される場合には換気チューブを留置します．外来で留置可能ですが，暴れる子どもには全身麻酔が必要です．

■ 中耳炎の続発症として難聴となります

癒着性中耳炎は，鼓膜が薄く内陥して耳小骨や鼓室壁に癒着する疾患です．耳管機能障害を原因とし，滲出性中耳炎からの移行も多くみられます．耳小骨の破壊や鼓膜の振動性低下により難聴となります．初期であれば換気チューブを留置することもありますが，炎症を反復する場合や聴力改善を望む時，あるいは陥凹部分から真珠腫を生じた場合には手術を行います．

慢性中耳炎は急性中耳炎や外傷性鼓膜穿孔などに続発し，最近では鼓膜チューブ留置後の医原性のものが増えています．穿孔の部位と大きさに応じて聴力が低下しますが，上気道炎，水泳，洗髪などを機に炎症を繰り返しながら鼓膜・耳小骨の可動性や内耳機能が低下，難聴が悪化します．耳鳴りやめまいの原因となることもあります．

鼓室硬化症は中耳に起こった炎症の治癒過程で正常組織内に硝子化や石灰化が生じ，鼓膜や耳小骨が固着する病気です．遺伝的な体質によると考えられ，音が十分に伝わらないために伝音難聴の原因となります．しばしば慢性中耳炎に合併しますが，過去の急性中耳炎や滲出性中耳炎などの炎症を反映して穿孔のない耳にみられることもあります．

8 真珠腫性中耳炎

■真珠腫とは

　真珠腫性中耳炎は角化扁平上皮が中耳に入り，炎症を伴いつつ周囲の骨を破壊してゆく疾患です．耳管機能の障害をベースに鼓膜の病的な陥入部位から発生することが多く，陥入部位により鼓膜弛緩部から入る上鼓室型と緊張部後方から入る後上部型に分けられます．内腔が健常な上皮で覆われている場合の進行は緩徐ですが，入り口が狭く自浄作用が働かなくなると，内腔に「あか」に相当する角化物が堆積し，炎症・感染を併発して耳漏を伴いつつ周囲の骨構造を破壊し始めます．癒着性中耳炎の癒着部分や慢性中耳炎の穿孔部から上皮が進入して，真珠腫へと移行することもあります．また，先天的に中耳腔内に存在する角化上皮が増殖する先天性真珠腫の場合，中耳に滲出液が貯留して長期にわたり滲出性中耳炎として加療される場合もあり，注意が必要です．

■真珠腫の放置は合併症を引き起こします

　耳小骨が破壊されるため難聴を初発症状とする頻度は高く，感染を合併すると耳漏を生じます．骨破壊が進むと内耳が露出し，炎症の波及により感音難聴や耳鳴り，めまいが起こります．化膿性内耳炎になると迷路機能は廃絶します．顔面神経への炎症の波及で顔面神経麻痺が起こりますが，放置すると予後不良なため，麻痺の診断では真珠腫を常に考慮に入れなくてはいけません．骨破壊により硬膜や静脈洞などが露出されると，炎症が頭蓋内に波及する危険が高くなります．

■手術が基本的治療です

　中耳炎手術の基本は疾患によらず共

● 左上鼓室型真珠腫

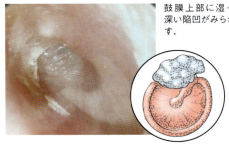

鼓膜上部に湿った深い陥凹がみられます．

● 右後上部型真珠腫

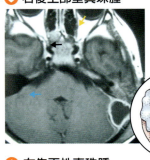

キヌタ骨，アブミ骨は失われ，鼓膜後半部は卵円窓（黒矢印），正円窓（青），顔面神経（黄）と癒着しています．

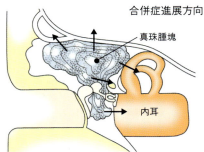

● 右先天性真珠腫

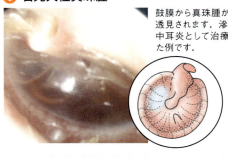

鼓膜から真珠腫が白く透見されます．滲出性中耳炎として治療された例です．

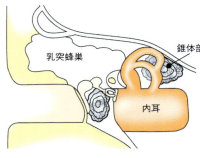

通で，①病巣除去，②穿孔閉鎖，③耳小骨連鎖再建，からなります．穿孔や陥凹のために炎症を繰り返す耳では，状況が許すかぎり手術により鼓膜を形成し，耳漏停止と難聴の予防・改善を図ります．最近では簡便な方法も開発され，小さな鼓膜穿孔のみであれば日帰り手術も可能となりました．

　炎症を起こさず清掃が可能な陥凹は経過観察も可能ですが，真珠腫の場合には進行性の疾患であり，進行すると非可逆的な合併症を起こす可能性があるため，手術が治療の基本となります．手術は外耳道を保存する方法と削って乳突腔とつなげる方法に大別され，症例に応じ使い分けます．中耳に入った上皮を摘出して鼓膜を作り直し，耳小骨連鎖に問題があれば伝音機構再建も必要です．真珠腫は再発の可能性があり，手術を2期に分けて連鎖再建と再発のチェックを2回目に行うこともあります．

■術後の定期観察が重要です

顔面神経麻痺：顔面神経は鼓室壁を屈

上鼓室型真珠腫の進展と周囲の器官との位置関係・合併症（左側頭骨標本）

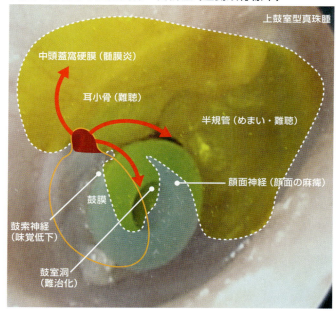

外耳道は切除し，鼓膜を除去，半規管は開放してあります．

右慢性中耳炎から生じた真珠腫

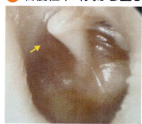

穿孔辺縁と鼓室壁から肉芽が増生し，穿孔上部に鼓室内の真珠腫がみられます（矢印）．

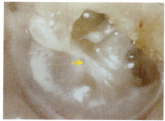

乳突洞に進展した真珠腫のため外側半規管に瘻孔が形成されています（矢印）．

代表的中耳手術の術式

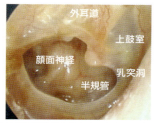

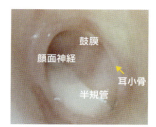

上は外耳道後壁を保存する術式で，後方にある乳様突起を削開して上鼓室から後方の乳突洞，乳突蜂巣を開放して病変を除去します．術後の外耳道形態は正常に近くなります．外耳道を削除して乳様突起と連続させると，耳小骨周囲から鼓室にかけて視野が良くなります．術後は外耳道が後上方に拡大した形になります（左側頭骨標本：写真中左が尾側，下が後方に相当）．

後壁削開した左術後腔

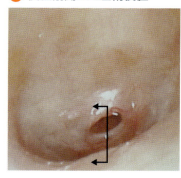

外耳道の入り口から見た後壁削開後の術後腔です．術前の中耳含気腔が大きいと，鼓膜（矢印間）に比べて大きな腔が後上方に広がります．

耳小骨連鎖の破壊を伴う中耳炎の再建術式例

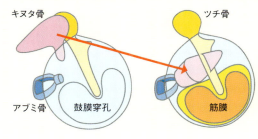

残存キヌタ骨を摘出後に形成し，ツチ骨とアブミ骨の間に戻し，鼓膜の穿孔は筋膜を下からあてがうことで閉鎖しています．

曲して走行し，時に骨に覆われることなく中耳腔に露出しており，手術で神経が損傷される危険性があります．局所麻酔薬浸潤による一過性麻痺もありますが，術直後に損傷を疑わせる麻痺に気付いた場合には，QOLの低下を最小限に抑えるために早期に再手術を行い，必要に応じて神経管の開放ないし神経再建をします．術後の炎症で生じる遅発性の麻痺は不全麻痺のことが多く，予後も良好です．発症時期は治療方針を決定する上で重要なため，術後早期に閉眼や口すぼめなどの動作で顔面の動きを評価します．

内耳障害：中耳手術では，内耳への刺激や局麻薬の影響で一過性のめまいが起こることがあります．非可逆的な内耳障害は，気付かずに内耳瘻孔上の真珠腫を処理したり，ドリルで耳小骨に触れたりする，内耳を開放する，耳小骨に強い力を加えるなどが原因となります．術後の炎症が内耳に及ぶ場合もあります．術直後の聴力評価は困難ですが，眼振を伴って術翌日まで続くめまいや強い耳鳴りは内耳障害を考えて検査を進める必要があります．障害が疑われた場合には安静とし，ビタミン剤やステロイドの投与を検討します．

味覚と耳介の知覚：鼓膜裏面を走行する鼓索神経は舌前方の味覚を担い，特に真珠腫手術ではしばしば切断を余儀なくされます．また，切開により知覚枝が切れるため，耳介上方の知覚が低下します．いずれも徐々に気にならなくなりますが，両側罹患例では味覚障害が術後QOLに影響します．

9 耳管狭窄・開放症

■ 正常な耳管とは

耳管は鼓室と上咽頭を連結する長さ約3.5cmの管状構造物で頭蓋底深部を走行し，中耳腔の圧調整と排泄・換気・防御に重要な働きを有しています．耳管は通常の状態では閉鎖していますが，嚥下時などに瞬間的に開大します．つまり，生理的な状態では開放・閉鎖という相反する状態が共存し絶妙なバランスの上に成り立っています．このバランスが崩れると耳管の生理機能が障害され，耳管狭窄症あるいは耳管開放症という病態が生じます．

■ 耳管狭窄症は気圧の変化で生じます

感冒，鼻副鼻腔炎などにより上咽頭にある耳管咽頭口の粘膜が腫脹，あるいは分泌物により耳管が閉塞します．アデノイド増殖症や上咽頭腫瘍により耳管が閉塞されることもあります．ダイビング，飛行機搭乗など急激な圧変化も原因となります．中耳腔は陰圧となり，それが遷延すると鼓室内には滲出液が貯留します（滲出性中耳炎）．治療の原則は原因を除去することです．鼻アレルギー，鼻副鼻腔炎，アデノイドなど耳管狭窄の原因あるいは悪化させる病変があればこれに対する治療を行います．局所処置・治療としてネブライザーや耳管通気，内服薬としては症状に応じて抗アレルギー薬，マクロライド，消炎酵素薬などを使用します．鼓膜切開や鼓膜換気チューブ留置術は，中耳貯留液の排除，中耳腔陰圧の是正，鼓膜癒着の予防などの点から有効です．

■ 耳管開放症は自分の声が響いて聞こえます

耳管開放症の原因，誘因は多様ですが，最も多い原因は体重減少です．妊娠や運動によっても耳管は開大しやすくなります．自声強聴（自分の声が響く）などの症状が知られていますが，症状は一時的であったり，自然治癒もみられます．的確に診断するには鼓膜の呼吸性動揺，体位による症状変化を捉えることが重要です．診察室では患者を前屈位にさせ症状の変化を聴取します．疾患の機序，対処法を説明するだけで不安が解消され治療せずに済むこともあります．対処法としては，症状発症時の頸部圧迫，頭位を低く保つこと，水分補給です．しかし，多くの場合は自声強聴などの症状に対して治療が必要です．耳管開放症の治療には，漢方薬（加味帰脾湯など）内服，生理食塩水点鼻が行われます．鼓膜パッチ，鼓膜換気チューブ留置なども行われることがあります．耳管ピン挿入術は重症例にも有効であることが報告されていますが，保険収載されておらず限られた施設で行われています．

■ 鼻すすり癖に注意します

鼻すすり癖は耳管開放症患者の2，

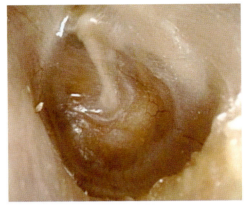

● 鼓膜所見
耳管狭窄により鼓膜が陥凹し，鼓室内には貯留液が透見されます．

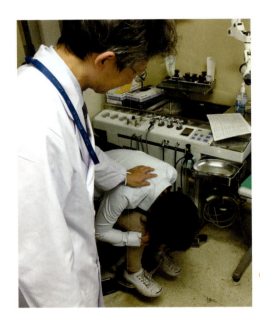

● 耳管開放症の診察
患者を前屈位にさせた時の症状の変化を診る．

🔽 耳管狭窄症と耳管開放症

	耳管狭窄症	耳管開放症
主な症状	軽度難聴，耳閉感	自声強聴，自己呼吸音聴取，耳閉感
鼓膜所見	陥凹，鼓室内貯留液の透見	呼吸性動揺
検査所見		
オージオグラム	軽度伝音難聴	低音部の閾値上昇
ティンパノグラム	B あるいは C 型	A 型
耳管機能検査		
・TTAG 法	バルサルバ手技で外耳道圧不変	鼻咽腔圧に同期した外耳道圧の変動
・音響法	嚥下で外耳道圧不変	プラトー型波形，提示音圧 100dB 未満
主な治療	薬物治療，鼻・耳管処置，鼓膜換気チューブ留置	薬物治療，生食点鼻，鼓膜パッチ，耳管処置

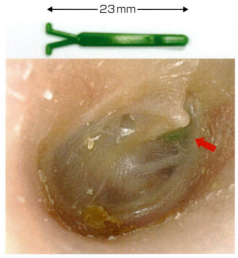

🔽 耳管ピン
耳管ピンを留置中の右耳．
前上象限に緑色の耳管ピンが透見されます（矢印）．

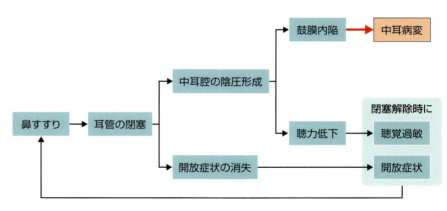

🔽 耳管開放症と鼻すすり

3割にみられます．鼻すすり癖を持っている耳管開放症患者の耳管は異常に軟らかいといわれます．鼻すすりは鼻症状があるためではなく，不快な耳症状を改善するために頻繁に行われます．このような患者では鼻すすりにより耳管を閉塞することができます．すると，耳管開放症状は消失し快適な状態となります．しかし，閉塞が解除されるとまた開放症状が出現します．そのため，また鼻すすりをします．耳管の閉塞は長く続き，嚥下などでも解除されないことがあります（耳管のロック現象）．中耳腔の持続的な陰圧環境による伝音難聴が繰り返されると，この状態に慣れてしまい，本人はむしろ聴力の低下した状態を快適と感じるようになります．そのため，ロックが解除されると周囲の音が響いて不快に感じ（聴覚過敏），すぐに鼻すすりをして快適な伝音難聴の状態に戻してしまいます．このような状態が習慣になると，繰り返される持続的な中耳腔陰圧で鼓膜の内陥が生じ，真珠腫，癒着性中耳炎の原因となります．

そのため，耳管開放症の鼻すすり癖は早期に発見し，その危険性を患者に説明し，止めるように指導します．また，鼻すすりにより自声強聴などの耳管開放症としての特徴が不明瞭になり，鼓室内貯留液，鼓膜陥凹がみられるようになるので，耳管狭窄症と間違われます．

10 耳硬化症

■ 耳硬化症とは

耳硬化症は内耳を囲む骨組織が病的な骨破壊と骨新生により海綿状に変化する病気で，進行の過程でアブミ骨が周囲に固着して難聴が起こります．病変は耳小骨と内耳に限られ，鼓膜所見は正常です．

白人では発症率が約1％と極めて高率にみられる疾患で，約半数に耳硬化症の家族歴があるとされます．日本人には比較的まれな疾患で，家族歴がないケースが多く，30〜40歳代に発症のピークがあります．男女比ではやや女性に多く，妊娠で増悪することが知られています．多くは両側性ですが，一側性の場合もあります．

■ 伝音難聴や混合難聴を生じます

伝音難聴が典型的症状で，時に耳鳴りや耳閉感を伴います．初期には低音部が低下し，進行につれて全周波数で聴力が悪化します．病変が内耳に及ぶと骨導も低下して混合難聴となります．典型例の骨導は2,000Hzが低下しますが，これは内耳障害ではなくアブミ骨の固着により内耳への音の伝導が変化するために起こり，手術すれば改善します．前庭機能が影響されてめまいを伴うことがあり，また，まれに蝸牛が障害されて純粋な感音難聴となる例も報告されています．

■ アブミ骨筋反射とCTが診断に有用です

病歴から後天的に生じた伝音難聴であれば耳硬化症を疑いますが，正確な聴力検査ができないと感音難聴として放置されることがあります．アブミ骨筋反射はアブミ骨筋が強大音入力で収縮する反射を検知する検査ですが，耳硬化症でアブミ骨が固着すると早期には逆転反応が見られ，進行すると反応は消失します．中耳炎後遺症や耳小骨奇形でもアブミ骨筋反射は消失しますが，CTが鑑別に有用です．耳硬化症ではアブミ骨の前方に骨密度の低下や硬化性病変がみられることが多く，さらに広範に蝸牛骨包の骨密度が低下することもあります．

■ 手術治療が有効です

伝音難聴が主体のため補聴器は有効です．一側例は必ずしも手術を要しません．しかし，補聴器装用は煩雑であるとともに整容的なハンディがあり，自然な音質ではなく機械的な音となるなどの問題もあり，希望があれば手術を行います．また，高度難聴のため補聴しきれない進行例も手術適応です．手術ではアブミ骨の上部構造を除去して固着したアブミ骨底板に操作を加え，内耳に開窓します（アブミ骨手術）．開窓部とキヌタ骨間を連絡するピストンを挿入すると，鼓膜から内耳に音が入るようになります．アブミ骨手術にはアブミ骨底板の一部または全

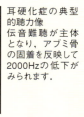

アブミ骨底板
アブミ骨筋腱

正円窓

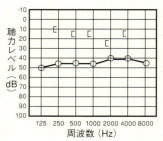

耳硬化症の典型的聴力像
伝音難聴が主体となり，アブミ骨の固着を反映して2000Hzの低下がみられます．

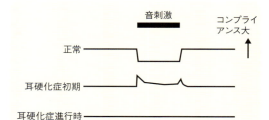

アブミ骨筋反射はアブミ骨固着初期には逆向きのオン-オフ反応などがみられることもありますが，固着が進行すると消失します．

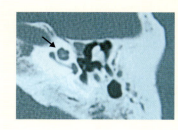

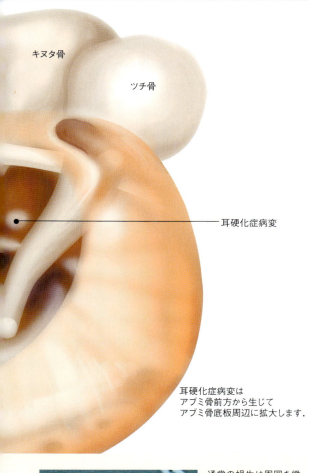

耳硬化症病変

耳硬化症病変はアブミ骨前方から生じてアブミ骨底板周辺に拡大します．

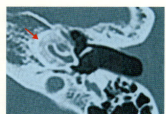

通常の蝸牛は周囲を緻密な骨に囲まれています（左図：黒矢印）．耳硬化症では蝸牛周囲の骨包に骨密度の低下がみられる場合があり，いわゆるダブルリング状になっています（右図：赤矢印）．

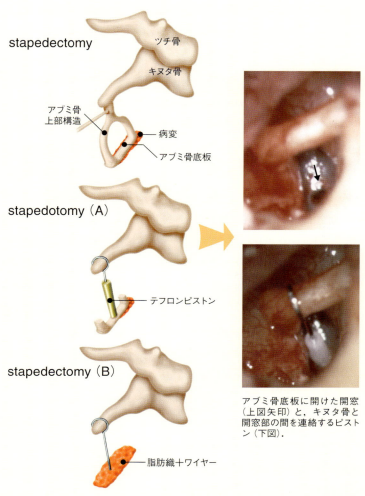

stapedectomy

ツチ骨
キヌタ骨
アブミ骨上部構造
病変
アブミ骨底板

stapedotomy（A）

テフロンピストン

stapedectomy（B）

脂肪織＋ワイヤー

アブミ骨手術にはアブミ骨上部構造を除去後に，病変に侵されて固着したアブミ骨底板に小孔を開けてピストンを立てるstapedotomy（A）と，底板を除去して前庭窓を開放するstapedectomy（B）の2つの方法があります．

アブミ骨底板に開けた開窓（上図矢印）と，キヌタ骨と開窓部の間を連絡するピストン（下図）．

部を取り除く方法と，アブミ骨底板に小さな穴を開ける方法がありますが，基本的な原理に違いはありません．アブミ骨手術を行うと，高率に難聴を改善することができます．

■ 術後管理のポイント

手術による全身的な侵襲はわずかです．鼓索神経障害による術側の味覚低下が起こり得ますが，無自覚であれば処置は不要です．術後は閉眼や口すぼめなどで顔面神経麻痺の有無を確認しておきます．手術により内耳が開放されるため，内耳障害に留意します．術直後は安静とし，頭部を30°挙上して頭蓋内圧を下げ，内耳開窓部の早期閉鎖を図ります．

内耳障害の徴候として，めまいと耳鳴りが重要です．一過性に軽い機能障害がみられることは多く，軽度のめまいや眼振であれば問題ありません．著明な眼振を伴うめまいや強い耳鳴りがあれば内耳障害を疑います．術直後は外耳道パッキングや中耳滲出液のため聴力検査からの内耳障害評価は困難ですが，音叉を額に当てて骨導を介して音を入れるウェーバー検査を行うと，術前に対側と同程度の骨導聴力があれば正中か患側から音が聞こえ，健側寄りに聞こえる時は内耳障害を疑います．ステロイド投与を検討し，感染の可能性があれば強力な抗菌薬を用います．

便秘症には下剤を処方し，術後1週間は頭蓋内圧が上昇する強い息み，重いものを持ち上げること，強い鼻かみなどを避けるよう指導します．

第2部 疾患編

11 音響外傷・騒音性難聴

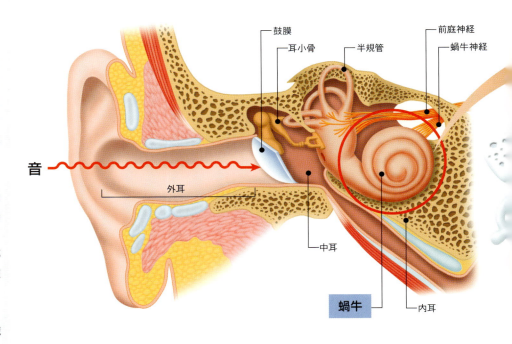

■ 音響外傷とは

音響による聴力障害はその発症様式の差によって，急性・慢性の2つに区別されます．一般に，音響外傷は急性音響性聴力障害の代表であり，慢性音響性聴力障害は，後述する騒音性難聴とほぼ同義語です．

狭義の音響外傷とは，射撃や爆発，落雷などにより，衝撃的な強大音が蝸牛内を透過したために，瞬時にして蝸牛内の解剖学的構造のどこかに破壊，または変化を生じたものです．障害部位は主にコルチ器であり，外有毛細胞の変性や欠落などがみられます．

一方，瞬時の音響曝露でなくとも，大音量の音楽などを比較的長い時間聴いた後にも難聴が生じることがあります．ディスコ難聴，ロック難聴などとも称される急性の音響性感音難聴で，これらも広義の音響外傷と考えられます．

■ 音響曝露後の難聴・耳鳴りが主訴です

音響曝露直後より耳閉感，耳痛を感じ，これらが治まってから難聴，耳鳴りに気付くことが多くあります．難聴の程度は曝露された音の強さ・曝露時間・周波数・被害者の感受性などにより異なり，水平型，盃型，高音漸傾型，dip型，高音急墜型など，様々な聴力像がみられます．

■ 早期治療が重要です

軽症であれば早期治療により回復が期待できますが，重度の場合，基本的には有効な治療法はないのが現状です．一般的には突発性難聴の治療に準じ，局所の血流改善を図る目的で血管拡張薬および血流促進薬の投与，ビタミン薬やステロイド薬投与のほか，星状神経節ブロック療法などが行われます．

■ 騒音性難聴とは

蝸牛内に一挙に外傷を与えるほど強大ではない騒音に，長年にわたり曝露されることにより，慢性進行性に発生する音響性聴力障害です．

強大音に曝露されると，騒音性一過性聴覚閾値変化（NITTS）と呼ばれる一時的な聴力低下が生じますが，時間経過とともに回復します．一方，聴力低下が固定し，回復しなくなったものは騒音性永続性聴覚閾値変化（NIPTS）と呼ばれます．騒音性難聴は騒音環境下，従業員の日々の就労によって生じるNITTSが，長年の間に重積されて発症するNIPTSであると考えられています．

古くは約300年前，イタリアのラマツィーニがその著書「働く人の病」の中で，銅製品を作る職人は一日中銅を叩いて打ち延ばすために難聴になることを報告しており，工場など騒音の激しいところで仕事に従事する者の聞こ

音響性聴力障害の原因

急性		慢性	
音響外傷	爆発，落雷などのような非常に強大な音の瞬間的な曝露による	騒音性難聴	比較的強大な音の長年にわたる曝露による
急性音響性感音難聴	ロック難聴，ディスコ難聴などとも称される．強大音の数時間ほどの曝露による		

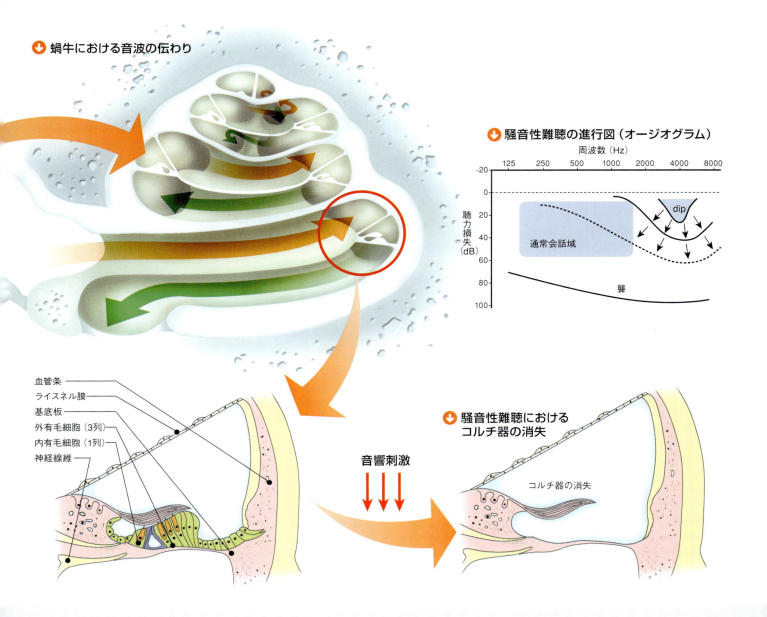

↓ 蝸牛における音波の伝わり

↓ 騒音性難聴の進行図（オージオグラム）

血管条
ライスネル膜
基底板
外有毛細胞（3列）
内有毛細胞（1列）
神経線維

音響刺激

↓ 騒音性難聴におけるコルチ器の消失

コルチ器の消失

えが次第に悪くなっていく事実は，以前から知られていました．このように，騒音性難聴はある種公害的要素を持ち，労災の対象となる職業病です．補償問題が絡む上，民事訴訟としての損害賠償請求にまで発展する場合もあるなど，社会問題的側面を持った難聴であるとも言えます．

■ 耳鳴りとそれに引き続く難聴が生じます

前駆期には耳鳴りが起こり，難聴はまず C5 dip という 4000Hz 付近の周波数の閾値上昇を示します．その後，次第に高音域および中音域へと波及していき，漸傾型を呈するようになります．聴力低下が通常会話域にまで波及すると，難聴を自覚するようになります．これらの聴力変化および進行はほとんど全ての場合，両側対称性で，騒音環境から離脱すればそれ以上進行することはないのも特徴です．

■ 予防が重要です

有効な治療法はないため，予防が唯一の対処法です．具体的には，①騒音環境，労働条件の改善，②作業時の防音保護具（耳栓など）の使用，③定期的な聴力検査，などが挙げられます．

我が国における騒音環境下従業員に対する聴力管理は決して先進的ではなく，1992年，騒音障害防止のためのガイドラインが策定され，ようやく体系的な取り組みがスタートしたところです．

12 老人性難聴

老人性難聴とは

加齢に伴い鼓膜や耳小骨などの音を伝える効率が低下し，同時に内耳の有毛細胞の脱落や変性が生じると聞く力（受容）が低下します．聞く力の低下は，新しい言葉を正しい発音で学習すること，聞き言葉から過去に獲得した言葉を正しく想起することを困難にするなど，「聴く（認知する・理解する）こと」をも困難とします．

聴力の低下は高音域から発生し，会話音域，低音域へと広がっていきます．したがって，早期には難聴の自覚はなく耳鳴りだけを感じることもあります．なお，難聴が発生した場合，音は聞こえるが何を言っているかわからない状態がしばしばみられます．この言葉の聞き取り能力の低下は，老人性難聴の特徴です．

「聞こえていない」状態が長期に放置されると聴覚の遅発性廃用症候群が引き起こされ，認知症の誘因になるとも言われています．社会や家族など周囲の人が早期に気付き支援することが大切で，放置されると認知症に間違われることもあります．

ベッドサイドでも行える検査法・評価方法が最初のステップです

「耳元で大声で話し掛ければ（何とか）コミュニケーションできる」と70dB前後（高度難聴）に相当します．

身体障害者福祉法の聴覚障害6級に相当します．障害者手帳などを持っていない場合は，取得申請のために身体障害者福祉法第15条指定医の受診を促すことが適切です．

「家庭内であれば大声（大きめの声）であるがひとまず困らない」と45〜60dB（中等度難聴）に相当します．

老人性難聴の特徴

- 小さな音を聞き取る力が低下（最小可聴閾値の上昇）
- 大きな音をガマンする力が低下（聞こえのダイナミックレンジの狭小化）
- 話速が速いと聞き取れない（時間分解能の低下）
- 似たような音を区別しにくい（周波数分解能の低下）
- 聞き間違い（自身にとってよりなじみやすい語への置換）
- 聞き返しが多くなる，家庭内での対人関係の悪化（抑うつ傾向）
- 新しい言葉を覚えられない，覚えるのに時間がかかる（学習障害）

老人性難聴を疑う症状

- 話し声が大きくなる
- テレビやラジオのボリュームが大きい
- 聞こえていないのに理解した振りをする

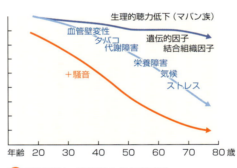

↑ 6000Hz 純音聴力の年齢変化
Glorig（1954）：社会難聴

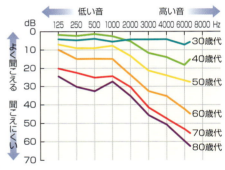

↑ 聴力図で見る年齢的変化

後ろから話し掛けられたり，隣の部屋から話し掛けられた時に聞き取れない状態で，補聴器の装用がないと家庭内でのコミュニケーションにも障害が生じている可能性があります．

抑うつ的あるいは外に出る機会が少なくなるなど，社会行動の制限の背景に難聴が隠れていることもあります．

当事者は家族が大きな声で話し掛けてくれているという事実を認めない，あるいは気付いていないことが多く，難聴の存在そのものを受け入れない（否定）する時期にも当たります．

「家庭外で困ることがある」と30〜45dB程度（軽度難聴）に相当します．

補足1）WHOの基準では30dB以上から補聴器装用を推奨していますが，日本では45dB以上でも補聴器を着けていない人が多いのが現状です．

診断には純音聴力検査と語音聴力検査を行います

純音聴力検査で7種類の周波数で聴力を検査します．難聴の程度は会話音域の聴力低下に応じて正常，軽度難

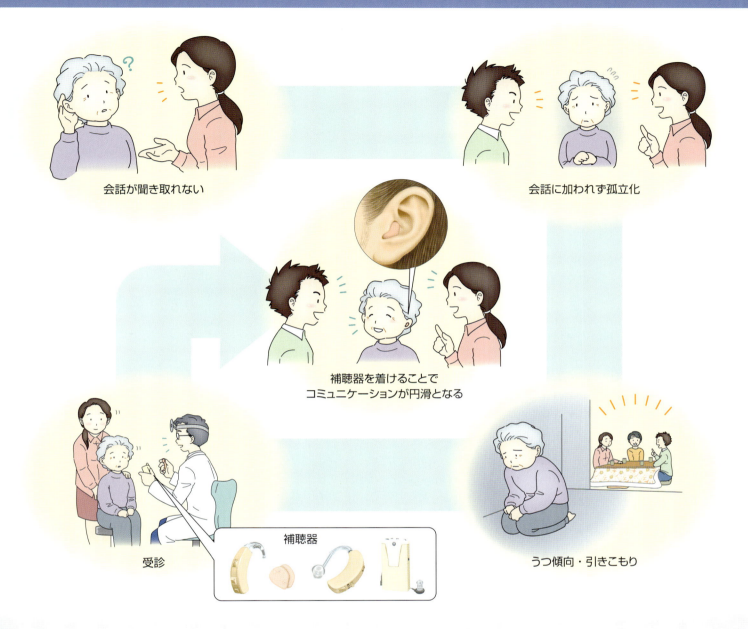

聴，中等度難聴，高度難聴，聾の5段階に評価されます．

単音による語音聴力検査から聞き取り能力の低下を確認します．

■ **補聴器とリハビリテーションが主な治療となります．**

聞く力が低下し，聴覚による学習機会が損なわれると言葉の記憶の退行が生じて，聞き返し（音素を正確に聞き取れないために言葉を理解できない）や，聞き間違い（よりなじみやすい言葉に置き換える）などが生じます．聞く力が低下する前に補聴器の早期装用を促すことがポイントです．補聴器装用は聞く力を守る上で有用な手段となります．時期を逸することなく「補聴器を着けて音は聞こえるようになったが，内容が理解できない」という訴えに代表される，聴覚の遅発性廃用症候群を未然に防ぐことが大切です．

老人性難聴は，加齢や長年の騒音曝露などによるもので，これを改善する治療法はありません．老人性難聴からくる二次的な聞く力の低下を防ぐことが大切です．補聴器装用の有無に関わらず，音読・朗唱，ラジオの要点書き取り，写経・読経などは前頭葉の活性化を促し，総合的な認知機能の改善をもたらす意味で有用でしょう．

第2部　疾患編

13　乳幼児の難聴

■乳幼児の難聴は早期発見・介入が必要です

先天性の難聴は最もよくみられる障害の一つであり，毎年1,000人に1～2人の確率で人種に関係なく発生することがわかっています．補聴器や人工内耳などの早期介入により，健聴児同様の言語能力や学習能力の発達を得ることができるため，早期発見，早期介入が重要です．言語やコミュニケーションの能力は，生後2～3年のうちに急速に発達し，難聴の発見が遅れるとこれらの能力の発達も遅れてしまうため，生後1ヵ月以内，できたら出生後に聴覚のスクリーニング検査を受けることが励行されています．新生児聴覚スクリーニングを受けない場合，2～3歳になるまで診断されないことが多いのです．

・新生児ではAABRとOAEでスクリーニングします

自動聴性脳幹反応（AABR）や耳音響放射（OAE）が，簡便で適切な他覚的検査としてベッドサイドで施行されます．AABRはイヤホンで音を聞かせ，関電極を頭の上に置いて，聴性誘発電位を測定します．OAEは，マイクロホンを耳の中に入れ，音に対する外有毛細胞の反応を記録する検査です．行政ブロック単位などではその仕組みが確立されつつあります．

・乳幼児ではABR，ASSRなどを行います

生後6ヵ月未満の乳児の聞こえの検査としてよく行われているのは，聴性脳幹反応（ABR）です．この検査では睡眠中にヘッドホンで音を聴かせます．コンピュータに接続されている電極を頭の上に置いて，音に反応して生じる脳幹の脳波を測定します．また，ABRに似た検査で，最近開発された周波数別の聴性定常反応（ASSR）という検査が行われることもあります．

生後3～6ヵ月の乳児には，聴性行動反応聴力（聴覚）検査（BOA）を行います．この検査では，色々な種類の音を様々な音圧（音の圧力）でスピーカを通して聞かせます．そして，どれくらいの音圧で，何らかの反応（振り向く，音源を捜す，目を動かす，ハッとなる，びっくりする，泣き出すなど）があるかを調べます．

生後6ヵ月～3歳の乳幼児には，条件詮索反応聴力検査（COR）を行います．この検査ではスピーカから音を出します．初めは人形と音を同時に出して色々な音に反応できるようになってもらい，きちんと反応できた場合，子どもが喜ぶような人形が見られるようになっています．

3～5歳の幼児には，遊戯聴力検査を行います．この検査では，音が聞こえたら，おはじきを取るような簡単な

◎乳幼児の難聴の原因

遺伝性	
非遺伝性	・妊娠中の感染症（風疹ウイルス，サイトメガロウイルス，トキソプラズマ，ヘルペスウイルス） ・早産（妊娠37週未満） ・出生後の頭部外傷 ・乳幼児期の感染症（髄膜炎，麻疹，水痘） ・薬剤

◎聴覚障害のハイリスク因子
（1994 Joint Committee of Infant Hearing）

極低出生体重児
重症仮死
高ビリルビン血症（交換輸血施行例）
子宮内感染（風疹，トキソプラズマ感染症，梅毒，サイトメガロウイルス感染症など）
頭頸部の奇形
聴覚障害合併が知られている先天異常症候群
細菌性髄膜炎
先天聴覚障害の家族歴
耳毒性薬剤使用
人工換気療法（5日以上）

◎乳幼児期の難聴の徴候

難聴のサインとしては以下のものがあります．
・大きな音にびっくりしない
・生後3ヵ月を過ぎても呼び掛けに反応しない
・生後6ヵ月を過ぎても音がする方へ向いたり，音の真似をしようとしたりしない
・生後12ヵ月の時点でまだおしゃべりをしない
・2歳までに単語をしゃべらない
・3歳になっても単語も2語文も話さない
・何かを表現をする時に言葉の代わりにジェスチャーを使う（3歳以上の幼児）
・周りの子どもより言葉の数が少ない
・理解しにくい言葉でしゃべったり，非常に大きい（またはか細い）声を出したりする
・何度も聞き返す
・テレビの音を非常に大きくする
・学校でぼんやりしていたり，読み書きや計算が苦手だったりする

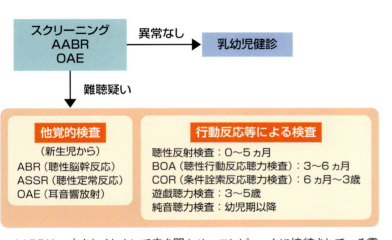
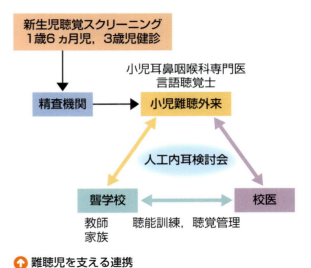

- AABRは，小さなイヤホンで音を聞かせ，コンピュータに接続されている電極を頭の上に置いて，音に反応して生じる脳波を測定する装置です．
- OAEは，コンピュータに接続された小さなマイクロホンを耳の中に入れ，音を耳に送って，その音に対する内耳の反応を記録する検査です．

↑ 難聴児を支える連携

遊び（動作）をしてもらいます．

幼児期以降の子どもには純音聴力検査を行います．この検査では，音が聞こえたらボタンを押してもらいます．

■ 補聴器と人工内耳が主な治療です

乳幼児の難聴は，生後6ヵ月までに治療を開始するのが理想的です．早期診断，早期介入により，健聴児と同じ程度のコミュニケーション能力を身につけることが可能であるとされています．

まずは両耳補聴器を装用し，聞こえと言葉の教育を受けます．乳幼児には成長に合わせて調整がしやすい耳掛形補聴器が推奨されています．最適な補聴と療育によっても両耳とも平均補聴レベルが話声レベルを超えず，補聴器のみでは音声言語の獲得が不十分と予想される場合に，人工内耳の適応となります．

■ 聴能訓練とは

難聴の程度や難聴になった年齢によっては，聴能訓練を受ける必要があります．乳幼児の聴覚障害は，言葉や音を知覚し認識する能力（聴能）や言語の発達を遅らせ，時に心因反応やコミュニケーション障害をもたらすことがあります．

この聴能は学習によって開発されることから，先天性難聴の場合は，大脳の可逆性の高い乳幼児期に開始されることが重要とされます．高度難聴の場合，生後6ヵ月頃までに補聴器を着け，少なくとも1歳6ヵ月頃までに適切な言語指導が開始されることが理想です．

第2部 疾患編

14 ウイルス性難聴

■ ウイルス性難聴とは

風疹ウイルス，サイトメガロウイルス，ムンプスウイルス，麻疹ウイルスなどが原因で，難聴が発症することが知られています．胎生期の感染によるものと，後天的なウイルス性内耳炎によるものがあります．

ウイルス性難聴になった場合，障害は高度で不可逆性の場合が多く，ワクチンによる感染予防が基本になります．

難聴の原因となるウイルス

ウイルス科名	ウイルス
パラミクソウイルス（RNA）	ムンプスウイルス（おたふくかぜ） 麻疹ウイルス
トガウイルス（RNA）	風疹ウイルス
ヘルペスウイルス（DNA）	単純ヘルペスウイルス 水痘・帯状疱疹ウイルス サイトメガロウイルス

胎生期難聴

■ 風疹・先天性風疹症候群（CRS）とは

妊娠20週頃までの妊婦が感染するとCRS児が出生する可能性があります．

臍帯血や胎児血の風疹 IgM 抗体の検出から確定診断可能です（IgMは胎盤を通過しないため，風疹 IgM 抗体の検出で確定診断が可能）．

CRS そのものに対する治療法はありません．難聴の程度に応じて，補聴器，人工内耳などが選択されます．

十分に高い抗体価を有することが予防の上で重要です．自然感染で免疫を獲得していない場合，風疹ワクチンの接種を受けることが必要です．

■ 先天性サイトメガロウイルス（CMV）感染症とは

胎内感染の中で最も頻度が高いです．新生児聴覚スクリーニング検査で発見されるほかに，遅発性に聴力低下を呈する例が知られています．

生後3週間までに採取された出生児の尿，臍帯血，もしくは出生児の血液や唾液からのサイトメガロウイルスの検出（ウイルス培養同定，PCR法）．症候性，非症候性の鑑別のため，頭部MRI，聴性脳幹反応，眼底検査などを行います．なお，聴力検査に関しては

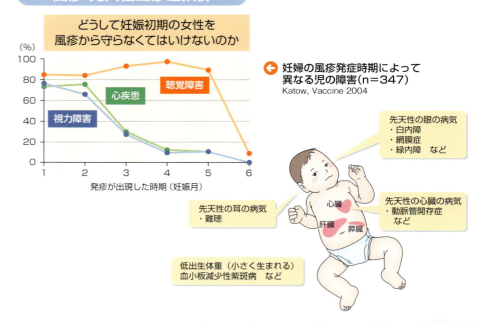

風疹・先天性風疹症候群

どうして妊娠初期の女性を風疹から守らなくてはいけないのか

妊婦の風疹発症時期によって異なる児の障害（n=347）
Katow, Vaccine 2004

先天性の眼の病気
・白内障
・網膜症
・緑内障　など

先天性の心臓の病気
・動脈管開存症　など

先天性の耳の病気
・難聴

低出生体重（小さく生まれる）
血小板減少性紫斑病　など

後天性に発症する可能性もあり，定期的にフォローする必要があります．

抗ウイルス薬投与が挙げられますが，保険適応がありません．血小板減少などに対しては，CMV 高力価 γ グロブリン製剤．今後は胎内治療なども検討事項となります．難聴に対しては補聴器や人工内耳が適応となります．

日本では若年層の CMV 抗体保有率が低下しており，妊娠中の初感染の増加が懸念されます．感染予防として，性交時のコンドーム使用や乳幼児の尿や唾液に触れる際の手袋の着用・手洗いが推奨されています．子どもからの感染は，保育所勤務者や病院勤務者ばかりでなく，自分の子どもからの可能性もあり注意を要します．CMVの弱毒生ワクチン（Towne ワクチン）はまだ実用化されていません．

後天性難聴

■ 流行性耳下腺炎 mumps（おたふくかぜ）とは

頻度は少ない（5〜15人／10万人）

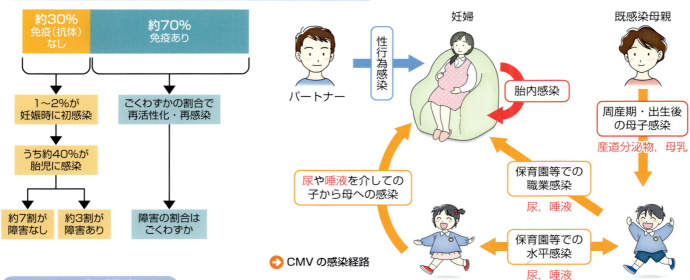

ムンプス難聴

ムンプス難聴診断基準（1987年度改訂）

1. 確実例
   (1) 耳下腺・顎下腺腫脹など臨床的に明らかなムンプス症例で，腫脹出現4日前より出現後18日以内に発症した急性高度感音難聴の症例（この場合，必ずしも血清学的検査は必要ではない）．
   (2) 臨床的にはムンプスが明らかでない症例で，急性高度感音難聴発症直後から2〜3週間後にかけて血清ムンプス抗体価が有意の上昇を示した症例．
   　注1：(1)においては，初めの腫脹側からの日をいう．
   　注2：(2)において有意とは，同時に，同一キットを用いて測定して4倍以上になったものをいう．
   　注3：難聴の程度は必ずしも高度でない症例もある．
2. 準確実例
   急性高度難聴発症後3ヵ月以内にムンプスIgM抗体が検出された症例．
3. 参考例
   臨床的にムンプスによる難聴と考えられた症例．
   　注1：家族・友人にムンプス罹患があった症例など．
   　注2：確実例(1)における日数と差のあった症例．

（厚生省特定疾患急性高度難聴調査研究班）

ですが，聴器に侵入し難聴を起こすことがあります．

潜伏期は2〜3週間，両側の耳下部の腫脹・圧痛，嚥下痛，発熱などで発症し，通常1〜2週間で軽快します．不顕性感染も30〜35%でみられます．

合併症は無菌性髄膜炎，睾丸炎，卵巣炎，難聴です．難聴は永続的な障害となるので，重要な合併症の一つです．

基本的に対症療法となります．最も有効な治療はワクチンによる予防で，その有効性は接種後の罹患調査から接種者の罹患が1〜3%程度とされています．

麻疹 measles（はしか）

麻疹による難聴の発生率は0.1%以下です．発疹の出現と同時に急性発症．通常両側性，45%は高度難聴です．左右非対称に障害され，高音部が低音部より障害されやすいです．予後不良とされます．

合併症としての中耳炎は細菌による二次感染が多く，伝音難聴となります．合併症としては肺炎，脳炎などであり，注意を要します．

診断はウイルス分離．咽頭拭い液，血液などからウイルスが分離されます．他に血清学的な分離法があり，麻疹特異的IgM抗体価の測定での麻疹IgG抗体の確認などがあります．

ワクチンによる予防が原則です．95%以上でその有効性は明らかです．発症した場合の特異的治療法はなく，対症療法となります．

15 突発性難聴

突発性難聴とは

突然起こる原因不明の高度の難聴です。耳鳴りやめまいを伴うことがあります。原因は内耳のウイルス感染や循環障害が推定されていますが、いまだよくわかっていません。難聴の程度、回復の経過はまちまちです。

内耳のウイルス感染や循環障害が考えられていますが、原因はよくわかっていません。いくつかの原因が合わさって起こっているとも言われています。また、不規則な生活をしている人に多く発症していることから、ストレスが誘因とも考えられています。

日本国内で年間2万人以上が突発性難聴を起こしていると推定されています。性差はなく、50～60歳代に多いとされています。

めまいも合併します

主訴は難聴です。難聴を自覚した日時を比較的はっきり覚えていることが特徴的です。片側のことが多いですが、まれに両側のこともあります。耳鳴りを伴うことも多く、めまいやふらつきが起こることもあります。

原因の明らかな疾患を除外します

突発性難聴以外の難聴を起こす病気を、問診や検査にて全て除外した後に突発性難聴と診断されるので、初診時には突発性難聴の診断はつきませんが、早期治療の方が予後良好とされているため、まずは突発性難聴として治療をしながら検査を進めていきます。鑑別診断としては聴神経腫瘍、外リンパ漏、ムンプス難聴、機能性難聴などがあります。

低音だけ難聴になる急性低音障害型感音難聴は、治癒率が突発性難聴よりもはるかに良いこと、再発するものが

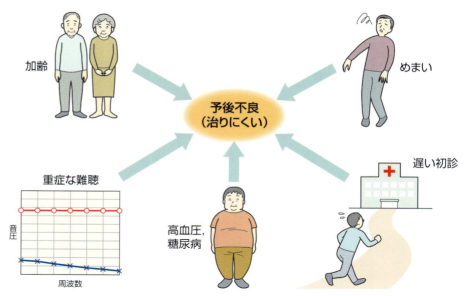

突発性難聴の診断基準

主症状

突然発症	何の前触れもなく、急に耳が聞こえなくなる状態です
高度感音難聴	比較的高度な難聴（隣り合う3周波数で各30dB以上）です
原因不明	朝に目覚めて気付くことが多いのですが、数日をかけて悪化する場合もあります

参考事項

難聴	難聴の改善・悪化の繰り返しはありません
	一側性の場合が多いのですが、両側性に同時罹患する例もあります
耳鳴り	難聴の発生と前後して耳鳴りを生じることがあります
めまい、および吐気・嘔吐	難聴の発生と前後してめまい、および吐気・嘔吐を伴うことがありますが、めまい発作を繰り返すことはありません
脳神経障害	第Ⅷ脳神経（聴覚と平衡覚の神経）以外に著明な神経症状は伴いません

あることなどの特徴があり、最近は別の疾患と考えられています。

MRIで脳腫瘍を除外します

標準純音聴力検査は必須であり、初診時に行います。聴性脳幹反応（ABR）、耳音響放射（OAE）、アブミ骨筋反射のうち1つを他覚的聴力検査として行い、心因性難聴や詐聴を鑑別します。聴神経腫瘍の鑑別のためには頭部MRIが有用です。

早期治療が必要です

安静のため入院治療が望ましいですが、自宅での安静にて通院で点滴・内服治療を行うこともあります。また、突発性難聴の誘因となるような過度のストレス、睡眠不足、不規則な生活習慣を正すよう勧めます。

主に薬物療法として、ステロイド薬、循環改善薬、代謝改善薬が用いられています。その他にも鼓室内ステロイド注入療法や高圧酸素療法などが行われていますが、突発性難聴は多様な病態を含むとも考えられているので、全症例に有効な治療法はないとされて

鑑別診断

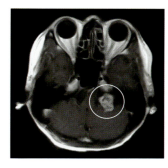
← 聴神経腫瘍 CT
難聴を引き起こす脳腫瘍

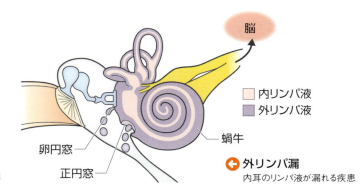
← 外リンパ瘻
内耳のリンパ液が漏れる疾患

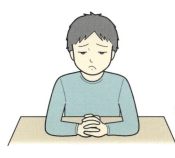
← 機能性難聴
精神的ストレスなどで生じ，見掛け上の難聴を呈す

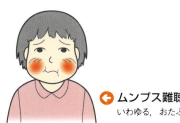
← ムンプス難聴
いわゆる，おたふくかぜによる難聴

治療

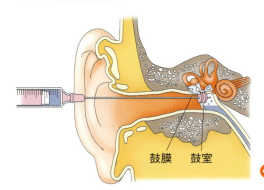
← 鼓室内ステロイド注入

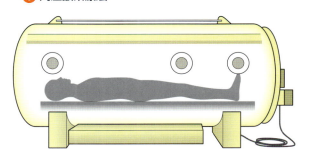
↓ 高圧酸素療法

います．有効性が確実に認められている治療法はステロイド薬の全身投与だけですが，近年は新薬の開発が行われています．現時点では，いくつかの薬剤，治療法を組み合わせて治療を行います．

■ 予後，回復には個人差があります

完全に治る例から全く回復せず不変の例まで，回復の経過はまちまちです．治癒するのが40％，一部治癒するのが40％，治療しても不変なのが20％とされています．耳鳴りや耳閉感に関しても同様の経過をとることが多いです．治療を早期に開始した方が予後良好とされています．予後不良因子としては，難聴の程度が高度，めまいを伴う，高音障害型，高年齢，受診の遅れ，高血圧・糖尿病などの合併症がある例と言われています．

発症後1〜2ヵ月で聴力は固定し，それ以後の改善は見込めません．聴力固定と判断した後は対症療法を行うのが一般的です．再発することは極めてまれです．

■ 小児の突発性難聴の特徴は

突発性難聴は小児においても起こります．頻度は成人に比べて少ないものの高度難聴例が多く，めまいも成人より高頻度に合併すると言われています．予後は成人よりやや悪いとされています．小児の場合は滲出性中耳炎，ムンプス難聴，心因性難聴，内耳・中耳奇形などの疾患の除外診断を行うことが重要であり，聴力の正確な評価も必要です．

第2部　疾患編

16 薬物性難聴

■ 薬物性難聴とは
　病気の治療に用いられた薬剤の副作用によって発生した難聴は，薬物性難聴と呼ばれます．薬剤によっては難聴だけでなく耳鳴り，めまいといった症状を伴うこともあります．

■ 原因は抗生物質や抗癌薬です
　アミノグリコシド系の抗生物質（ストレプトマイシン，カナマイシン，ゲンタマイシンなど），利尿薬（フロセミドなど），抗癌薬（シスプラチンなど），肝炎治療薬（インターフェロン），消毒薬（ヒビテン®など），頻度は低いですがサリチル酸化合物（アスピリンなど）が挙げられます．いずれの薬剤でも内耳の感覚細胞の傷害が発生します．薬剤によって聴力障害と平衡障害が生じやすい傾向が異なります．

■ 症状は難聴やめまいです
　蝸牛に障害が起これば耳鳴り，難聴が発生します．薬剤により生じる聴力の低下は高音域から始まり，会話音域，低音域へと広がっていくことが多く認められます．そのため，初期には気付かれないことも多く注意が必要です．難聴は進行すれば，両耳とも全く聞こえなくなることがあります．

　前庭障害が起これば，めまい感，ふらつきが生じます．両側の前庭機能が損なわれるのが特徴で，回転性のめまいよりは浮動感・動揺感に悩まされます．歩行時に景色がぶれるようになり（ジャンブリング現象），特に暗所での歩行に苦労します．症状発現までの時間は投与直後から数日後と，薬剤や投与量によってもまちまちで，常に注意が必要です．

　薬剤によって内耳の傷害部位は異なります．図に薬剤ごとの主な傷害部位を示します．蝸牛に傷害が起こるものでは症状として主に耳鳴り，難聴が起き，前庭・半規管に傷害が起こるものはめまい，ふらつき感が出やすい傾向にあります．

■ 定期的な聴力検査が必要です
　純音聴力検査，平衡機能検査（電気眼振検査など）により難聴の程度，平衡障害の程度を評価する必要があります．原則として高音域から侵されるので，オージオグラムは高音急墜型になります．蝸牛の外有毛細胞傷害を早期に検出できる歪成分耳音響放射 distortion product otoacoustic emission（DPOAE）も有用です．内耳毒性のある薬剤を使う前に検査を行い，投与中も定期的に検査を繰り返し，副作用が出るのを早期に発見する必要があります．

■ 大量・複合投与がリスクとなります
　薬剤による聴覚障害や平衡障害が起きやすい原因として，①大量投与，②排泄不良，③個体の受容性の異常，の3つの条件が挙げられています．シ

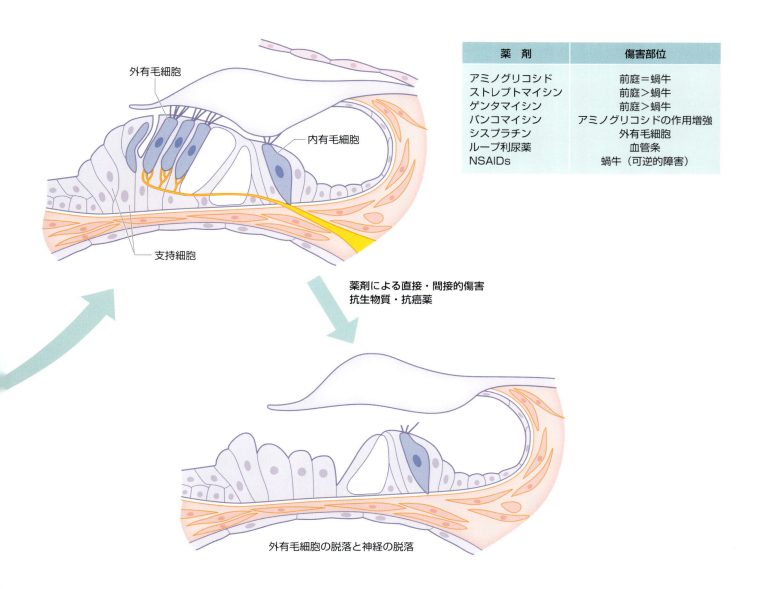

薬剤による直接・間接的傷害
抗生物質・抗癌薬

外有毛細胞の脱落と神経の脱落

スプラチン，アミノグリコシド系抗生物質，ループ利尿薬での内耳毒性に関し，薬物間の相乗作用も知られています．多くの症例でこれらの要素が複合して聴覚障害が誘発されることがあります．

アミノグリコシド系の抗生物質による内耳障害の感受性は個人によって異なります．ミトコンドリア遺伝子変異（1555A＞G）をもっている場合，アミノグリコシド系抗生物質の投与によって，高度難聴を引き起こす確率は高いです．ミトコンドリアは薬剤使用前に母方の血縁者に関して，十分に問診することが大切です．

■ 早期発見と予防が重要です

症状が出たら直ちに薬剤の投与を中止することが基本です．副腎皮質ステロイド薬，ビタミン薬などによる治療を行っても治療効果が期待できない場合がほとんどです．薬剤の開始後に耳鳴り，難聴，めまい感，ふらつきが現れたら，すぐに耳鼻咽喉科で早期診断を受けることが必要です．一般に利尿薬（フロセミドなど），肝炎治療薬（インターフェロン），サリチル酸化合物（アスピリンなど）による聴力障害は一過性で元に戻ることが多いのに対し，抗癌薬（シスプラチンなど），抗生物質（ストレプトマイシン，カナマイシン，ゲンタマイシンなど）による聴力障害は元に戻りにくい傾向があります．

17 聴神経腫瘍

■ 内耳神経に生じる良性腫瘍です

聴神経腫瘍は内耳神経に生じる神経鞘腫です．10万人に1人弱の年間発症率で報告されるまれな腫瘍で，実際には「聴神経（蝸牛神経）」ではなく，同じ内耳神経の枝で体の平衡に関与する前庭神経の内耳道内の部分から発生することがほとんどです．両側性に発症するものは神経線維腫症2型と呼ばれ，常染色体優性遺伝を示します．

■ 耳鳴りと難聴が典型的な症状です

聴神経腫瘍の成長速度は平均で年間1mm弱と極めて遅く，5年程度の観察ではほとんど増大しないものが半数以上との報告もあります．内耳道内から発生するため，内耳道を通る前庭・蝸牛神経（内耳神経）と顔面神経を圧迫します．発生母地は平衡に関わる前庭神経ですが，前庭機能は中枢性に代償されるため，緩徐な発育に併せて前庭機能が徐々に低下する場合は症状が出にくくなります．圧迫に強い顔面神経の症状が出ることもまれで，蝸牛神経の圧迫症状である耳鳴りと難聴が初発症状となる頻度が高くなります．数年かけて感音難聴が徐々に進行することが多く，聴力は変動する場合もあります．約1割の症例では突然難聴が発症し，ステロイドなどの治療で軽快することもあるため，突発性難聴として治療後に放置されることがあり，注意が必要です．

■ 診断にはMRIが有用です

加齢や騒音に伴う耳鳴りや難聴の多くは両側性に起こるので，一側性の蝸牛症状は聴神経腫瘍を念頭に置いて検査を進めます．純音聴力検査や平衡機能検査，単純X線などは聴神経腫瘍を疑う助けにはなりますが，確定診断は

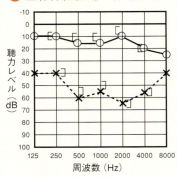

◉ 左聴神経腫瘍の聴力像（例）

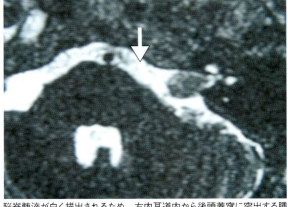

◉ 聴神経腫瘍の高度T2強調画像

脳脊髄液が白く描出されるため，左内耳道内から後頭蓋窩に突出する腫瘍（矢印）を観察することが可能です．

不可能です．刺激音を聞かせて脳の反応を調べる聴性脳幹反応（ABR）は，診断率が高く有用な検査ですが，聴神経腫瘍の5％程度で正常となることが問題です．脳の条件で撮った単純CTは内耳道から大きく突出する腫瘍しか描出できず，造影CTでも小さな腫瘍はしばしば写りません．確定診断にはガドリニウムを含む造影剤を使用したMRIが有力です．また，最近では高度T2強調画像を用いて，かなり小さな腫瘍も造影剤なしで描出できるように

なってきました．

■ 増大すると小脳や脳幹を圧迫します

聴神経腫瘍は増大してゆくとやがて内耳道から出て，頭蓋内の腫瘤としての症状を呈するようになります．脳は硬い頭蓋骨に囲まれて周囲のスペースは限られているため，わずか数cmの腫瘤でも脳を圧迫します．聴神経腫瘍が増大すると，内耳道の近くを通る脳神経と，小脳，脳幹を圧迫するようになります．三叉神経への圧迫は顔面の知覚障害を起こし，小脳，脳幹への圧

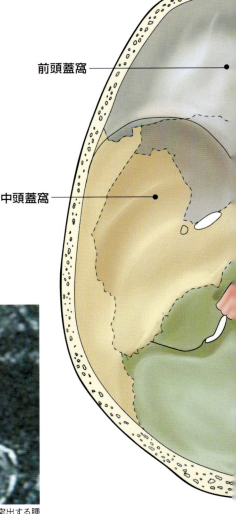

前頭蓋窩

中頭蓋窩

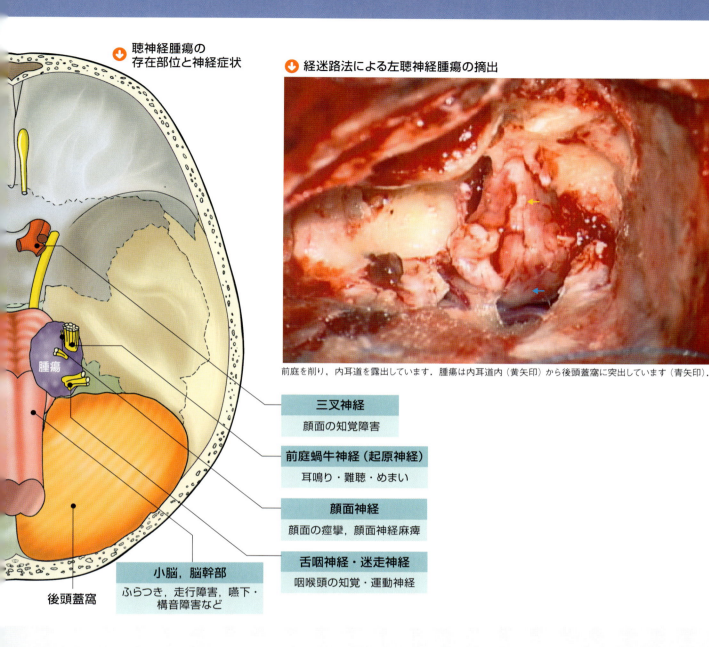

聴神経腫瘍の存在部位と神経症状

- 三叉神経：顔面の知覚障害
- 前庭蝸牛神経（起原神経）：耳鳴り・難聴・めまい
- 顔面神経：顔面の痙攣，顔面神経麻痺
- 舌咽神経・迷走神経：咽喉頭の知覚・運動神経
- 小脳，脳幹部：ふらつき，走行障害，嚥下・構音障害など
- 後頭蓋窩

経迷路法による左聴神経腫瘍の摘出

前庭を削り，内耳道を露出しています．腫瘍は内耳道内（黄矢印）から後頭蓋窩に突出しています（青矢印）．

迫が進行すると，うまく飲み込めなくなったり歩けなくなったりして，やがて生命に関わる重篤な状態となります．

■ **観察，放射線，手術が3大治療方針です**

聴神経腫瘍は良性で，しかもほとんどが非常に成長の遅い腫瘍です．以前は，腫瘍があれば摘出術が行われていましたが，最近では患者の年齢や健康状態などを考慮し，脳幹に触れない小さな腫瘍の場合，最初の1年程度MRIで経過を観察し，大きさに変化がなければそのまま経過を観察し続けることもあります．また，ガンマナイフと呼ばれ，コンピュータ制御で腫瘍部分に放射線を集中させて照射する治療法も，腫瘍の増大を抑制する効果があることが報告され，施設によっては積極的に治療に導入しています．ガンマナイフの10年単位の長期成績はまだ不明で腫瘍が消失するわけではないこと，制御できなかった腫瘍の手術は癒着のため難しくなること，腫瘍が悪性化する場合がまれにあることが問題点とされています．比較的年齢の若い患者で腫瘍に増大傾向がある場合には，腫瘍が消失する可能性が高い手術を行うのが一般的です．手術法は3通りあり，それぞれ聴力予後と顔面神経の予後，全摘の可能性に一長一短があります．手術による顔面神経麻痺の可能性があることと，多くの施設で1％前後の死亡率が報告されていることが問題点です．

第2部 疾患編

18 良性発作性頭位めまい症

■ 平衡器官の耳石の脱落が原因です

良性発作性頭位めまい症は，誘発性の回転性めまいを主訴とする疾患で，内耳の耳石器に起因すると考えられている良性の疾患です．

良性発作性頭位めまい症については，1921年にBaranyが初めて報告しています．原因として卵形嚢斑の変性による耳石器障害を推論しています．同様にSchuknechtは，卵形嚢斑の変性により耳石が脱落し，後半規管クプラに沈着し，めまいを起こすものと推論しています．このように，良性発作性頭位めまい症の原因は，耳石に起因するという推論が中心となっており，右に示すような様々な原因が挙げられます．しかしながら，未だにその原因については確定できず，不明な部分も存在しています．

原因

炎症	慢性中耳炎など
頭部外傷	交通事故など
血管障害	前庭動脈の閉塞など
薬物中毒	ストレプトマイシン，カナマイシンなど
中耳手術後	
加齢変化	

特徴

- 朝に出現することが多い
- 特定の頭位を取った時や頭位の変換を行った際に，徐々に回転性のめまいが出現し，次第に激しくなり，徐々に改善・消失する
- 持続時間は10秒前後，もしくはそれ以下のことが多い
- 同様の頭位を再度取ると，発現する症状はかなり軽減される
- 中枢性症状は認められない

（半規管／蝸牛）

■ 頭位変換で生じる回転性めまいを特徴とします

良性発作性頭位めまい症の特徴として，朝に出現することが多いことが挙げられます．特定の頭位を取った時や頭位の変換を行った際に，徐々に回転性のめまいが出現し，次第に激しくなり，また徐々に改善・消失します．めまいの持続時間は10秒前後，もしくはそれ以下のことが多く，同様の頭位を再度取ると，かなり発現する症状は軽減され，気にならなくなることが多いようです．この際に，難聴や耳鳴りなどの蝸牛症状の出現や，手足のしびれや麻痺など，中枢性症状は認められません．

例として，良性発作性頭位めまい症の経過を提示します．

「36歳男性．朝，布団から起き上がると，何となくめまい感が出現し，だんだんと激しくなってきた．びっくりして横になっていると，程なくめまい感は消失した．それほど気分は悪くないので，朝の支度のために再度起き上がろうとすると，また同じようなめまいが起こるも，とても軽かったため，身支度を整え，出社した．この際に難聴などは感じられなかった．昼間は，普段と変わらない生活を送ることができた．」

このように，朝に出現することが多く，激しいめまいではあっても，短時間で消失してしまうため，普段どおりの生活を送ることも可能です．

検査所見として特徴的なのは，眼振所見です．通常，眼振は注視眼振・自発眼振は認められず，頭位眼振検査・頭位変換眼振検査にて認められることが多くあります．中でも頭位変換眼振検査は特徴的です．眼振は純回旋性眼振です．座位から懸垂頭位に倒した時に出現する眼振と懸垂頭位から座位に起こした時に出現する眼振は，いずれも純回旋性眼振ですが，その眼振の方

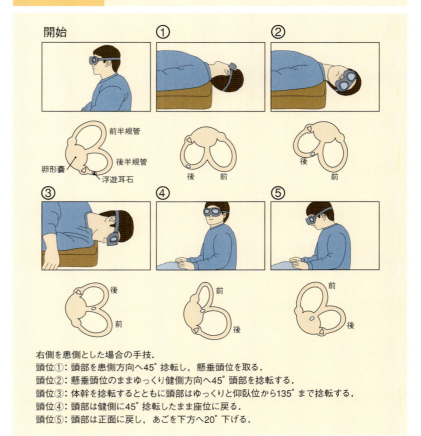

治療

1. **薬物療法** 抗めまい薬，循環改善薬，神経賦活薬，ビタミン薬など
2. **理学療法** Epley法など

右側を患側とした場合の手技．
頭位①：頭部を患側方向へ45°捻転し，懸垂頭位を取る．
頭位②：懸垂頭位のままゆっくり健側方向へ45°頭部を捻転する．
頭位③：体幹を捻転するとともに頭部はゆっくりと仰臥位から135°まで捻転する．
頭位④：頭部は健側に45°捻転したまま座位に戻る．
頭位⑤：頭部は正面に戻し，あごを下方へ20°下げる．

3. **手術療法** 経中耳的後半規管神経切断術

向は反対です．これを方向交代性頭位変換眼振と呼びます．この眼振の出現においても，徐々に眼振が出現し，増強し，徐々に消退するという特徴が認められます．

良性発作性頭位めまい症の診断は，特徴的な経過や眼振所見から容易につくものです．しかしながら，中枢性障害，特に小脳前庭障害において同様なめまいを引き起こす場合もあり（悪性発作性頭位眩暈症），確定診断には十分な中枢障害の有無の確認や，他の検査との整合性を確認することが大事になってきます．

■ **理学療法が有効です**

良性発作性頭位めまい症の治療としては抗めまい薬，循環改善薬，神経賦活薬，ビタミン薬などを利用した薬物療法が中心となります．しかし，患者はめまいの激しさに，またいつ起こるかという不安や恐怖を抱えているものです．薬物療法と同様に，「本疾患は良性のものであり，あまり心配しなくてよい」ということを十分に説明し理解させることも，重要な治療となります．

さらに近年，米国などを中心に，耳石からの脱落物が半規管内を浮遊するという半規管内自由浮遊物質説も提唱されており，この浮遊物質を取り除くための理学療法も採り入れられています．

手術療法としての経中耳的後半規管神経切断術は，本疾患が良性なものであることを考えると，一般的な方法ではありません．

第2部　疾患編

19 Ménière病

メニエール病は，1861年にProsper Ménièreによって初めて報告されました．めまいと言えば，まず思い起こされる名前ではないでしょうか．しかしながら，本疾患は有名であるが故に，他の疾患と混同されがちです．症状の出現，検査の結果，進行の状況には大変特徴的な面があり，これらを十分に吟味し，診断・治療に当たることが肝要です．

■ 内耳の内リンパ水腫が原因です

Ménière病患者の剖検例から，内リンパ水腫の所見が多く認められており，内リンパ水腫がMénière病の原因と考えられています．内リンパ水腫とは，三半規管と蝸牛が同時に水腫状になるものです．その原因については，前庭水管・内リンパ嚢の形態や機能の異常説，自律神経系異常説，アレルギー説，塩分・水分代謝障害説，ストレス説など種々の報告がありますが，未だに不明です．注意したいのは，内リンパ水腫があるからMénière病と考えるのではなく，Ménière病の原因として内リンパ水腫があるということです．

■ 発作性のめまい，難聴，耳鳴りが特徴です

激しい回転性めまい・難聴・耳鳴りを3大症状とします．特徴的なのは，その出現・消退の経過です．ばらばらに出現するのではなく，まず耳石器の障害としてのふらつきが自覚され，その後まもなく半規管の障害としての回転性めまいと難聴・耳鳴りという蝸牛症状が同時に出現します．持続時間は30分から数時間で，回転性めまいと蝸牛症状はほぼ同時に消失します．このような特徴的なめまい発作を反復します．長期的に反復してゆくと次第に不可逆的な聴力の低下が認められるようになり，同時に内耳機能の廃絶が認められるようになります．

■ 臨床症状が診断の決め手になります

Ménière病の検査は，大きく分けて2つあります．一つは内リンパ水腫を診断するための検査，もう一つは一般的なめまい検査です．内リンパ水腫を検討するには，グリセロールテスト，フロセミドテスト，蝸電図などがあります．グリセロール，フロセミドはともに利尿薬であり，これらを負荷することにより負荷前と負荷後の聴力の変化を検討します．内リンパ水腫が存在すれば，利尿作用により水腫が改善し，聴力も改善します．蝸電図では，－SP/AP比が0.4前後以上となります．

一般的なめまい検査では，内耳機能の低下のためカロリックテストにおいて患側の反応低下が認められます．眼振検査では，水平回旋混合性眼振が認められ，急性期には患側向きの眼振が，慢性期には健側向きの眼振が認め

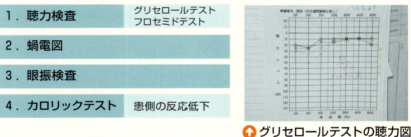

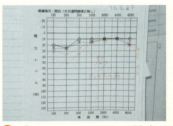

↑ グリセロールテストの聴力図

検査

1. 聴力検査　グリセロールテスト／フロセミドテスト
2. 蝸電図
3. 眼振検査
4. カロリックテスト　患側の反応低下

症状の進行

- 難聴・耳鳴り
- 回転性めまい
- ふらつき
- 発作
- 時間経過

治療

1. 薬物療法: 抗めまい薬, 循環改善薬, 神経賦活薬, ビタミン薬, イソソルビド, ステロイド薬など
2. 内耳破壊手術: 経鼓膜的鼓室内薬物注入術, 内リンパ嚢開放術, 前庭神経切断術・迷路摘出術など

経鼓膜的鼓室内薬物注入術

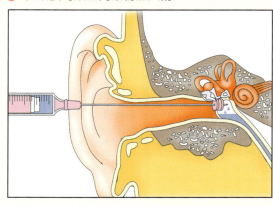

耳石器や三半規管の感覚細胞を傷害
めまい発作・平衡機能障害

ラセン器有毛細胞を傷害
難聴・耳鳴り

（図中ラベル：三半規管、内リンパ嚢、内耳神経、卵形嚢、球形嚢、蝸牛管（内リンパ腔）、外リンパ腔、ヘリコトレマ、中耳腔、蝸牛小管）

られます．この眼振ならびに眼振方向は，一般的な内耳障害における変化と同様です．

Ménière病の診断では，臨床経過からの推測，さらに各種検査にて内耳障害の存在，ひいては内リンパ水腫の存在を確認することになります．同時に，中枢性障害の存在を否定することも大事です．原因の項目でも触れましたが，注意しておきたいのは，内リンパ水腫が検査結果で認められるからMénière病といっては間違いであるということです．最近では，特殊な条件でのMRI検査で内リンパ水腫が画像で診断できるようになりました．

■ 利尿薬が有効です

Ménière病の治療として一般的なのは，各種薬物療法です．抗めまい薬，循環改善薬，神経賦活薬，ビタミン薬などが用いられ，他に高浸透圧利尿薬（イソソルビド），ステロイド薬などを使用することがあります．

発作を反復するMénière病に対しては，内耳破壊手術が行われることがあります．外来などで行うものとしては，ゲンタマイシンやカナマイシンを用いた経鼓膜的鼓室内薬物注入術があります．他には，内リンパ嚢開放術・前庭神経切断術・迷路摘出術などが行われることもあります．

20 動揺病・乗り物酔い

■感覚の混乱が原因とされています

　動揺病とは，動揺にさらされた際に発生する悪心・嘔吐・顔面蒼白・冷汗などの症状を指します．これは一般的には乗り物酔いといわれていますが，現在では，動揺病という用語が一般的に用いられています．小児期には動揺病は起こりやすく，異常とは考えられませんが，成人してから発生するものは病的と捉えることが多くあります．

　乗り物による動揺刺激には一定のものはなく，車，電車，船，飛行機など様々な動揺が認められます．等速度の加速度であったり，等速回転による遠心力であった場合，酔いは起こりません．このため以前は，乗り物酔いは過剰前庭迷路刺激によるものと考えられていました．しかし，前庭迷路に対する過剰刺激ということだけでは，シミュレーター酔いやシネラマ酔いを説明することはできません．これらの刺激は，動きの速い映画などを想像していただければよいのですが，視覚からの入力のみで酔いを引き起こすものです．

　現在では，動揺病の原因としては，一般的に感覚混乱説が有力とされています．図に示すように，人は姿勢保持や外界からの刺激を絶えず情報として脳へ送り，さらに経験として蓄積しています．視器からの視覚情報，前庭器官からの加速度や重力に関する情報，皮膚・筋・腱などからの深部知覚情報などが脳幹に集まり，さらに高位中枢である大脳なども関係しています．しかし，乗り物に乗った際，新たな刺激にさらされると，実際の感覚情報が中枢神経系に蓄積された（経験したことのある）感覚情報のパターンと異なっ

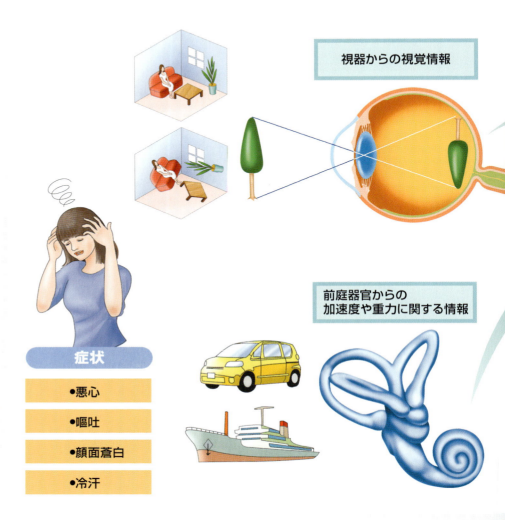

症状
- 悪心
- 嘔吐
- 顔面蒼白
- 冷汗

視器からの視覚情報

前庭器官からの加速度や重力に関する情報

ているため，感覚不整合が発生します．この時に，中枢神経系内で新たな感覚情報に対して円滑に適応が行われれば動揺病は生じませんが，円滑に行われないと感覚情報の混乱が起きてしまい動揺病が発生するものと考えられています．

　このことは，経験的な側面から言えば，遊園地のジェットコースターなどを思い浮かべていただければよいのではないでしょうか．日常に経験する刺激とは全く異なった刺激であり，これまでに経験したことのない感覚情報パターンであるがために，個人差はありますが，酔いに似た症状を発生させます．しかしながら，何度も同じジェットコースターに乗るにつれ慣れの現象が起き，あまり酔うというような感じはなくなってきます．ここでいう慣れの現象とは，ジェットコースターの感覚情報パターンが中枢神経系内に蓄積され，適応が円滑に行われていることであると考えられています．

　小児期には，前庭器官その他の器官

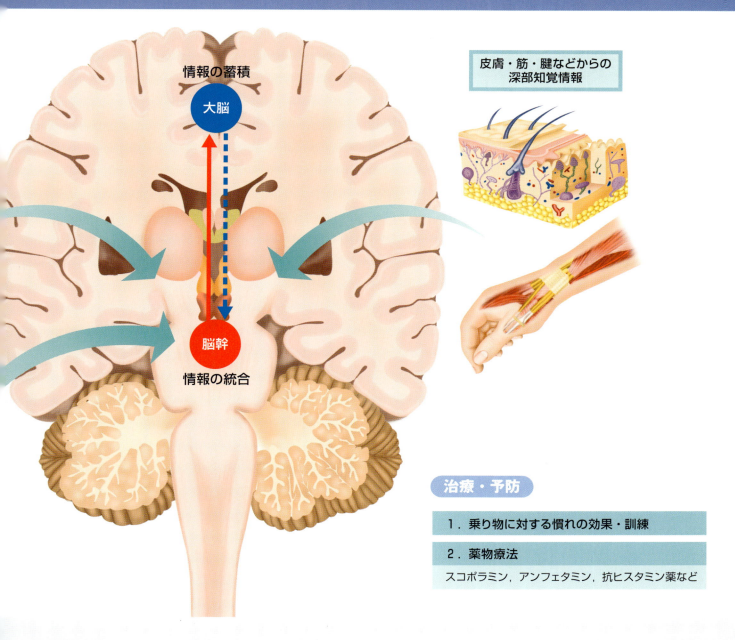

が未発達であり，さらに各種乗り物に対する経験が乏しいために，動揺病が起こりやすいものと考えられます．しかし，小児期以降動揺病を起こさなかった成人が，乗り慣れた乗り物で動揺病を起こすということは，何らかの中枢性の異常を引き起こした結果，感覚不整合を引き起こしたとも考えられます．

■ 悪心・嘔吐を引き起こします

代表的な症状は，悪心・嘔吐・顔面蒼白・冷汗です．これらは単純な前庭自律神経反射のみで起こるのではなく，動揺病の際の感覚混乱などが直接に嘔吐中枢を刺激したり，嘔吐による虚脱などの顔面蒼白なども含まれてくる可能性があります．

■ 慣れの訓練が有効です

予防の第1は，その乗り物に慣れることが挙げられます．感覚混乱を引き起こさないように，その乗り物に対する感覚情報を経験し，蓄積していくことです．また，スポーツなどにおいては，余分な加速度刺激を減らすことも重要です．バレエダンサーなどは，一定の位置で何度も回転をしても，すぐに次の動作に移っていけます．これは，回転時に頭部を固定し（一定の位置を見ていて），体が回転すると同時に頭部を回転して同じ位置を見ることにより，頭部に対する回転加速度刺激を減弱しているのです．

第2には，薬物を利用した抑制が挙げられます．経験的にスコポラミン・アンフェタミン・抗ヒスタミン薬などが有効であることが知られています．

第2部　疾患編

21　椎骨脳底動脈循環不全によるめまい

■ 一過性の脳虚血発作が特徴です

椎骨脳底動脈循環不全[症]は，一過性の脳虚血発作の一種です．椎骨脳底動脈は，左右の椎骨動脈が頭蓋内で1本に合流して脳底動脈となります．椎骨脳底動脈は頭蓋内にて脳幹背側から穿通枝を，さらに後下小脳動脈・前下小脳動脈・上小脳動脈などを分岐して，後大脳動脈となります．色々な要因でこの動脈系の循環障害が発生すると，脳幹，小脳における障害が引き起こされてきます．

椎骨脳底動脈系の循環を悪化させる要因として，3つの事柄が推測されます．第1には，血液自体に問題があり，そのために循環が悪化するもの．これは，血液の粘稠度の上昇した状態であり，高脂血症によって血液成分内の脂質が上昇した状態，脱水などによる血液の濃縮状態などが考えられます．第2には，血管自体に問題がある場合．椎骨脳底動脈自体はその走行において非常に個人差があると言われていますが，血管の蛇行や屈曲，狭窄など血管自体の問題が血液の循環を悪くさせます．第3には，血管に対する機械的な圧迫が問題となる場合．椎骨動脈は頸椎内を走行するため，頸椎の変形などの骨の変化によって機械的な圧迫を受け，循環が悪化します．

椎骨脳底動脈系は人間の生命動脈であり，複雑な側副血行路が構築されており，より安定的な循環であると考えられます．そのため，椎骨脳底動脈循環不全の多くは，1つの要因で発生してくるのではなく，各種の要因が重複して発生してくるものと考えられます．高脂血症の人が，夏に水分補給なく運動を続ければ，脱水状態が引き起

症状と特徴

1. めまい症状自体の持続時間は比較的短い（繰り返すことがある）
2. 首の捻転や屈曲，急な体動などにより誘発されることが多い
3. 回転性めまいであることが多いが，浮動感，眼前暗黒感などのこともある
4. 随伴症状として，視覚障害（霧視，動揺視など），意識障害，上肢・下肢のしびれ感，口唇のしびれ感など．難聴・耳鳴り・耳閉感を伴うこともある

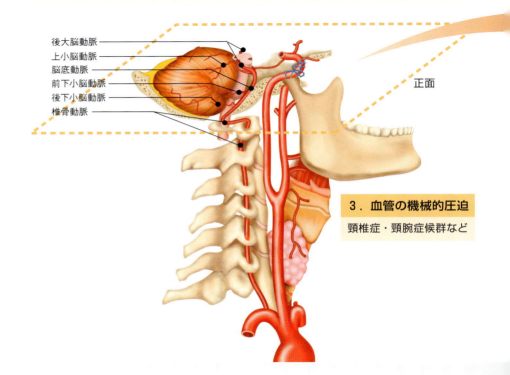

こされるだけでなく，血液の粘稠度が上がり，血液の循環が悪化します．さらに，寝不足や疲れなどの全身状態も増悪因子となります．このように，いくつかの要因が重複し，血液の安定的な循環が破綻した時に，めまい発作として起こると考えられます．

椎骨脳底動脈の循環の悪化は，各穿通枝や分枝する血管の循環を悪化させるため，脳幹や小脳の局所的な血流の低下を招きます．このためにめまい発作が出現することとなります．

■ めまい以外の多彩な症状を呈します

耳性のめまいの場合，その障害部位は決まっているので，診断基準や目安を容易に作れます．椎骨脳底動脈循環不全の場合，血管走行の一部であったり比較的広い部分の障害であったりと様々で，ほぼ決まった症状・基準は見いだせません．

しかし，血管走行の特徴から，頸部の捻転や屈曲によりめまい発作を起こすことが多く，さらに血圧の変動などの要素もあるため，急な体動（急に起

原因と発生

1．血液循環を悪化させる要因
低血圧・高脂血症・脱水など

2．血管性の病変
血管の狭窄・蛇行・屈曲，動脈硬化など

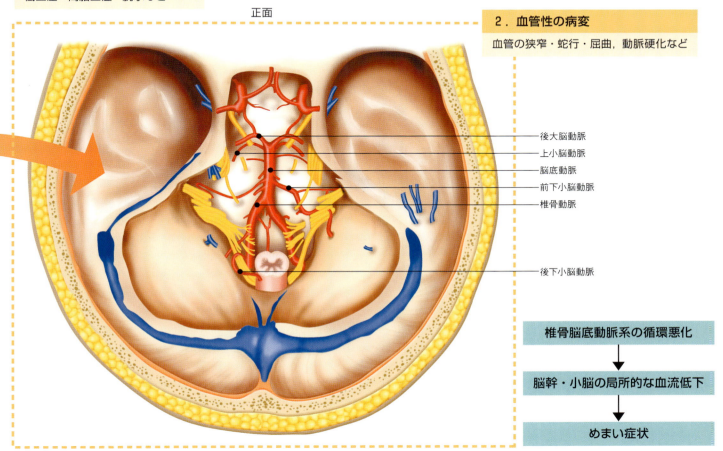

正面

- 後大脳動脈
- 上小脳動脈
- 脳底動脈
- 前下小脳動脈
- 椎骨動脈
- 後下小脳動脈

椎骨脳底動脈系の循環悪化
↓
脳幹・小脳の局所的な血流低下
↓
めまい症状

き上がるとか，急に立ち上がるとか）が誘因となることが多くあります．めまい発作自体の持続時間は短いものの，症状の反復をみることも多くあります．めまいの性状としては，回転性のめまいが多いですが，浮動感のみであったり，眼前暗黒感のみであったりもします．随伴症状の存在は大事です．視覚障害（目のかすんだ感じや，ぶれる感じなど）や意識障害（一過性で短時間のことが多い），上下肢先端部や口唇のしびれ感，などの症状が随伴することが多くあります．内耳も血液循環の支配領域なので，難聴や耳鳴り，耳閉感などの症状が出現することがありますが，多いものではありません．このように，様々な症状が混在することが多く，何でも起こる可能性があると考えられます．

■ 原因除去と血液循環の確保が大切です

診断は十分な問診の下で各種めまい検査を行い，まずは耳性のめまいなどを除外し，さらに椎骨脳底動脈循環不全として有意な所見をピックアップしていくことになります．

症例ごとに原因が異なるために，治療法も画一的なものはなく，原因除去と血液循環の確保になります．例えば，高脂血症の治療とか頸椎症の治療とか，めまいそのものを治すというよりも，めまいの原因となり得る病態を治す・除去することを考えるべきです．

22 顔面神経麻痺・顔面痙攣・眼瞼痙攣

■末梢性と中枢性の区別が最初に重要です

顔面神経麻痺をきたす疾患はまず，中枢性であるか末梢性であるかという判別が重要です．前頭筋の支配は両側性なので，前頭筋の麻痺があれば，末梢性の確率が高いと言ってよいでしょう．実際の臨床で遭遇する顔面神経麻痺はほとんどが末梢性です．

■種々の検査が鑑別に用いられます

顔面神経は脳幹の顔面神経核，上唾液核，孤束核より始まり，神経線維束が内耳道を通過して，膝神経節で屈曲し，中耳腔近傍を下行して，茎乳突孔より皮下に出て顔面の表情筋に分布します．この間に涙液を調整する大錐体神経，アブミ骨筋を動かす枝，味覚をつかさどる鼓索神経を分岐させます．長い走行の間に分岐することから，顔面神経のどこで麻痺が起こっているかが推定できます．涙の量を測定するにはSchirmer試験，アブミ骨の可動性をみるにはアブミ骨筋反射，鼓索神経の麻痺を検査するには味覚検査が有用です．

■ウイルス感染が最も多い原因です

最もよく遭遇するのが，Bell麻痺とHunt症候群です．疫学的には，Bell麻痺は人口十万人当たり30人程度の確率です．麻痺が生じる多くは膝神経節部位で，これは神経が顔面神経管という骨のトンネルを通過しているため，炎症が生じて神経が浮腫状変化を起こすと，腫れた神経が圧迫されて血行障害になり神経の変性が起こるものです．70％以上の神経が変性しないと顔面神経は麻痺しないと言われています．原因はBell麻痺が単純ヘルペスウイルス感染，Hunt症候群は水痘・

末梢性顔面神経麻痺をきたす疾患

1.	特発性	Bell麻痺
2.	感染性	Hunt症候群，耳下腺炎，伝染性単核球症，ポリオ，髄膜炎，脳炎，梅毒，マラリア，風疹，水痘，破傷風
3.	外傷性	頭部外傷，側頭骨骨折，顔面外傷，手術時損傷
4.	腫瘍性	耳下腺腫瘍，小脳橋角部腫瘍，顔面神経鞘腫，頸静脈球腫瘍，脳腫瘍，中耳悪性腫瘍，白血病
5.	中耳炎	真珠腫性中耳炎，急性中耳炎，慢性化膿性中耳炎，中耳結核，錐体尖炎，悪性外耳道炎
6.	先天性	部分的顔面神経麻痺，口角下制筋形成不全，サリドマイド中毒，Treacher Collins症候群，Möbius症候群，分娩周期外傷
7.	代謝疾患	糖尿病，アルコール性ニューロパチー，重症筋無力症，高カルシウム血症，ポルフィリン尿症
8.	全身疾患	サルコイドーシス（Heerford症候群），Guillain-Barré症候群，Melkersson-Rosenthal症候群，膠原病

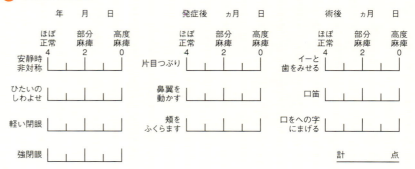

40点法（柳原法）

帯状疱疹ウイルスの再感染ではないかとされています．これらは神経好性なので，宿主の免疫力の低下に伴って，膝神経節に感染を起こして神経障害を生じさせます．したがって，治療は抗ウイルス薬を感染の初期に使用し，血液循環改善薬，ビタミンB_{12}を投与します．さらに，ステロイドホルモンは強力な抗炎症作用，神経浮腫を改善させる働きが強いので，大量投与を行います．

顔面神経麻痺は放置しても60％以上は回復する病態ですが，麻痺が重篤，予後が悪いということが初期からわかれば，治療の水準を選択することができます．麻痺の程度を判定するのは，我が国では柳原法という40点満点でスコアをつける方法があります．10点以下が重症です．また，電気生理学的に麻痺した神経線維の量を測定することができます．耳下部の茎乳突孔から耳下腺へ入る部分を皮膚の上から電気刺激して，顔面の表情筋の筋電図を測定して健側と比較する方法があ

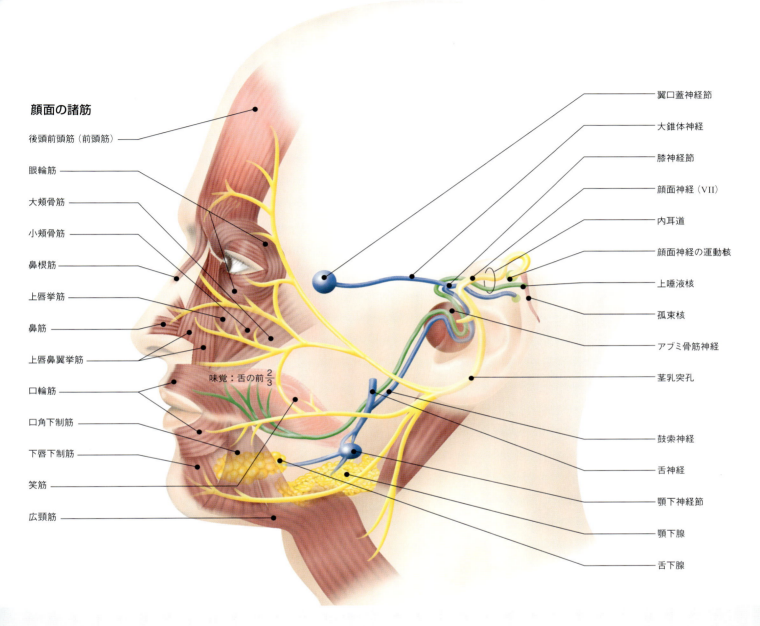

顔面の諸筋
- 後頭前頭筋（前頭筋）
- 眼輪筋
- 大頬骨筋
- 小頬骨筋
- 鼻根筋
- 上唇挙筋
- 鼻筋
- 上唇鼻翼挙筋
- 口輪筋
- 口角下制筋
- 下唇下制筋
- 笑筋
- 広頸筋

味覚：舌の前2/3

- 翼口蓋神経節
- 大錐体神経
- 膝神経節
- 顔面神経（VII）
- 内耳道
- 顔面神経の運動核
- 上唾液核
- 孤束核
- アブミ骨筋神経
- 茎乳突孔
- 鼓索神経
- 舌神経
- 顎下神経節
- 顎下腺
- 舌下腺

ります．筋の複合活動電位を比率で表すものですが，10%以下が重症です．重症例に対しては，入院加療やステロイド大量療法が行われます．

■ 頭部外傷，中耳炎，耳下腺腫瘍が重要な原因です

また，頭部外傷による側頭骨骨折により顔面神経麻痺がみられます．原因は交通事故，転落事故，スポーツ外傷などがありますが，顔面神経管は外傷による振動や側頭骨骨折により麻痺が起こります．骨折は，錐体軸に平行に起こる縦骨折，直角に起こる横骨折の2つのタイプに分けられます．縦骨折の方が頻度は高く，骨折線は側頭骨鱗部から外耳道後上壁に沿って内方へ進み，中耳の下壁を横切って錐体尖に至る骨折です．横骨折は後頭骨の大後頭孔付近に始まり，錐体後縁に達し，内耳道を切断する方向に骨折線が走ります．そのため，横骨折の方が顔面神経麻痺をきたす可能性が高くなります．

その他，慢性中耳炎，真珠腫性中耳炎の手術で中耳腔の顔面神経管を損傷して麻痺が生じることがあり，また耳下腺手術で神経自体の損傷による麻痺は臨床でよく遭遇します．手術でなくても原疾患が重篤のため，例えば骨破壊のある真珠腫性中耳炎や顔面神経を巻き込んだ耳下腺悪性腫瘍などにより麻痺が生じることもあり，その場合には手術的に顔面神経を温存する方が良いとされます．特に，小児の急性中耳炎に伴う顔面神経麻痺は中耳腔から頭蓋底へ膿瘍が進展して，脳膿瘍になることもあるので，緊急に対応すべきです．

23 鼻癤・面疔

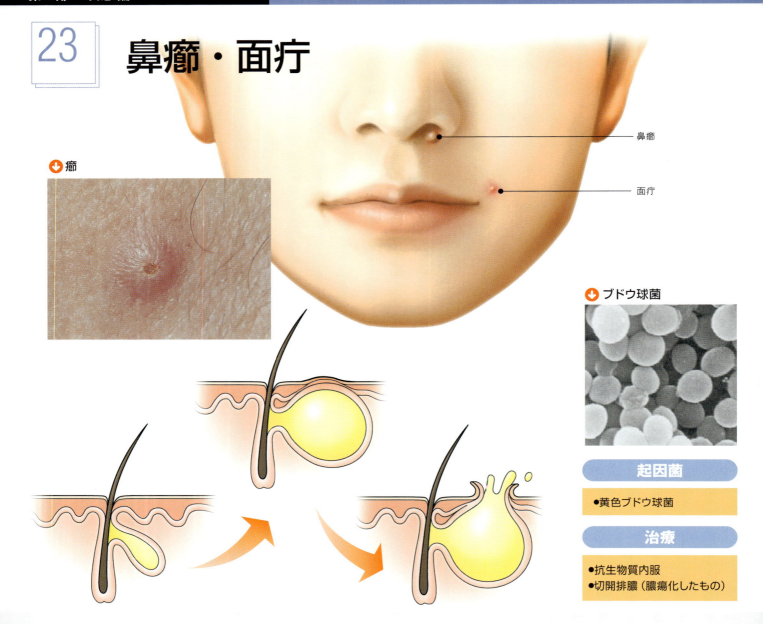

■ 細菌感染が原因です

癤は，毛嚢および毛嚢周囲性の比較的限局した急性炎症性病変で，膿瘍を形成する傾向が強く，しばしば皮下組織に及びます．起因菌は主に黄色ブドウ球菌で，菌が産生する各種の毒素で膿瘍が形成されます．顔面に発症すると面疔，鼻前庭部に発症すると鼻癤といいます．糖尿病，白血病，貧血などの患者が，いったん罹患すると病状の強い癤になる傾向があります．

■ 排膿で治癒します

初発症状は毛嚢部に一致した小結節ですが，増大すると腫脹し，表面皮膚は発赤して光沢を生じ，触れると灼熱感があり，硬結も増大します．自発痛，圧痛があります．数日を経ると硬結は膿瘍化して波動を生じ，毛孔部に膿栓を認めるようになり，やがて自潰して膿瘍が排出します．自然排膿または切開による排膿後には，症状は急速に改善し，1～2週間で治癒します．

■ 糖尿病の合併では重症化します

鼻孔から上口唇，内眼角部に生じた癤は，眼角静脈，眼静脈を介して海綿静脈洞血栓，髄膜炎，敗血症に至ることがあります．抗菌薬が発達した現在では一般に予後良好ですが，衰弱した患者，重症糖尿病患者は注意を要します．

■ 抗生物質が治療の主軸です

全身療法としては黄色ブドウ球菌を念頭に抗生物質を経口投与します．局所療法としては局所の安静，膿瘍化し波動を触れるものは切開排膿を行います．

24 鼻腔異物

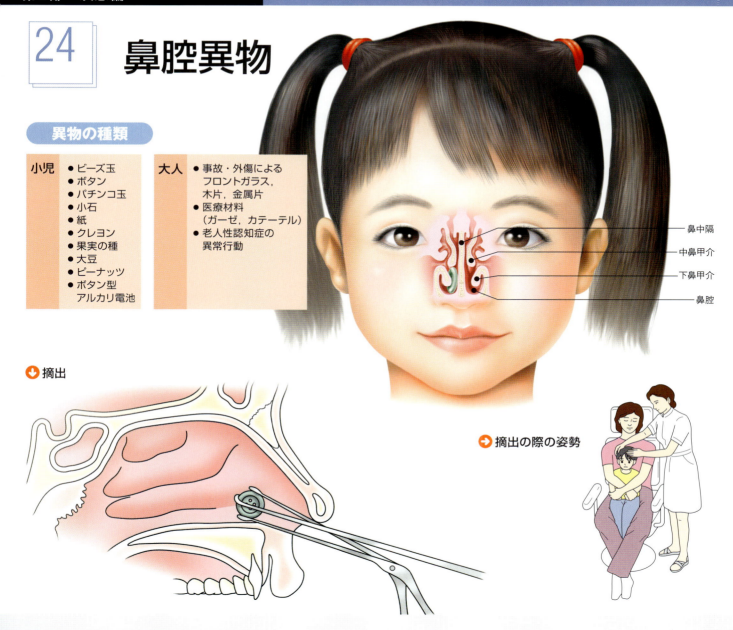

異物の種類

小児	大人
●ビーズ玉 ●ボタン ●パチンコ玉 ●小石 ●紙 ●クレヨン ●果実の種 ●大豆 ●ピーナッツ ●ボタン型アルカリ電池	●事故・外傷によるフロントガラス，木片，金属片 ●医療材料（ガーゼ，カテーテル） ●老人性認知症の異常行動

（鼻中隔／中鼻甲介／下鼻甲介／鼻腔）

○摘出

○摘出の際の姿勢

■ 小児・老人性認知症で好発します

ほとんどが小児で，成人では極めてまれです．小児の場合は，好奇心から自分で挿入することが多く，種類は多種多様で，ビーズ玉，ボタン，小石，紙，クレヨン，大豆，ピーナッツ，などです．成人の場合は，手術後のガーゼの取り残しや，老人性認知症の異常行動の一つの場合もあります．

■ 膿性鼻汁を生じます

早期には反応性の鼻汁や鼻閉しかなく，気付かれません．数日間放置されると，感染を起こし悪臭を伴う一側性の膿性鼻汁をきたします．スポンジ，紙などの水分を吸収しやすいものは，異物が腐敗し，早期より悪臭を伴う膿性鼻汁がみられます．

■ 摘出手術が必要です

鉗子，カギ状のhook，吸引管などを用いて摘出します．異物が後鼻孔から落ち，気道異物にならないよう注意が必要です．小児で，体動のため摘出が困難な場合は，全身麻酔下での摘出が必要となります．

■ 危険なボタン型アルカリ電池異物に要注意

近年，カメラ，ゲーム機などに使用され，使用頻度が増加してきています．ボタン型アルカリ乾電池は組織の腐食を起こし，鼻中隔穿孔や前鼻孔閉鎖をきたすことがあります．他の異物より症状が重いのが特徴です．早期の摘出を行い，蒸留水による頻回の洗浄，感染予防のための抗生物質投与を行い，摘出後も十分な経過観察が必要となります．

25 アレルギー性鼻炎

■ アレルギー性鼻炎とは

アレルギー性鼻炎は鼻粘膜のⅠ型アレルギー性疾患で，原則的には発作性反復性のくしゃみ，水性鼻漏，鼻閉を3主徴とします．通年性アレルギー性鼻炎と季節性アレルギー性鼻炎（花粉症）に分けられます．

■ 発症の頻度は若年化しています

幅広い年齢層で発症します．発症は若年化し，10～30歳代がピークとなり，自然治癒も少ないため患者は蓄積し，全数が増加しつつあります．通年性アレルギー性鼻炎が約10～20％，花粉症は10～15％の有病率です．

■ 発症の機序は遺伝性素因が重要です

遺伝性素因が重要ですが，その素因は様々で解明はまだ不十分です．肥満細胞に固着したIgE抗体に特異的な抗原の曝露により，細胞表面の免疫反応が起こり，細胞内のケミカルメディエーターが鼻粘膜の標的細胞を刺激して3主徴が生じます．

■ くしゃみ，鼻水，鼻づまりが主症状

臨床的には3大主徴であるくしゃみ，鼻汁過多（鼻漏，鼻水），鼻閉（鼻づまり）は抗原の曝露後に生じる早い症状（即時相反応）です．この即時相反応に続いて数時間後に起こる遅発性反応は主に鼻閉からなります．アレルギー性鼻炎では寒冷，化学的・物理的刺激などの刺激によっても鼻症状を誘発します．

■ 確定診断は症状とアレルギー検査

鼻汁中の好酸球の証明はアレルギー性鼻炎の診断には欠かすことのできない検査法です．鼻汁をスライドグラス上に伸展させ，アレルギー性鼻炎に特徴的に現れる好酸球を染色します．原因抗原の検索としては皮内テスト，ス

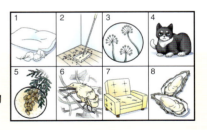

アレルギー性鼻炎の主要抗原

1. 羽毛／枕の詰め物
2. ハウスダスト
3. カビの胞子
4. 動物のふけ
5. 花粉
6. ダニ
7. ソファーの詰め物
8. 植物・貝など

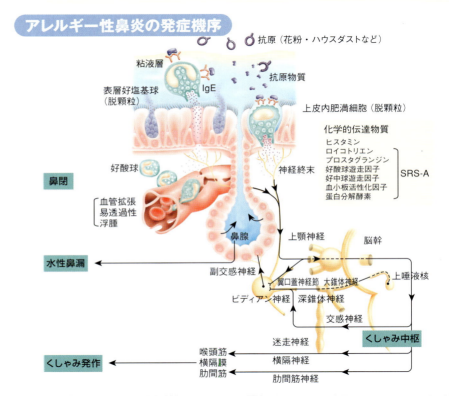

アレルギー性鼻炎の発症機序

クラッチ（プリック）テスト，血清特異的IgE抗体の定量があります．抗原の選択には問診による好発時期の確認が重要です．原因となる抗原を鼻の粘膜に付着させて鼻症状の出現をみる誘発テストは，抗原の確定，治療の効果判定などに有用です．確定診断は鼻症状と上述した検査によってなされます．

■ 重症度に応じた段階的な治療計画が必要です

治療法は患者とのコミュニケーション，抗原の除去と回避，薬物療法，特異的免疫療法，手術療法に分けられます．症状の程度によって，治療法をうまく使い分けることが肝要です．

機序，治療法，合併症，予後，薬の使用法，検査結果を十分説明し，解説書を与え，日記の記入，規則的通院，日常生活の改善，抗原の発見と除去などに患者さんが積極的に協力してくれるよう指導します．

ハウスダスト，ダニのアレルギーに対しては，清掃とともに除湿器により室内の湿度を下げます．

皮内テスト

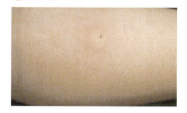

血清特異的IgE抗体の定量結果

検査項目		クラス	測定値	単位	基準値	陰性	疑陽性	陽 性
				UA/ml	<0.35			
h1	ハウスダスト1	0	<0.35			****		
d1	ヤケヒョウヒダニ	0	<0.35			****		
t17	スギ	3	12.9					**********
t24	ヒノキ	2	0.80					*********
g3	カモガヤ	0	<0.35			****		
w1	ブタクサ	0	<0.35			****		
w6	ヨモギ	0	<0.35			****		
m5	カンジダ	0	<0.35			****		

室内ダニの除去

1. 室内の清掃：
   目の細かいフィルター付きクリーナーを使う
   週に1〜2回は1回20秒/m²の時間をかける
2. 織物のソファー，絨毯，畳は
   できるだけやめる
3. ベッドのマット，布団，
   枕に防ダニカバーを掛ける
4. ぬいぐるみ人形のベッドへの持ち込み，
   カーテン，織物の壁掛けをやめる
5. 部屋を湿度約50%，
   温度を20〜25℃に保つ

通年性アレルギー性鼻炎の治療

重症度	軽症	中等症		重症	
病型		くしゃみ・鼻漏型	鼻閉型	くしゃみ・鼻漏型	鼻閉型
治療	1.第2世代抗ヒスタミン薬 2.遊離抑制薬 1,2のいずれか一つ	1.第2世代抗ヒスタミン薬 2.遊離抑制薬 3.局所ステロイド薬	1.LTs拮抗薬 2.TXA₂拮抗薬 3.局所ステロイド薬	局所ステロイド薬＋第2世代抗ヒスタミン薬	局所ステロイド薬＋LTs拮抗薬またはTXA₂拮抗薬 必要に応じて点鼻用血管収縮薬を治療開始時の5〜7日間に限って用いる
		1,2,3のいずれか一つ 必要に応じて1または2に3を併用する			
				鼻閉型で鼻腔形態異常を伴う症例では手術	
		特異的免疫療法			
		抗原除去・回避			

鼻粘膜焼灼術

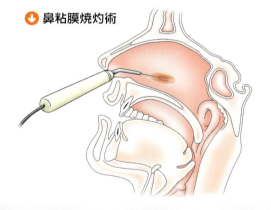

後鼻神経切断術

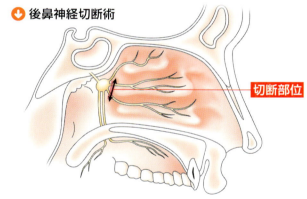

切断部位

　重症度，症状，年齢などによって各種の薬剤を選択して使用します．通年性では，くしゃみ・鼻汁型には第2世代の抗ヒスタミン薬，鼻閉型にはロイコトリエン拮抗薬やトロンボキサン A₂ 拮抗薬，局所用ステロイド薬が有効です．過度の鼻閉には交感神経刺激薬の点鼻が一時的に有効です．血管運動性鼻炎やアレルギー性鼻炎での鼻汁過多には，点鼻用抗コリン薬が有効です．小児では局所用ケミカルメディエーター遊離抑制薬が第一選択で，適宜第2世代の抗ヒスタミン薬を併用します．

　下鼻甲介を標的とした各種の手術が試みられています．適応は保存的治療に抵抗を示す症例です．鼻漏・くしゃみの軽症〜中等症では，CO_2・半導体・KTP/532レーザー，アルゴンプラズマ凝固装置による下鼻甲介粘膜表面焼灼術が外来手術で可能です．鼻漏とくしゃみの重症例は，後鼻神経切断術が短期入院で適応となります．鼻閉には粘膜下下鼻甲介骨切除術，下鼻甲介粘膜切除術などが有効です．

■ 禁忌事項に注意します

　抗原皮内テスト，特異的免疫療法ではまれに全身性アナフィラキシー反応を起こすので注意します．抗コリン作用の強い第1世代の抗ヒスタミン薬は緑内障，前立腺肥大，喘息には禁忌です．第2世代抗ヒスタミン薬の中には，マクロライド系抗生物質や抗真菌薬との相互作用に注意すべき薬があります．交感神経刺激薬の点鼻液の長期連用や乳幼児への投与は避けます．

26 花粉症

■ 花粉症とは

花粉症は，花粉を抗原としてI型アレルギー反応を呈する季節性アレルギー性鼻炎のことを言います．日本においては，本州の多くの地域でスギ花粉が抗原となります．症状発現の時期は，花粉の種類とその飛散時期に関連しています．

有病率は前項に示したように，アレルギー性鼻炎全体の増加に伴って花粉症も増加傾向であり，毎年の花粉曝露の蓄積から成人発症はもちろん，近年では若年発症も多くみられます．

■ 花粉の種類によって飛散時期に特徴があります

日本における主要な抗原となり得る花粉の種類は，スギ，ヒノキ亜科，シラカンバ，イネ科，ブタクサ属，ヨモギ属，カナムグラ，ハンノキ属が挙げられます．

花粉の曝露が抗原感作・発症につながることから，それぞれの花粉飛散の多い地域に，その花粉を抗原とした花粉症患者が多くみられます．

■ 花粉症の治療法は重症度と病型で選択します

花粉症の治療は，重症度と病型に応じて，右に示した表のように決定するのが一般的です．例年の症状出現の時期に合わせて治療を開始しますが，実際は天気や気温などの影響で年ごとに花粉の飛散量が異なり，それに応じて花粉症の症状も大きく変動します．

■ 初期療法とは

毎年同時期に花粉症症状が強く出る症例に対しては，抗原曝露の反復により，鼻粘膜で進行するアレルギー性炎症，鼻粘膜過敏性亢進の抑制を目的として，花粉飛散開始と同時，もしくは

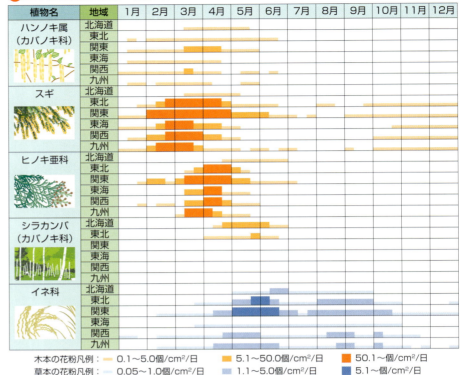

主な花粉症原因植物の花粉飛散期間（開花時期）

木本の花粉凡例： 0.1～5.0個/cm²/日　5.1～50.0個/cm²/日　50.1～個/cm²/日
草本の花粉凡例： 0.05～1.0個/cm²/日　1.1～5.0個/cm²/日　5.1～個/cm²/日

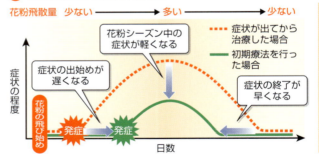

初期治療による症状抑制効果

薬服用のポイント

薬は…
① 花粉が飛び始める1～2週間前から，
② 自分に合ったものを，
③ 花粉シーズン中は継続して，

服用することが大切です

それ以前に薬物療法を開始する初期療法が有効であると考えられています．初期療法を導入することで，症状出現を遅らせ，なおかつ症状のピークを弱くとどめ，症状消失を早められることが知られています．

■ 特異的免疫療法（抗原特異的減感作療法）とは

抗原エキスを習慣的に投与し，体内での花粉に対する免疫応答を寛容へ誘導する治療法です．従来日本では，抗原エキスの皮下注射による治療が一般的でした．しかし2014年より，スギ花粉の抗原エキスを舌下から投与する舌下免疫療法が導入され，皮下免疫療法で問題視されていたアナフィラキシーショックなどの重篤な副反応の発生頻度が非常に低くなりました．さらに，自宅で安全に投与できるため，頻回の通院，注射の痛みを免れることができるなど，多くの点でメリットが挙げられます．

ただし，花粉飛散期が終わっても毎日薬を投与することが必要であるた

季節性アレルギー性鼻炎の治療法

重症度	初期治療	軽症	中等症		重症・最重症	
病型			くしゃみ・鼻漏型	鼻閉型または鼻閉を主とする充全型	くしゃみ・鼻漏型	鼻閉型または鼻閉を主とする充全型
治療	①第2世代抗ヒスタミン薬 ②遊離抑制薬 ③抗LTs薬 ④抗PGD$_2$・TXA$_2$薬 ⑤Th2サイトカイン阻害薬 ⑥鼻噴霧用ステロイド薬 くしゃみ・鼻漏型には①,②,⑥,鼻閉型または鼻閉を主とする充全型には③,④,⑤,⑥のいずれか1つ.	①第2世代抗ヒスタミン薬 ②遊離抑制薬 ③抗LTs薬 ④抗PGD$_2$・TXA$_2$薬 ⑤Th2サイトカイン阻害薬 ⑥鼻噴霧用ステロイド薬 ①〜⑥のいずれか1つ. ①〜⑤で治療を開始した時は必要に応じて⑥を追加.	第2世代抗ヒスタミン薬 ＋ 鼻噴霧用ステロイド薬	抗LTs薬または 抗PGD$_2$・TXA$_2$薬 ＋ 鼻噴霧用ステロイド薬 ＋ 第2世代抗ヒスタミン薬 もしくは 第2世代抗ヒスタミン薬・血管収縮薬配合薬 ＋ 鼻噴霧用ステロイド薬	鼻噴霧用ステロイド薬 ＋ 第2世代抗ヒスタミン薬 必要に応じて点鼻用血管収縮薬を1〜2週間に限って用いる. 症状が特に強い症例では経口ステロイド薬を4〜7日間処方する.	鼻噴霧用ステロイド薬 ＋ 抗LTs薬または 抗PGD$_2$・TXA$_2$薬 ＋ 第2世代抗ヒスタミン薬 もしくは 鼻噴霧用ステロイド薬 ＋ 第2世代抗ヒスタミン薬・血管収縮薬配合薬
			点眼用抗ヒスタミン薬または遊離抑制薬		点眼用抗ヒスタミン薬,遊離抑制薬またはステロイド薬 鼻閉型で鼻腔形態異常を伴う症例では手術	
			抗原特異的免疫療法			
			抗原除去・回避			

初期療法は本格的花粉飛散期に備えての導入なので,よほど花粉飛散の多い年以外は重症度に応じて季節中の治療に早目に切り替える.
遊離抑制薬:ケミカルメディエーター遊離抑制薬
抗LTs薬:抗ロイコトリエン薬
抗PGD$_2$・TXA$_2$薬:抗プロスタグランジンD$_2$・トロンボキサンA$_2$薬

(鼻アレルギー診療ガイドライン20-6)

特異的免疫療法

	皮下免疫療法	舌下免疫療法
投与方法	皮下に注射	舌下に投与
投与する場所	病院で,医師の下で実施	自宅で服用(初回投与のみ医師の下で服用)
痛み(注射による)	あり	なし
治療に対する患者さんの理解	必要	皮下免疫療法より詳しく必要

花粉の回避

①花粉情報に注意する.
②飛散の多い時の外出を控える.外出時にマスク,メガネを使う.
③表面が毛羽立った毛織物などのコートの使用は避ける.
④帰宅時,衣服や髪をよく払ってから入室する.洗顔,うがいをし,鼻をかむ.
⑤飛散の多い時は窓,戸を閉めておく.換気時の窓は小さく開け,短時間にとどめる.
⑥飛散の多い時の布団や洗濯物の外干しは避ける.
⑦掃除を励行する.特に窓際を念入りに掃除する.

口腔アレルギー症候群の原因となる抗原(花粉)と原因食物

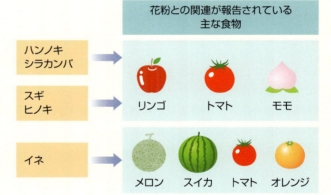

め,服薬コンプライアンスは重要であると考えられます.また,有効率は80％以上と言われていますが,長期に投薬しても効果が少ない症例もいるため,治療開始前にそれらを十分に説明し理解を得る必要があります.

■ 抗原除去・回避も重要です

抗原に曝露する量が花粉症症状の重症度と関連するため,上記の治療に併せて,日常生活の中で抗原の除去工夫を施すのも一つの重要な対策です.

■ 口腔アレルギー症候群を合併することがあります

口腔アレルギー症候群 oral allergy syndrome とは,未調理の果物・野菜などを摂取した際に口腔内や口唇の掻痒感,腫脹などをきたすIgE抗体伝達性即時型食物アレルギーです.花粉症に合併することが多く,花粉と果物・野菜の交差抗原性によって起こると考えられています.一般的には,特定の食物を摂取した際に口腔・咽頭に接触した部位に,摂取後30分以内に症状が出現します.特徴として,抗原が消化酵素の影響を受けやすく,症状が口腔・咽頭にとどまることが多いのですが,喉頭絞扼感や呼吸困難・アナフィラキシー症状も出現することがあるため,注意が必要です.

原因花粉と関連する食物を上図に示します.治療および対策としては,原因食物の摂取を回避するか,あらかじめ熱処理を加えること,などがあります.

27 慢性鼻炎

■ **慢性鼻炎はアレルギー性，非アレルギー性に大別されます**

慢性鼻炎は遷延する慢性的な鼻腔の炎症を指し，アレルギー性（別項参照）と非アレルギー性鼻炎に分類されます．非アレルギー性鼻炎として血管運動性，味覚性，感染性，薬剤性，内分泌性，職業性，加齢性，萎縮性，点鼻薬性などがあります．

■ **非アレルギー性鼻炎とは**

鼻粘膜の炎症は化学物質や薬物によって汚染された空気による職業性鼻炎，細菌感染による感染性鼻炎で生じます．これら外的因子以外にも妊娠，出産などの内分泌系の変化，代謝異常，加齢による内因性因子も要因となります．

水様性鼻漏のみ呈するものに味覚性鼻漏があります．辛い食べ物を摂取した際に，知覚神経刺激により反射性副交感神経興奮で鼻腺が刺激され水様性鼻漏をきたします．温度変化によって呈する水様性鼻漏は辛いものを食べた場合の鼻漏と類似しています．

加齢による鼻漏は持続する水様性鼻漏のみで，鼻閉やくしゃみなどの他の鼻症状は伴わないことが特徴です．この原因として副交感神経の過剰反応や鼻粘膜の加齢性変化による組織の萎縮が関連してます．抗コリン作用を有する薬剤が効果を示すと言われていますが，緑内障や前立腺肥大の悪化に注意する必要があります．

また能動的または受動的喫煙によって鼻粘膜にアレルギー様反応を起こし，好酸球性炎症の所見を呈します．

鼻汁好酸球のみが増加して鼻過敏症を呈する好酸球増多性鼻炎は発作性に生じるくしゃみ，多量の水様性鼻漏，上咽頭粘膜の掻痒感が特徴的な症状です．アスピリン過敏症の前駆症という説や，局所でのIgE産生を伴うアレルギー反応だという説などがあります．

薬剤による鼻炎を薬物性鼻炎と呼び，降圧薬や利尿薬，抗精神病薬，経口避妊薬なども原因と言われていますが，症例数の大部分は点鼻用血管収縮薬に起因するものです．点鼻用血管収縮薬は鼻粘膜局所での交感神経刺激作用によって血管収縮を起こし，鼻閉症状を速やかに改善します．しかし持続時間が短く，頻回に使用すると血管収縮の効果が乏しくなっていき，連用した期間が長期に及ぶと，最終的に鼻粘膜組織の増大，肥厚が残存してしまいます．治療としては，血管収縮薬の点鼻薬の投与中止と鼻噴霧用ステロイド薬の投与です．

通年性アレルギー性鼻炎に類似または相似した症状を呈するものの，アレルギー検査が陰性で明らかな要因がわからないものは，本態性鼻炎または血管運動性鼻炎と呼称されており，神経

🔽 非アレルギー性鼻炎の機序

職業性鼻炎	・化学物質，薬物に汚染された空気の曝露
妊娠性鼻炎	・妊娠や閉経後の女性ホルモンの変化
味覚性鼻炎	・副交感神経の過剰反応や食物アレルギー
加齢性鼻炎	・副交感神経の過剰反応と鼻粘膜の萎縮
喫煙による鼻炎	・アレルギー反応による好酸球性炎症
点鼻薬性鼻炎	・内因性ノルアドレナリンの産生低下と血管収縮の破綻
好酸球増多性鼻炎	・鼻汁好酸球のみの増加による鼻過敏症 ・アスピリン過敏症の前駆症，局所IgE産生を伴うアレルギー反応

🔽 非アレルギー性鼻炎の代表疾患の症状・所見

加齢性鼻炎・味覚性鼻炎	・持続する水様性鼻漏のみ（他の鼻症状なし）
好酸球増多性鼻炎	・発作性のくしゃみ，多量の水様性鼻漏，上咽頭掻痒感
本態性鼻炎・血管運動性鼻炎	・通年性アレルギー性鼻炎の類似症状 ・アレルギー検査陰性

🔽 非アレルギー性鼻炎の代表的疾患の治療

加齢性鼻炎・味覚性鼻炎	・抗コリン薬の点鼻 ・後鼻神経切断術
好酸球増多性鼻炎	・鼻用ステロイド噴霧薬 ・後鼻神経切断術
本態性鼻炎・血管運動性鼻炎	・鼻用ステロイド噴霧薬 ・後鼻神経切断術

🔽 薬物性鼻炎の原因

局所炎症性	・非ステロイド系抗炎症薬 ・COX-1の阻害
神経原性	・α，β刺激・遮断薬，勃起不全改善薬 ・交感・副交感神経の制御の破綻
特発性（原因不明）	・降圧薬，経口避妊薬，精神安定薬

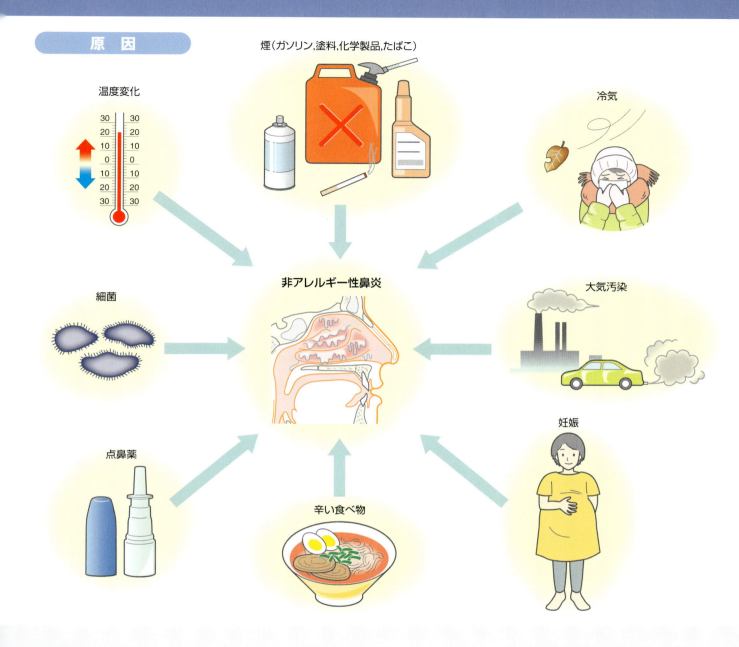

原因

伝達物質の関与などが原因として推定されています.

■ **検査・診断は鼻炎の種類によります**

感染性鼻炎の診断は鼻汁中の好中球や細菌の存在の証明です. 職業性鼻炎, 加齢による鼻炎, 喫煙による鼻炎, 薬物性鼻炎では患者の背景因子や症状発現のエピソードにより診断します. アレルギー検査陰性で通年性アレルギー性鼻炎と類似または同様の症状がある場合, 鼻汁好酸球陽性では好酸球増多性鼻炎, 陰性では血管運動性鼻炎と診断されます.

■ **診断に応じた治療を選択します**

感染性鼻炎に対しては細菌の感受性検査を参考にして抗菌薬を選択しますが, 一般的にはペニシリン系やセフェム系抗菌薬が使用されます. 血管運動性鼻炎, 好酸球増多性鼻炎では局所ステロイドの点鼻が第一選択とされます.

非アレルギー性, 非感染性鼻炎に対して, 薬剤療法に抵抗性を示す場合には手術療法を考慮します. 下鼻甲介粘膜切除術や焼灼術は鼻閉に有効ですが, 鼻漏にはあまり効果的ではありません. 鼻漏に対する手術療法としては後鼻神経切断術が効果的です.

第2部　疾患編

28 鼻茸・鼻ポリープ

■ 鼻茸は炎症性腫瘤です

　鼻茸とは鼻・副鼻腔粘膜，主に中鼻道や中鼻甲介から有茎性に発生する炎症性腫瘤です．外観はみずみずしい浮腫状を呈し，組織学的には浮腫，炎症細胞浸潤，囊胞形成，結合織増生など種々の所見を示します．膿性〜粘膿性の鼻汁を伴う感染型の慢性副鼻腔炎にしばしば合併しますが，アレルギー性鼻炎に伴うことは多くありません．ただし，気管支喘息を伴うアレルギー性鼻副鼻腔炎の患者，特に非アトピー型喘息，その中でもとりわけアスピリン喘息の患者では非常に高率に鼻茸が発生します．また，アスペルギルスなどによるアレルギー性副鼻腔真菌症でも高頻度に鼻茸が発生します．

■ 難治性の鼻閉を生じます

　年余にわたって鼻汁，鼻閉，後鼻漏，頭重感，睡眠時呼吸障害など鼻副鼻腔炎の症状があり，近頃，鼻閉が顕著に増悪してきたと訴えます．鼻閉は血管収縮薬を点鼻してもほとんど改善しません．また，鼻茸が外鼻孔から見えるほど増大し，それに気付いて来院する患者もいます．

■ 腫瘍との鑑別が必要です

　鼻鏡検査により鼻茸が確認されれば診断は容易です．ただし，中鼻道や中鼻甲介の後部は鼻鏡検査では見えにくいことがあり，その場合はファイバースコープによる検査が必要です．後鼻孔ポリープでは，後鼻鏡検査も有用です．

　鼻茸は炎症性腫瘤で，腫瘍とは異なります．みずみずしい浮腫状であれば診断を誤ることはありませんが，発赤，線維化，表面が壊死し白苔に覆われているものは，腫瘍性病変との鑑別が必要となります．鑑別診断を要する腫瘍性病変には乳頭腫，血管腫，血管線維腫，下垂体腫瘍などの良性腫瘍や扁平上皮癌，嗅神経芽細胞腫，悪性黒色腫，悪性リンパ腫などの悪性腫瘍などがあります．また，まれですが髄膜瘤，髄膜脳瘤などの非腫瘍性病変も鑑別の対象となります．鑑別に当たってはCT，MRIなどの画像診断が有用ですが，生検による病理組織検査が決め手となることもあります．生検を行う際，易出血性のものに対しては止血のための万全の準備が必要です．

　CTは腫瘍性病変との鑑別診断のみならず，手術を行う時の術前情報としても必要不可欠な検査です．冠状断撮影では歯科補綴物によるアーチファクトが入ることや，頸部を後屈させるため中高齢者では椎骨動脈流域の循環不全を招くことがあるなどの欠点があり，最近では軸位断から再構成した冠状断画像の作成も行われています．空間分解能では若干劣りますが，有用性は高いと考えられます．

原因
- 慢性副鼻腔炎
- 囊胞性線維症
- 気管支喘息を伴うアレルギー性鼻副鼻腔炎

↑ 摘出された鼻茸

↑ 後鼻鏡所見

↑ 前鼻鏡所見

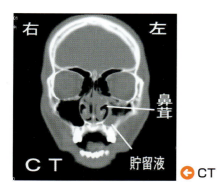
CT

鼻茸の鑑別診断

良性腫瘍	悪性腫瘍	非腫瘍性病変
●乳頭腫 ●血管腫 ●血管線維腫 ●下垂体腫瘍	●扁平上皮癌 ●嗅神経芽細胞腫 ●悪性黒色腫 ●悪性リンパ腫	●髄膜瘤 ●髄膜脳瘤

手術療法

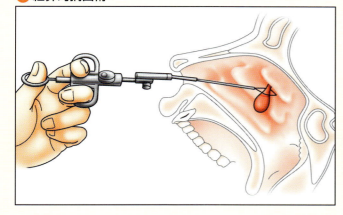
経鼻的摘出術

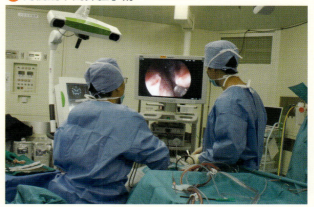
内視鏡下副鼻腔手術

■ **内視鏡手術が有用です**

　鼻茸にはほとんどの症例で長年にわたり副鼻腔炎が併存しており，治療は慢性副鼻腔炎の治療に準じます．保存的治療としてマクロライドや抗アレルギー薬の投与が挙げられますが，大きな鼻茸を有する症例に対しては有効性が高くありません．血管収縮薬点鼻には当面，鼻閉を軽減させる効果はありますが永続的な効果は期待できません．これに対し，ステロイド点鼻薬の継続的投与により鼻茸が縮小することがまれならずみられます．ステロイド内服薬はさらに有効性が高いのですが，ステロイドとしての副作用が問題になるため，気管支喘息を合併するような再発性の強い鼻茸に対してのみ投与するのが一般的です．

　保存的治療によって改善しない場合には手術治療の対象となります．鼻茸は良性非腫瘍性疾患であるため，あくまでも症状の程度との兼ね合いによって適応を決めていく必要がありますが，気管支喘息合併例では鼻副鼻腔病態が改善することにより下気道の状態も改善しますので，全身状態が許すかぎり積極的に手術を行います．術式は内視鏡下副鼻腔手術が標準です．感染型，アレルギー性双方の副鼻腔炎に対して有効ですが，気管支喘息合併例では鼻茸の再発率が高く，術後の通院治療，経過観察も重要となります．

第2部 疾患編

29 急性鼻副鼻腔炎

■ 細菌感染が原因です

急性鼻副鼻腔炎とは上顎洞，篩骨洞，前頭洞，蝶形骨洞などの副鼻腔に起こる急性炎症で，多くの場合，急性上気道炎が契機となります．鼻腔に急性炎症が起こると，鼻腔と細い通路（自然口）でつながっている副鼻腔にもしばしば炎症が波及することがあります．自然口を通じて直接感染が広がったり，粘膜の浮腫によって自然口が閉塞し副鼻腔内の貯留液の排出が障害されたりすることが原因と考えられています．一側性のことも両側性のこともあり，罹患洞は多い順に上顎洞，篩骨洞，前頭洞です．ライノウイルス，パラインフルエンザウイルス，RSウイルスなどのウイルス感染が発端となることが多いのですが，やがて細菌感染に移行します．起因菌として検出されるものには，肺炎球菌やインフルエンザ菌などがあります．時に上顎歯の歯根部の炎症が上顎洞炎に進展する場合があり，歯性上顎洞炎と呼ばれます．

■ 膿性鼻汁が著明です

急性に起こる鼻汁，鼻閉，咽頭痛，発熱，咳，痰などのかぜ症状で始まり，発熱や咽喉頭の症状が消退した後も鼻汁と鼻閉が持続します．頬部痛，頬部腫脹，前頭部痛，後鼻漏，歯痛を訴えることもしばしばあります．鼻汁は最初，水様性であったものが，まもなく膿性～粘膿性となります．

■ 内視鏡検査で診断できます

かぜ症状から始まる典型的な臨床経過であれば本疾患を疑います．鼻鏡検査により，一側もしくは両側の鼻腔粘膜が発赤・腫脹し，中鼻道に膿性～粘膿性の分泌物が貯留しているのが認められます．鼻粘膜スメア検査を行うと，多数の好中球が認められます．診断の決め手となるのは内視鏡検査と副鼻腔CT検査であり，これにより上顎洞，篩骨洞，前頭洞などに陰影が確認されれば診断が確定します．蝶形骨洞の陰影は副鼻腔CT検査では判定が難しいのですが，蝶形骨洞に単独で急性炎症が発生することはまれです．

■ 適切な抗菌薬が有用です

保存的治療として消炎酵素薬，蛋白分解酵素薬，抗生物質などの内服や，血管収縮薬，抗生物質，ステロイド薬によるエアロゾル（ネブライザー）療法があります．内服抗生物質の第1選択は広域スペクトラムのペニシリン，セフェム，ニューキノロンですが，慢性副鼻腔炎に移行した場合は，マクロライド療法も有効です．

内服治療やエアロゾル療法で効果が不十分な場合には，もう少し踏み込んだ保存療法として副鼻腔洗浄療法があります．洗浄法には，鼻腔に薬液を満たした状態で鼻腔内の圧を変化させ，副鼻腔内に薬液を誘導するProetz法，

副鼻腔洗浄療法

①YAMIK療法

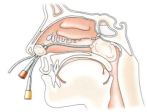
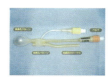

②Proetz法

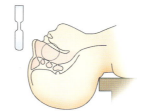
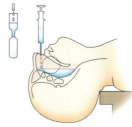
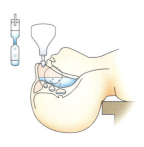

急性鼻副鼻腔炎による眼窩合併症

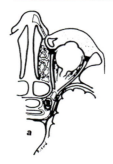
Ⅰ. 炎症性浮腫

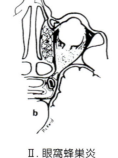
Ⅱ. 眼窩蜂巣炎

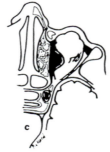
Ⅲ. 眼窩骨膜下膿瘍

Ⅳ. 眼窩膿瘍　　　Ⅴ. 海綿静脈洞血栓症

急性鼻副鼻腔炎の頭蓋内膿瘍

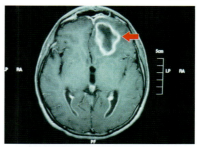
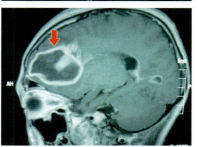

前鼻孔と後鼻孔をバルーンで閉鎖し，鼻腔内に陰圧を掛けて副鼻腔貯留液を排出させるYAMIK療法などがあります．

保存的治療によって改善せず3ヵ月以上の期間，炎症が遷延化した場合，慢性副鼻腔炎となり手術治療の対象となります．術式は内視鏡下副鼻腔手術が標準であり，かつて標準術式であった犬歯窩切開による副鼻腔根本手術は現在ではほとんど行われなくなりました．内視鏡下副鼻腔手術では入院期間は1週間〜10日程度で，術後の頬部腫脹もほとんどみられません．最近では3〜4日の短期入院により本術式を行う施設も出てきました．

■ **重篤な合併症に注意します**

急性副鼻腔炎の予後は多くの場合，良好ですが，新生児や小児では上顎骨骨髄炎，眼窩蜂巣炎，眼窩膿瘍，硬膜下膿瘍，髄膜炎，脳膿瘍などの重篤な合併症を引き起こすことがあり，発熱，頭痛，頬部腫脹，眼窩部腫脹，意識状態などの臨床症状を注意深く観察することが重要です．成人では眼窩合併症が重篤な合併症として挙げられます．このような症例では強力な抗生物質投与に加え，切開排膿，さらには開頭術が必要となることもあります．

30 慢性鼻副鼻腔炎①

■ 慢性鼻副鼻腔炎とは

慢性鼻副鼻腔炎は頭部の含気腔（空気で占められる空洞）に，細菌の炎症により膿の貯留や粘膜の腫れが生じる病気です．以前は"蓄膿症"と呼ばれていました．

■ 原因は

ウイルス感染後の細菌感染，外傷，気圧変化が原因となります．

■ かぜに類似した症状を示します

症状は感冒と類似しており，増悪・寛解を繰り返すことが特徴です．また，慢性鼻副鼻腔炎には鼻ポリープが高率に合併します．最近の慢性鼻副鼻腔炎は，従来の典型的症状である膿性鼻漏以外にも，アレルギーの要素が加わったり，嗅覚障害や頭痛，眼症状などの様々な症状や病態が混在したりするようになっています．一方，小児では鼻症状だけでなく，眼瞼腫脹，痰や咳を伴うことが特徴です．

■ 放置すると色々な病気を引き起こします

中耳炎や呼吸障害などの他の病気の原因ともなります．さらに，慢性副鼻腔炎を放置すると下気道の病気，つまり慢性気管支炎や喘息などを引き起こしたり増悪させたりするので，決して軽んじてはならない病気です．

鼻呼吸障害は下気道である肺機能の異常が生じることです．肺機能障害の発生による動脈血O_2の減少とCO_2の増加は心血管系，脳血管系障害を引き起こし，重篤な睡眠時無呼吸症候群の危険因子となります．

特に中高齢者は年齢とともに肺機能が低下し，慢性副鼻腔炎の合併で日常生活にも支障が生じる可能性もあり，早めの治療を推奨します．

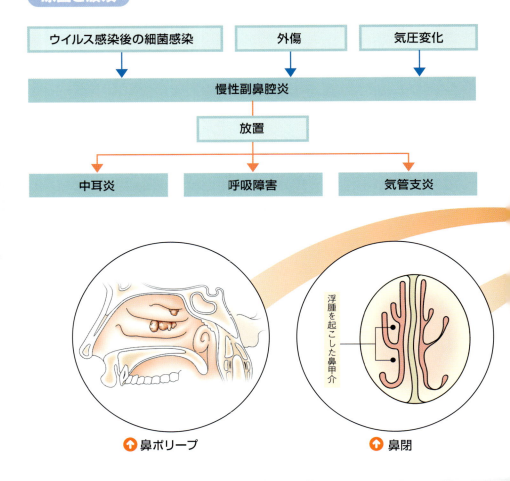

■ 診断にはX線・CT検査が必要です

3ヵ月以上持続する鼻の症状と画像診断による副鼻腔陰影の存在で診断します．

補助診断としては鼻水を顕微鏡で観察します．アレルギーの原因を皮膚テストや血液検査で調べます．鼻汁に繁殖している細菌を同定し，有効な抗生物質を選択します．鼻の穴から細いファイバースコープ（内視鏡）を挿入して，鼻の中の病変を観察する検査です．鼻ポリープや後鼻漏などが詳しくわかります．

■ 薬物の種類と選択基準

臨床症状，画像診断による副鼻腔病変の重症度を参考にして治療方針を決定します．軽度〜中等度では各種の薬物療法が第一選択の治療法となり，その病態に応じた薬物を選択します．重症例では最小侵襲手術である内視鏡的副鼻腔手術を施行した上で，薬物療法を併用します．薬物療法のうちマクロライド系抗生物質による半量長期療法は，1984年，「びまん性汎細気管支炎」

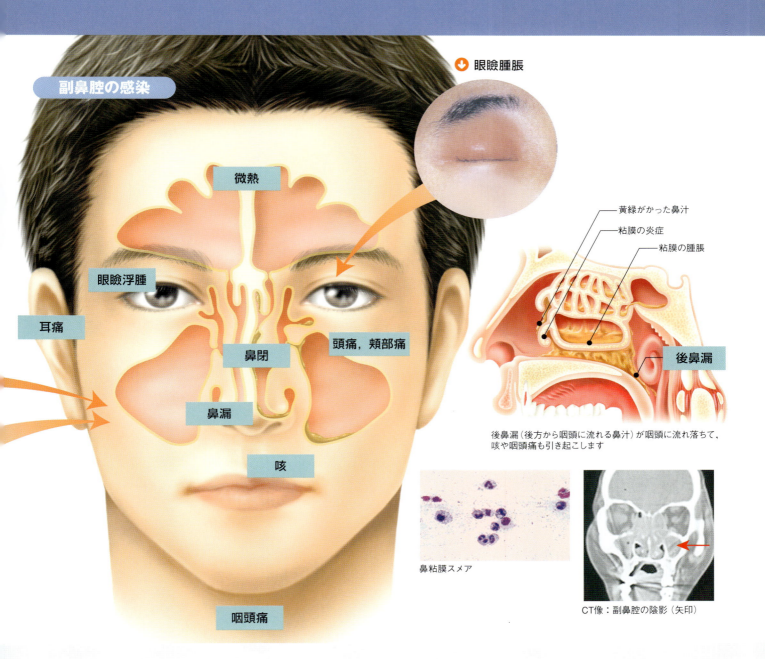

後鼻漏（後方から咽頭に流れる鼻汁）が咽頭に流れ落ちて，咳や咽頭痛も引き起こします

鼻粘膜スメア

CT像：副鼻腔の陰影（矢印）

に対するエリスロマイシン療法が報告されて以来，慢性副鼻腔炎への有効性が報告され，現在では薬物療法の中心的な位置を占めています．

急性の細菌感染による増悪期には，細菌培養検査と抗菌薬感受性試験を参考にして適切な抗生物質を選択します．

マクロライド系抗生物質の半量長期療法は2〜3ヵ月を目安に行います．判定基準や対象症例の重症度によって有用性の結果は様々です．自覚症状（鼻漏，後鼻漏，鼻閉，嗅覚障害，頭痛）のうち，早期の鼻汁分泌の改善が注目されます．他の症状も50〜90％の改善が得られますが，嗅覚障害は30％前後と改善効果は低い傾向です．近年普及した内視鏡的副鼻腔手術の術後使用で，治療成績が向上します．

粘液融解薬は慢性期の非アレルギー性炎症に使用しますが，自他覚所見にあまり影響を与えません．

抗ヒスタミン薬と抗ロイコトリエン薬はアレルギー性素因を背景に有する症例に使用します．

ステロイドの全身投与は著しい好酸球浸潤を伴う高度難治性ポリープに短期間，使用します．

ステロイドの点鼻薬は鼻ポリープ症例に適応があります．

30 慢性鼻副鼻腔炎②

■ 局所療法としてネブライザーと鼻洗浄も有用

　温かい生理的食塩水による鼻洗浄も局所療法として推奨できます．朝晩の洗浄により鼻腔の炎症性分泌液を排除し，鼻茸の縮小，再発予防が可能です．鼻洗浄のための種々の器具として電動型鼻洗浄治療ネブライザー（リノフロー®）や手動式ポンプによる鼻洗浄器（エネマシリンジ®）が市販されています．副鼻腔を洗浄する方法としては下鼻道経由の上顎洞穿刺があります．

■ 内視鏡による画期的な手術が主流

　従来の慢性鼻副鼻腔炎の手術法は上口唇の裏の粘膜を切り，さらに頬の骨を削るもので，術後の顔面のしびれや腫れが起きました．新しい手術法は内視鏡を用いて鼻の穴から副鼻腔の病的な粘膜やポリープを除去する画期的なものです．従来の方法に比べて，患者さんの手術への負担は軽くなります．病気が軽症の場合は入院しないで，外来での手術も可能になり，忙しい方には福音です．

■ 内視鏡による手術の成績は 75％以上で改善

　1980 年代に入って慢性鼻副鼻腔炎の鼻内経由の手術法に内視鏡が積極的に導入され，内視鏡下副鼻腔手術として確立されました．従来の肉眼視による鼻内手術に比較して，手術の正確度，安全性に向上が認められ，現在，標準的手術として普及しつつあります．さらに，光学機器の発達によってモニター TV や録画装置を利用した手術技術の標準化と普及，教育，研究へも応用可能となりました．

　今までに手術を受けていない初回手術例に対しての自覚的な症状の改善率は，75 ～ 98％と満足な結果が得られています．術後成績は短期間の内服ステロイド薬や少量長期間のマクロライド薬とステロイド噴霧薬，外来処置によってさらに向上できます．一方，再手術例，喘息合併例，高度病変例は治癒率の低下が指摘されています．副損傷の発生頻度では高度副損傷は 0 ～ 2.7％で，軽度副損傷は 5.0 ～ 15.1％で，そのうち眼窩損傷が占める割合はどちらも約半数と高い頻度を示しています．

薬物療法

薬剤

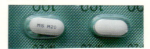
抗生物質

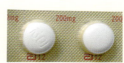
マクロライド系抗生物質

粘液融解薬

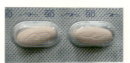
抗ヒスタミン薬

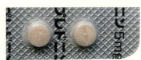
ステロイド内服薬

ステロイド点鼻薬

マクロライドの作用機序

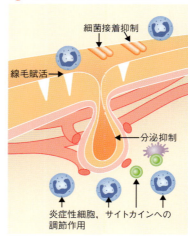

投与前後のCT

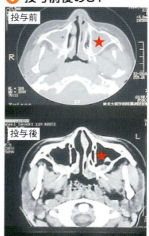
星印に注目

■ 術後の看護・観察ポイントとは

①出血

　鼻に入れたガーゼやタンポンから染み出てくる出血はガーゼやティッシュペーパーとともに軽く拭き取ります．鼻の後ろから喉に落ちる出血は飲み込まずにゆっくりと口から出させます．後ろからの出血を飲み込んでいることを気付かず，気分不快となって嘔吐物と一緒に血液塊が出ることがあります．このような出血が大量に持続的に生じている時は医師の診察を受けさせ

鼻洗浄

⬇ ネブライザーによる鼻洗浄　⬇ 携帯型鼻腔洗浄スプレー　⬇ 手動式ポンプによる鼻洗浄

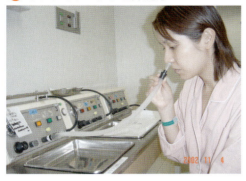
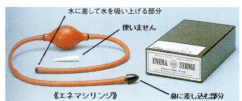

手術療法

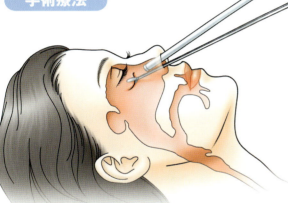

鼻の穴から内視鏡と器具を入れて操作します

⬇ 内視鏡による手術

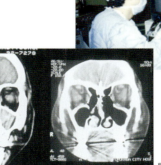

術前　　術後　　影が手術後に消えています．

てください．

②いびき，無呼吸

鼻にガーゼが入ると鼻閉が生じて，口呼吸をせざるを得なくなります．いびきがひどくなり，睡眠中の呼吸が止まることもあります．頻回に生じる時は呼吸・循環のモニターを装着して，医師の診察を受けさせてください．

③眼症状

目の周りの皮膚の腫れ（浮腫）や皮下出血，眼球結膜の発赤・出血，目の疼痛は手術による軽度から中等度の副損傷を示しています．視力障害や複視（物がだぶって見えること）は重大な副損傷のサインですので，至急に医師の診察を受けさせてください．

退院して鼻の中に入れたガーゼなどがすっかり抜去されても，普段から涙が出て，時に膿も伴う場合は手術によって涙の通り道（鼻涙管）が損傷された可能性があります．医師の診察を受けさせてください．

④髄膜炎，髄液漏

脳を囲んでいる硬膜が損傷したことによる症状です．高度な頭痛，発熱，悪寒，項部硬直（うなじの部分が緊張すること），多量の水様性の鼻汁を認めた場合には至急に医師の診察を受けさせてください．

31 好酸球性副鼻腔炎

■ 最近，注目されている疾患です

好酸球性副鼻腔炎は副鼻腔粘膜または鼻ポリープに，著明な好酸球浸潤を伴う易再発性の慢性副鼻腔炎の総称です．好酸球は血液中のリンパ球の一種で，一般的には喘息，アレルギー性鼻炎などの病気を引き起こすことが知られております．好酸球性副鼻腔炎は，喘息を持っている方，または喘息の予備軍の方に多く認められ，好発年齢は40歳代です．最近の疫学調査によると，本邦では約100〜200万人の慢性鼻副鼻腔炎患者が推定されており，そのうちの約20万人が好酸球性副鼻腔炎で，さらに約2万人が重症症例と考えられています．早期から嗅覚障害を示し，両側で多発性の鼻ポリープを認めます．鼻汁は極めて粘稠で好酸球を含んでおり，好酸球性ムチンと呼ばれます．血中の好酸球数の増加や，副鼻腔の中でも篩骨洞病変が上顎洞病変よりも高度です．好酸球性副鼻腔炎の診断基準はスコアの合計が11点以上とされています．厚労省の難病要件を満たす条件は重症度，喘息合併，鎮痛薬の過敏性，好酸球性中耳炎の合併などです．

■ 再発の兆候は嗅覚障害と膿性鼻漏です

従来の慢性副鼻腔炎とは異なり，マクロライド半量長期療法の効果が期待できません．軽〜中等症例では抗ロイコトリエン拮抗薬，ステロイド経鼻噴霧薬，ステロイドの全身投与で治療しますが，難治症例や再発症例では手術を行います．手術でポリープを完全に除去しても，手術後にかぜを引いたり，喫煙を継続していると，再発する可能性が極めて高くなります．治療に抵抗性を示します．また血中好酸球の絶対数の増加も予後不良因子です．

手術後の再発の兆候の判断は，嗅覚の低下と感染です．嗅覚の減退やにかわ様の好酸球性ムチンを示唆する鼻漏の出現時には，ステロイド薬であるプレドニゾロン（0.5mg/kg）を，膿性〜膿粘性鼻漏が持続する場合には抗菌薬を数日間頓服します．術後の鼻腔洗浄も重要な治療法です．また，喘息合併症例や下気道の症状の合併症例では副鼻腔炎の再燃によって下気道も悪化しますので，要注意です．

■ アスピリン喘息を見逃さないようにします

難治性の好酸球性副鼻腔炎は，アスピリンなどの鎮痛薬に対するアスピリン喘息の場合があります．アスピリン喘息は鼻ポリープ・喘息・アスピリン不耐性（過敏）の3症状を示します．原因は十分に解明されていませんが，鎮痛解熱薬をはじめとする様々な薬物に対して過敏性を示します．好酸球性副鼻腔炎の治療に頻用されるステロイド

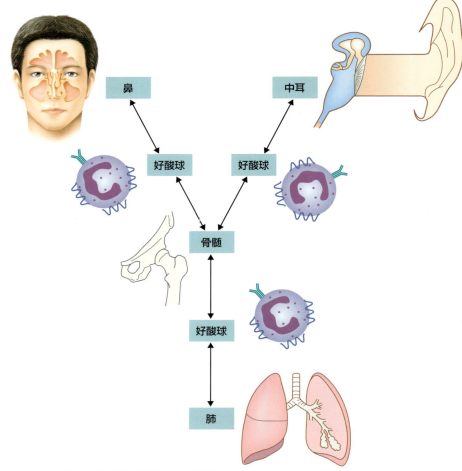

好酸球は好酸球性副鼻腔炎・好酸球性中耳炎・喘息を介して活性化され，体内循環して，さらに活性が増強するという悪循環を引き起こします

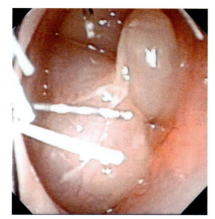

鼻腔はポリープで充満されています

● 慢性副鼻腔炎の新規分類と罹患患者数

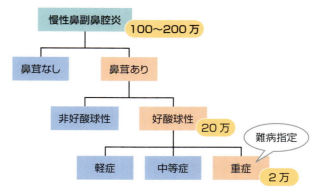

Japanese Epidemiological Survey of Refractory Eosinophilic Chronic Rhinosinusitis Study（JESREC Study）による

● ステロイド薬全身投与の効果
副鼻腔の陰影がほぼ消失しています

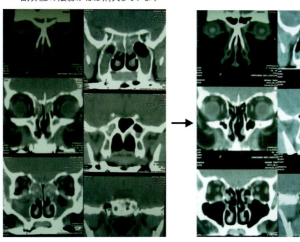

投与前　　　　　　　　投与後

● 好酸球性副鼻腔炎と従来の慢性鼻副鼻腔炎の相違

	従来の慢性鼻副鼻腔炎	好酸球性副鼻腔炎
好発年齢	全ての年齢層	成人以降（特に，40歳以上）
初発症状	鼻漏，鼻閉，頭痛・頬部痛	嗅覚障害
鼻汁の性状	膿性，粘性，好中球浸潤	粘稠，にかわ状，好酸球浸潤
ポリープの状態	中鼻道主体，単発性	嗅裂部，中鼻道，多発性
CTの所見	上顎洞優位	篩骨洞優位
粘膜の細胞浸潤	好中球主体	好酸球主体
末梢血液像	様々	好酸球増多
気管支病変	びまん性汎細気管支炎，気管支拡張症，COLD	気管支喘息，アスピリン喘息

薬を，急速に静脈注射すると喘息発作が起きるので，経口投与で使用します．

■ 好酸球性中耳炎も難治性です

　喘息や好酸球性副鼻腔炎に合併する難治性の中耳炎である好酸球性中耳炎も注目されています．極めて粘稠で好酸球を含む中耳貯留液を伴い，中耳粘膜には多数の好酸球が集積し，肉芽性病変を伴うこともあります．伝音難聴に加えて感音難聴を呈することがあり，重症例では聾となります．従来の中耳炎の治療に抵抗を示し，ステロイド薬の全身投与や中耳への局所注入が行われています．好酸球性中耳炎と類似した疾患として，ANCA関連血管炎があり，鑑別を要します．ANCAとは好中球に対する抗体のことで，ANCA陽性を示す一連の疾患群をANCA関連血管炎といいます．Churg-Strauss症候群は気管支喘息またはアレルギー性鼻炎・好酸球増加・血管炎による様々な全身性症状を臨床所見とします．多発性血管炎性肉芽腫症は上気道の肉芽腫・肺の肉芽腫・腎臓の糸球体腎炎を特徴とします．どちらのANCA関連血管炎もステロイド薬と免疫抑制薬が治療に使用されますが，重篤な全身の臓器障害に進行し得る致死的な疾患です．

32 副鼻腔嚢胞

■ 副鼻腔嚢胞とは

副鼻腔嚢胞は副鼻腔に形成された粘膜と骨膜によって囲まれた閉鎖腔で，その内容物は粘液や粘膿液です．徐々に大きさを増し，しばしば骨破壊を伴って副鼻腔局所から周囲組織を圧迫します．頰部の疼痛や腫脹，鼻閉などを主な症状とします．また，病変が眼窩に波及すると，眼球突出，眼瞼腫脹，視力障害が生じることがあるので注意を要します．形成機序として，日本では慢性副鼻腔炎の古典的な手術法として行われている，歯肉部から切開する副鼻腔根本手術の後に発生することが圧倒的に多いです．手術の既往がなく発生する場合もあります．

■ 診断は過去の副鼻腔手術の既往，症状，画像所見です

過去に鼻の手術の既往があって，頰部の疼痛や腫脹，鼻閉，歯痛，眼球突出，眼瞼腫脹，視力障害を呈している場合はこの疾患を疑います．嚢胞の部位によって症状が異なります．つまり，上顎洞の嚢胞では頰部の疼痛や腫脹，鼻閉，歯痛が，篩骨洞や前頭洞では眼球突出，眼瞼腫脹，視力障害が，蝶形骨洞では視力障害が主症状です．また，放置することによって症状は進行します．特に，眼症状が急速に進行することがあり，留意すべきです．確定診断にはCTやMRIなどの画像診断が必要です．

■ 鑑別すべき病気には副鼻腔腫瘍があります

鼻の手術の既往のない場合には腫瘍と鑑別する必要があります．腫瘍の場合には鼻出血，膿性鼻汁を伴うことが多いです．鑑別のためにはMRIによる画像診断を行います．

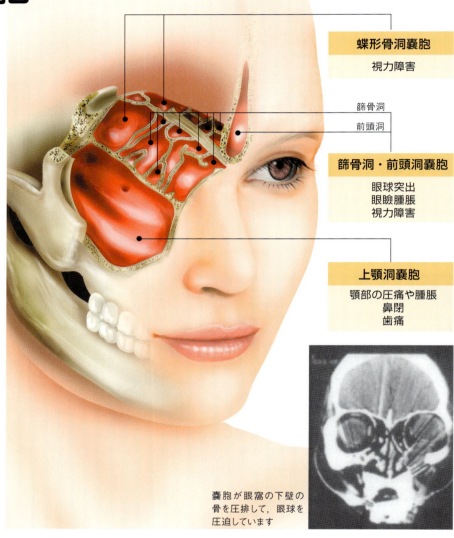

蝶形骨洞嚢胞
視力障害

篩骨洞
前頭洞

篩骨洞・前頭洞嚢胞
眼球突出
眼瞼腫脹
視力障害

上顎洞嚢胞
頰部の圧痛や腫脹
鼻閉
歯痛

嚢胞が眼窩の下壁の骨を圧排して，眼球を圧迫しています

■ 手術的治療が唯一の根本的治療法です

上顎洞嚢胞に対する従来の治療法は嚢胞粘膜の完全摘出であり，歯肉からのアプローチが主に行われてきました．しかしながら，嚢胞粘膜を温存して一部の嚢胞壁を開放し，鼻腔に交通させる方法が副鼻腔嚢胞の手術の主流となってから，内視鏡を用いた鼻の穴を経由した手術が普及してきています．CT像と内視鏡所見から嚢胞壁の薄い箇所を同定して，メス，ノミ，ドリルで開放し，その開放部から鉗子を用いてさらに大きく開放します．しかしながら，鼻の穴からの開放が困難な場合には歯肉を切開して手術することもあります．

篩骨洞や蝶形骨洞に発生した嚢胞は，内視鏡の導入によりその解剖学的位置を的確に知ることができ，鼻の穴を経由した手術で行えます．

前頭洞の嚢胞は鼻の穴を経由した方法が難しい場合が多く，眉部の皮膚切開が必要となることが多くなります．

手術療法

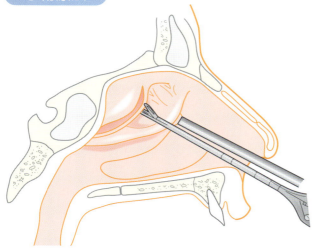

⬆ 内視鏡手術

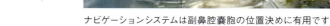

ナビゲーションシステムは副鼻腔嚢胞の位置決めに有用です

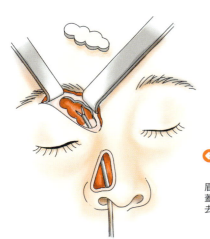

⬅ 眉部の皮膚切開による
アプローチ

眉毛内皮膚切開で，前頭骨壁を洞の形に蓋状に採取して洞を開放します．病巣を除去後に骨弁を整復します．

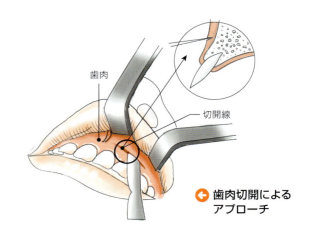

⬅ 歯肉切開による
アプローチ

　ナビゲーションシステムは複雑な鼻副鼻腔の解剖学的構造の知識の裏付けとなり，個々の患者さんの術中での手術の場の再確認を可能にしています．重要な近接臓器への副損傷を最小限にさせる新兵器です．特に，多房性の術後性上顎洞嚢胞の眼窩下や外側に存在する場面で威力を発揮します．
　XPSドリルシステムのドリルバーによる高回転の出力能によって骨組織への削開が容易となっています．鼻入口部とドリルの柄の接触や周囲組織への誤操作を防ぐために，先端と柄を含めた側面部を金属カバーで覆っています．また併備している自動洗浄システムは組織の吸収を助け，バー先端の冷却による熱損傷を防いでいます．

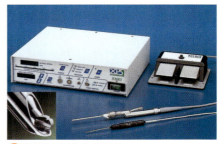

⬆ XPSドリルシステム

第2部　疾患編

33 鼻骨骨折

鼻骨の解剖

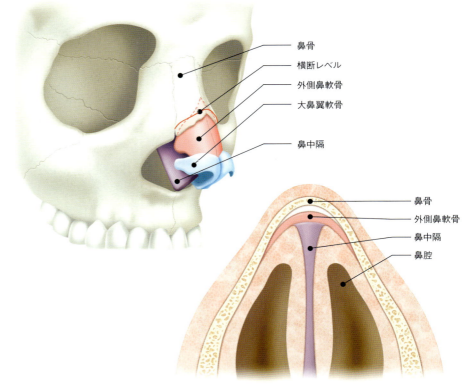

鼻骨
横断レベル
外側鼻軟骨
大鼻翼軟骨
鼻中隔

鼻骨
外側鼻軟骨
鼻中隔
鼻腔

■ 鼻骨・顔面骨の解剖を知る

鼻骨は顔面骨の中で前方に突出しているためスポーツや殴打，打撲などで骨折しやすく，顔面外傷の中で最も頻度の高い疾患です．

鼻骨は左右2個あり，上部で前頭骨，側方で上顎骨と縫合しています．また，下方に鼻軟骨，後方に鼻中隔軟骨が付着しています．そのため，鼻骨骨折は鼻骨のみならず篩骨，涙骨，上顎骨，前頭骨，鼻中隔の骨折を伴うこともあり，また内眼角靱帯や涙道，眼球の損傷を伴うこともあります．

■ 画像診断によって骨折の分類をします

鼻骨骨折の診断は，問診にて外傷の原因，外力の方向，鼻出血の有無を確認します．受傷後早期に視診による診断が容易ですが，数時間後には軟部組織の腫脹のために診断が困難になります．

また，鼻骨の骨折のみならず，鼻中隔の骨折，粘膜下血腫，頭蓋底損傷による髄液漏などを引き起こすこともあり，また上顎骨，前頭骨，篩骨などの顔面骨骨折の合併を引き起こすこともあるので，注意が必要です．

画像検査ではウォータース法や鼻骨側面X線，CTが行われます．特にCTの場合，スライス厚を通常の5mmから1～2mmにすることや三次元CTにすることで，より正確な情報が得られます．

鼻骨骨折は骨折の状態により，①斜鼻性鼻骨骨折，②両側性鼻骨骨折，③鞍鼻性骨折などに分類されます．画像および視診，触診による情報から骨折の状態を考慮し，治療方針を決定します．整容面のみならず，頑固な鼻閉な

鼻骨骨折の分類

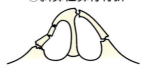

①斜鼻性鼻骨骨折

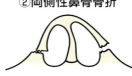

②両側性鼻骨骨折

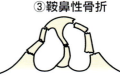

③鞍鼻性骨折

どの機能障害があれば整復術の適応となります．ボクシングやラグビーなどの頻回に外傷の危険に遭遇する症例では，再骨折の可能性を十分に説明した上で手術の適応を考慮します．

■ 整復術と術後の固定で治療します

鼻骨骨折の整復術は，個々の症例に応じて局所麻酔下または全身麻酔下にて行われます．局所麻酔の場合，鼻粘膜へのキシロカイン®などによる浸潤麻酔や三叉神経（眼窩上，眼窩下神経）の神経ブロックを行った上で行います．合併損傷があり，観血的な整復を必要とする場合や，小児のケースで十分な安静が取れない場合には，全身麻酔が選択されます．

実際の整復は鼻内よりワルシャム鉗子，ランゲンベック鉗子などを用いて行いますが，合併症によっては，内眼角の皮膚切開や鼻内，上顎洞からのアプローチによる観血的整復が必要な場合もあります．

整復は鼻腔の気道としての機能回復，および美容的整復を目的として行

画像診断

CT水平断

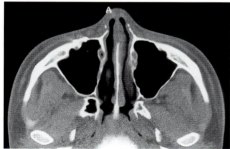

鼻骨・上顎骨縫合の離断と転移を認める．

Waters法によるX線像

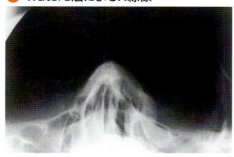

左鼻骨の陥凹を認める．

鼻骨側面X線像

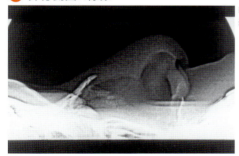

転位は小さいが，鼻骨が細かく骨折している．

治療

整復

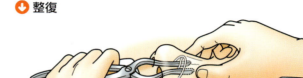

内固定（キルシュナー鋼線）

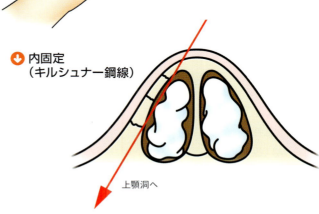

上顎洞へ

外固定

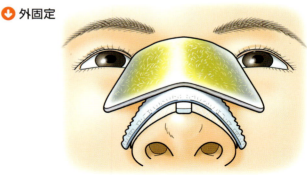

われ，整復後は鼻内の所見を十分に確認する必要があります．鼻骨骨折の約10％に鼻中隔骨折が合併します．骨折による鼻中隔弯曲の長期間の放置により，鼻閉の増強や外鼻変形をきたす可能性もあるので，手術適応の参考とします．鼻中隔骨折は鼻中隔軟骨自体の骨折よりも，鼻中隔軟骨・鋤骨と口蓋突起の脱臼が多いようです．整復の目安として受傷前の顔写真が参考になります．

整復後の固定は，止血も兼ねた軟膏ガーゼによる鼻内からのパッキング，キルシュナー鋼線を用いた内固定，シーネを用いた外固定にて行います．四肢の骨折の場合と同様に数週間の固定が必要となります．

顔面外傷における整復術のいわゆるゴールデンタイムは2週間以内です．それ以上経過した陳旧例では骨折周囲の線維化や瘢痕化によって可動性が制限されて骨切りなどの方法が選択されます．斜鼻では鼻背部が変位して"く"の字に変形します．鼻骨の外側部と内側部の骨切り術が必要です．鞍鼻とは鼻の支持組織である鼻骨や軟骨の支持が失われた結果としての鼻背部の陥凹変形です．自家骨・軟骨組織移植やシリコンプロテアーゼの挿入で整復します．

34 眼窩吹きぬけ骨折

■ 眼窩吹きぬけ骨折とは

野球ボールやテニスボール，拳や膝などによる急激かつ過大な力が眼窩部（眼球の部分）へ局所的に加わり，眼球を取り囲む骨の脆弱な部分が外側に向かって骨折して，外眼筋（眼球を動かす筋肉）やその周囲の脂肪織などの眼窩内容物が副鼻腔に飛び出して，眼球運動障害を引き起こす疾患です．しばしば，上顎骨骨折や頬骨骨折などの顔面外傷に伴うことがあります．

■ 主な症状は複視と眼球陥凹です

主な症状は複視（物が二重になって見えること）と眼球陥凹（眼球がへこむこと）です．眼球を動かす筋肉が骨折した間隙に挟まって，眼球の運動制限が起き，複視になります．眼窩吹きぬけ骨折は内側型と底部型，その複合型に分類することができます．内側型では眼球上転時，底部型では外転時に複視が著明です．眼窩の下壁の骨折が広い範囲に及ぶと，眼窩の内容物が上顎洞に落ち込んで眼球陥凹になります．

■ CT検査やMRI検査で骨折の部位がわかります

発症の状況，画像所見，特にCTによる骨折部と副鼻腔への眼窩内容物の脱出の確認で，診断は比較的容易です．

底部型では前額断（顔面の正面の断層）CTが，骨折部位と眼窩内容物の脱出・嵌頓の程度を観察する上で有用です．内側型では軸位断（輪切りの断層）CTが，内直筋全体の状態を把握することが可能であり，篩骨胞への突出程度も評価できます．内側型と底部型を合併した複合型の頻度も高いので，両方向のCT像を撮影します．

MRI検査は眼窩内の脂肪織と外眼筋組織を区別することができるので，傷

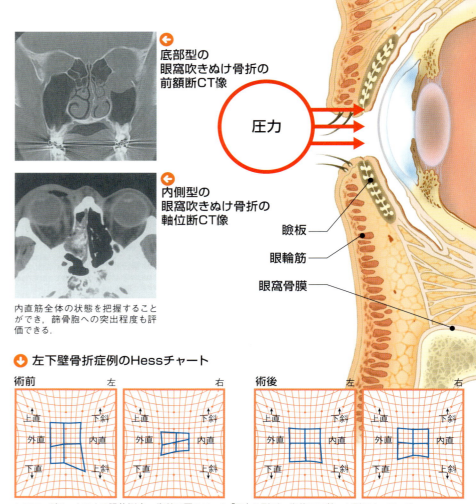

底部型の眼窩吹きぬけ骨折の前額断CT像

内側型の眼窩吹きぬけ骨折の軸位断CT像

内直筋全体の状態を把握することができ，篩骨胞への突出程度も評価できる．

眼窩吹きぬけ骨折の模式図

左下壁骨折症例のHessチャート

ヘスコージメータによる眼位測定．術前は歪んでいた「田」の形が，術後には整った形になっている．

害組織の鑑別が可能です．特に，MRIで外眼筋の挫滅や眼窩内容物の嵌頓がわかれば，迅速な手術により良好な予後につながることが期待されます．

■ 眼症状の程度の評価には視力検査が必要です

眼科専門医による視力検査とHessコージメータによる眼位測定が必要です．特に，Hessチャートの「田」の字形の歪みで，各外眼筋の運動過多や不全を評価します．traction testは術中に下直筋や内直筋の眼球付着部に糸を掛けて随意的に動かして，運動の制限を判断する方法です．整復後の運動制限の改善の有無を術中に判定できます．

■ 緊急時では出血への対応，強い鼻かみの禁止，視力障害の治療が必要

骨折部の骨や粘膜からの出血が，副鼻腔を経由して鼻腔に流入して鼻出血となる場合には，救急処置が必要です．

骨折部位を経由して眼窩気腫を引き起こす場合があるので，強度な鼻かみは禁止します．

眼球自体の損傷では眼科専門医の緊

経眼窩法

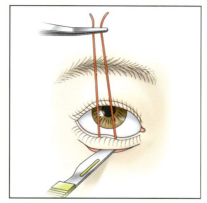

A 下眼瞼に沿って瞼縁下2〜3mmに眼縁に平行な皮膚切開を入れる．

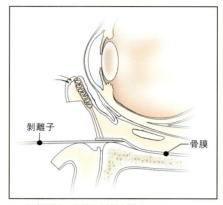

B 眼窩下壁の骨膜の剥離を進め，骨折部位に到達する．

内視鏡下経鼻法

▼ 眼窩吹きぬけ骨折の底部型に対する整復術の模式図

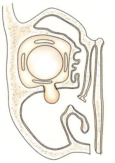

A 眼窩下壁の骨欠損部からの眼窩内容物の脱出

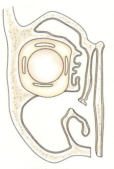

B 眼窩下壁の骨折片の除去

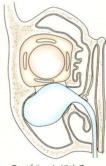

C バルーンによる上方への圧迫

▼ 内視鏡下経鼻法による整復術の術前と術後のMRI所見

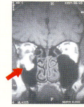 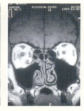

手術前に認めた眼窩内容物の脱出部分（矢印）が，手術によって整復されているのがわかる．

急処置や手術が必要です．合併する視束管骨折による視力障害では，視束管骨折開放術やステロイド薬のパルス療法などを考慮します．受傷直後に眼科専門医による視力の検査が必須です．

■ **手術の時期は症状や検査結果による重症度で決まります**

受傷直後から高度な複視を認め，CTによって眼窩内容物の嵌頓が著明な場合は，早急な手術により外眼筋の絞扼を取り除くことが必要となってきます．これ以外の状況では，受傷後10〜14日間経過しても複視などの眼症状が残存した際での待機手術となります．また，眼球陥凹に対しても待機手術でよいです．

■ **手術は主に3種類の方法があります**

内側型骨折では内視鏡による経鼻的アプローチ（鼻の穴を経由する方法）が最適の手術選択です．

底部型骨折の手術法は，①下眼瞼切開法による手術法，②歯肉切開による経上顎洞法，③内視鏡による経鼻法，の3つに大別できます．経眼窩法，経上顎洞法ではほぼ全ての症例に対応することができますが，手術に伴う顔面皮膚の瘢痕形成，シリコンなどの挿入による異物反応，術直後の頬部腫脹，上唇の知覚鈍麻などの合併症が欠点です．一方，内視鏡下経鼻的アプローチは低侵襲な手術ですが，熟練した手技が必要であることと，眼窩下壁の外側部への操作に難点があるため，本アプローチのみでは困難な症例もあります．術者の技量と個々の症例によって手術アプローチを検討すべきです．

35 顔面外傷

■ 顔面の骨折は3種類に分けられます

顔面外傷における代表的な骨折としては，その発症および機能障害の出現の違いから，頬骨骨折，Le Fort 骨折，下顎骨骨折の3つが挙げられます．

■ 頬骨骨折は経口的または経皮的に骨固定をします

頬骨は前頭骨，上顎骨，側頭骨の3つの骨と縫合部を持ち，顔面の左右に隆起を形成します．下方には咀嚼に関与する咬筋が付着し，また内側にも咀嚼に関連する側頭筋が位置しています．

頬骨骨折は，①前頭骨，②上顎骨，③側頭骨との縫合部が骨折し転位する場合と，頬骨弓が骨折する場合があります．前者の場合，上顎骨などの骨折を伴っていることがしばしばあります．

頬骨骨折の症状は，頬骨部の陥没による顔面変形の形態的なものと，側頭筋，咬筋の圧迫や傷害による開口障害といった機能的なものがあります．

頬骨骨折の診断は，視診や触診にて陥没，変形，骨折線などと開口障害を確認することが必要となります．画像診断では頬骨水平断 X 線や CT などが有用です．特に，3D-CT では頬骨の転位の有力な情報が得られます．

頬骨骨折の治療は，全身麻酔下に口腔前庭部切開や皮膚切開から頬骨にアプローチする観血的な整復が一般的であり，U字鉤などを用いて整復します．整復後，形態の正常化や開口障害の軽快を確認する必要があります．術中にX線撮影を行えば，より正確な整復が行えます．整復後はミニプレートやワイヤーなどを用いて固定します．プレートやワイヤーは二期的に除去する場合もあります．

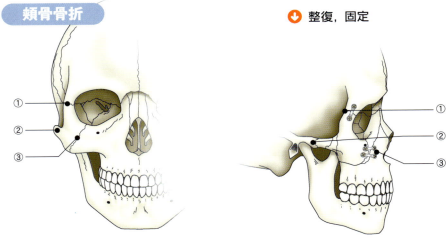

頬骨骨折 / **整復，固定**

①前頭骨・頬骨縫合　②側頭骨・頬骨縫合　③頬骨・上顎骨縫合

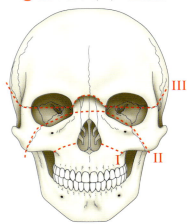

Le Fort骨折

Le Fort I, II, III型骨折

■ Le Fort 骨折は他科と協力して経口的な整復固定が必要です

Le Fort 骨折は骨折線が両側上顎骨を水平に走るもので，骨折部位によって I ～ III 型の3種類に分けられます．

実際の臨床では，Le Fort 骨折の症状として中顔面の変形に基づく形態異常，また上顎骨の転位による咬合不全が起こります．単純な定型的骨折はまれで，上顎骨縦骨折や歯槽骨骨折を合併することが多く，眼科，歯科など他科の協力も必須です．

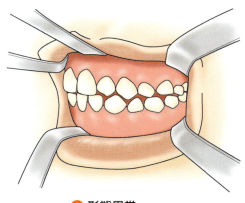

症状

形態異常（dish face）
咬合異常

診断に当たっては視診にて顔面の変形を，触診にて上顎の動揺性などを確認することが重要です．画像ではウォータース法，オルソパントモグラム，セファロ側面像，正面像，3D-CTなどにより正確な情報を得て，治療方針を立てる必要があります．特に眼窩の状態（眼窩吹きぬけ骨折の合併の有無，涙嚢などの付属器の損傷など）や咬合の状態などには注意が必要です．

治療は口腔前庭切開や皮膚切開を用いた観血的整復を行い，ミニプレート

下顎骨骨折

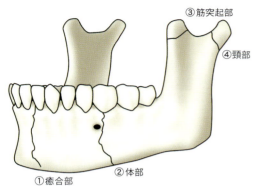

① 癒合部　② 体部　③ 筋突起部　④ 頸部

3D-CT

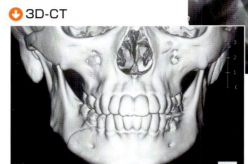

右下顎骨体部に骨折を認める．
転位は認めない．

パントモグラム

右下顎骨体部に骨折線を認める．

治療

徒手整復，固定

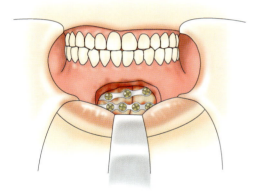

顎間固定（ブラケット，鋼線，ゴム）

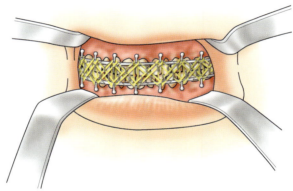

やワイヤーで固定します．手術のタイミングとしては受傷直後の浮腫のない状態で行うのが理想ですが，この時期に行われることはまれで，約1週間後に浮腫が消退し変形の診断が容易になった時期に行うのが一般的です．咬合不全がある場合には術後に顎間固定を必要とする症例もあります．

■ **下顎骨骨折では顎間固定や経口腔的整復で治癒します**

下顎骨は咬筋，側頭筋，内側翼突筋，外側翼突筋などの咀嚼に関連した筋肉や頸部の骨と連絡する筋肉が付着しています．そのため，骨折が起こった場合には，骨折片がこれらの筋群により牽引され，転位することが多く，整復が必要となります．また，下顎骨は左右1対の関節を持つ，咀嚼という特殊な運動を行っており，整復の際には咬合に注意しなければなりません．

下顎骨骨折の診断は視診および触診にて，咬合不正，開口障害，骨折部位などを調べます．また，パントモグラフィーやウォーターズ法などの単純X線やCTにより，骨折線の位置や骨片の転位を把握します．

治療としては，顎間固定のみの非観血的整復と口腔内からのアプローチによる観血的整復が行われます．観血的整復を行った場合もミニプレートでの固定に加えて，術後の骨片の浮動を防止するため，数週間の顎間固定を行うことがあります．

第2部　疾患編

36　歯肉炎・歯周炎

歯肉炎

1. 単純性歯肉炎
2. 全身疾患の歯肉への発現
   1) ウイルス感染症
      ① 単純ヘルペスウイルス（初感染病変）
      ② 帯状疱疹ウイルス
   2) 粘膜皮膚疾患
      ① 扁平苔癬
      ② 尋常性天疱瘡
      ③ 多形滲出性紅斑症候群
   3) 薬物の副作用
3. 歯肉の外傷

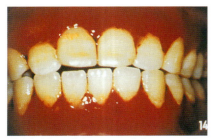

（高木實監修：口腔病理アトラス，第2版，p77，図1）

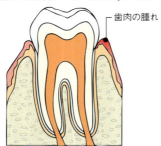

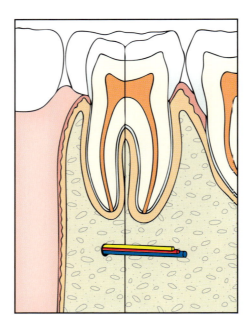

歯周炎

1. 慢性歯周炎
2. 全身疾患の一症状としての歯周炎
   1) 血液疾患
      ① 白血病
      ② 周期性好中球減少症
   2) 内分泌疾患
      ① 糖尿病
   3) 遺伝性疾患
      ① Down症候群
      ② Papillon-Lefèvre症候群

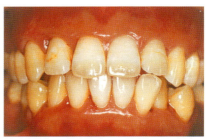

（高木實監修：口腔病理アトラス，第2版，p83，図1）

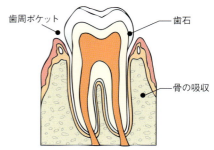

治療

- ブラッシングによる口腔内洗浄，歯石の除去
- 全身疾患との関連チェック
  ・発熱や咽頭痛などの他症状の有無
  ・常用薬を含め，現在内服している薬物の情報を聴取

■ 歯周病には炎症，全身疾患の影響，外傷があります

歯周囲組織に病変をきたす疾患を歯周病といい，歯肉炎と歯周炎とがあります．大部分の歯周病は局所的な要因によって生じますが，一部は全身性疾患やその異常によって生じます．

■ 単純性歯肉炎とは

原因は口腔清浄不良による歯垢（プラーク）．歯垢は細菌とその産生物により構成され，歯面に白色または黄白色の沈着物として強く付着します．

著しい歯肉の発赤，腫脹，易出血性となり，歯の動揺はありません．
ブラッシングによる歯垢除去，抗生物質や消炎薬の投与を行います．

■ 慢性歯周炎とは

主な原因は細菌感染で歯肉炎から移行し，歯垢が石灰化した歯石が関与しています．歯石が歯肉を損傷し，細菌の繁殖を助長します．
歯肉上皮の付着部が破壊されるため歯肉の退縮が著しく，歯根の一部が露出し歯が動揺します．排膿を認めることがあります．

■ ブラッシングによる口腔内洗浄，歯石の除去が治療

例えば糖尿病は歯周炎の発症を増加させ，病変を増悪させる因子となります．全身疾患が関与する歯肉炎・歯周炎を見逃さないために，他症状の有無や現在内服している薬剤の情報を聴取することが重要です．中高年者の歯周病，治療に抵抗する歯周病では，全身疾患との関連を考慮する必要があります．

第2部　疾患編

37 口内炎

Behçet病のアフタ

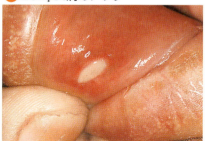

急性偽膜性カンジダ症（新生児）

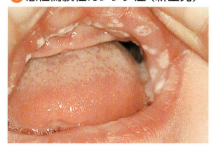

放線菌症

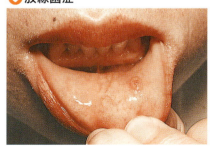

原因と分類

化学的・物理的障害	
非特異的炎症	カタル性・壊死性潰瘍性・ジフテリア性・猩紅熱性，地図状舌
アフタ性疾患	アフタ性口内炎・Behçet病
特異的炎症	結核・梅毒・放線菌症
真菌性	カンジダ症・ムーコル症
ウイルス性	単純ヘルペス・水痘・帯状疱疹・ヘルパンギーナ・手足口病・麻疹
その他の粘膜病変	扁平苔癬・尋常性天疱瘡

水痘

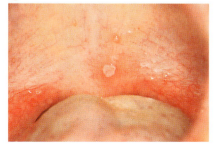

ヘルパンギーナ

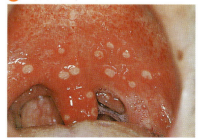

扁平苔癬

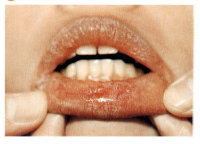

尋常性天疱瘡

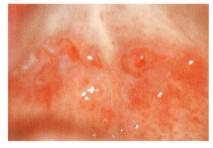

■ 分類

口内炎は口腔に生じる炎症の総称で，粘膜病変の病態によりに分類されます．

■ アフタ性口内炎とは

孤立性または多発性の境界明瞭な粘膜病変を示し，疼痛を伴います．再発を繰り返すのが特徴です．20代に好発し，1～2週間で治癒します．細菌感染や栄養障害，精神的情緒的障害が原因になることもあります．

■ Behçet(ベーチェット)病とは

口腔内再発性アフタ性潰瘍，再発性前房蓄膿性ぶどう膜炎，陰部潰瘍を3徴候とする全身性炎症性疾患です．皮膚，関節，中枢神経系にも病変が生じます．口内炎の所見のみが存続する場合は診断が困難です．

■ カンジダ症とは

カンジダは口腔内の非病原性の常在菌（真菌）ですが，菌交代症や日和見感染の結果，口内炎を起こすことがあります．ステロイドの長期投与，吸入，抗癌薬の投与後に生じることがあります．白色のやや隆起した点状，斑状の境界明瞭な病巣が多発します．

■ 扁平苔癬とは

角化異常を伴う炎症性疾患で皮膚科疾患ですが，粘膜症状を合併したり，粘膜病変のみを呈したりすることもあります．白色の線状病変を呈します．

■ 尋常性天疱瘡とは

自己免疫性水疱性疾患の一つ．容易に破れて疼痛の強いびらん性の粘膜病変を生じ，粘膜をこすると容易に剥離します（Nikolsky現象）．

38 口腔・咽頭外傷

■ 機械的，化学的，物理的な損傷があります

口腔・咽頭領域の外傷は，この部位の血行が豊富であることから治癒力が高い反面，咀嚼，嚥下，発声などの運動により安静が保てないことや，唾液，口腔内常在菌の存在から感染を誘発しやすいこと，出血，炎症による粘膜腫脹により気道閉塞を起こすことがあるなど，合併症や緊急処置を時に有することがあるので注意が必要です．

受傷の原因には交通事故，けんか，咬傷，スポーツなどによる機械的損傷，酸，アルカリの誤飲などによる化学的損傷，電気，熱（火傷）などによる物理的損傷，および異物があります．

■ 診断から治療への過程

これらの診断は問診，局所の所見から容易です．しかし，例えば自殺企図で化学物質を飲み込んだ場合は食道以後にも病変が及び，吸収されれば中毒を生じますし，熱傷の場合には気道粘膜の浮腫は遅発性に生じることがあります．したがって，受傷の状況を本人ばかりでなく周囲にいた人，搬送されてきた場合は救急隊からも詳細に聴取する必要があります．また同時に，出血の状況，意識レベルの確認，バイタルサインのチェックを処置中においても経時的に観察する必要があります．出血や気道浮腫などの状態によっては先に挿管，気管切開などの気道確保が優先されることがあります．続いて創部を確認しますが，この時も局所のみにとらわれることなく，頭部外傷の有無，内臓損傷の有無，骨折の有無などにも注意を払い，疑いがあればCTなどの検査はもちろん，該当科の医師に応援を要請します．事故の場合で後に刑事事件になると思われるような場合には，写真撮影を行い記録を残しておく方が良い場合があります．

次いで，創部の処置に当たります．そのまま経過観察でよいものから，debridementを要するもの，縫合，形成を必要とするものまで様々です．交通事故によるものや器具による損傷では，微細な破片が異物となり創部に残存しやすいので，洗浄，消毒，debridementの際に常に注意を払います．したがって，必ずしも現場で全てを一期的に整復，形成までする必要はなく，先に述べたとおり，まず救命に最大限の注意を払い，出血や気道狭窄，感染の予防に専念すべきです．

■ 外傷部位による対応が必要です

① 口唇

口唇部は内側に歯牙があるために裂傷をきたしやすい部位です．皮膚，筋層，粘膜の3層を各層ごとに縫合します．特に，筋層の再建を確実に行います．欠損が大きい場合は局所皮弁による形成術を考慮する必要もあります

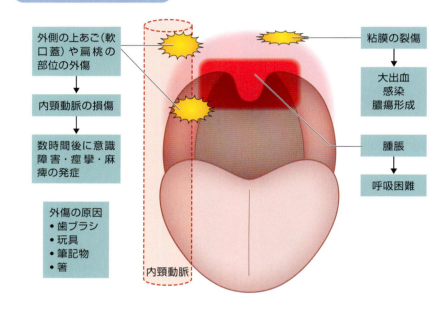

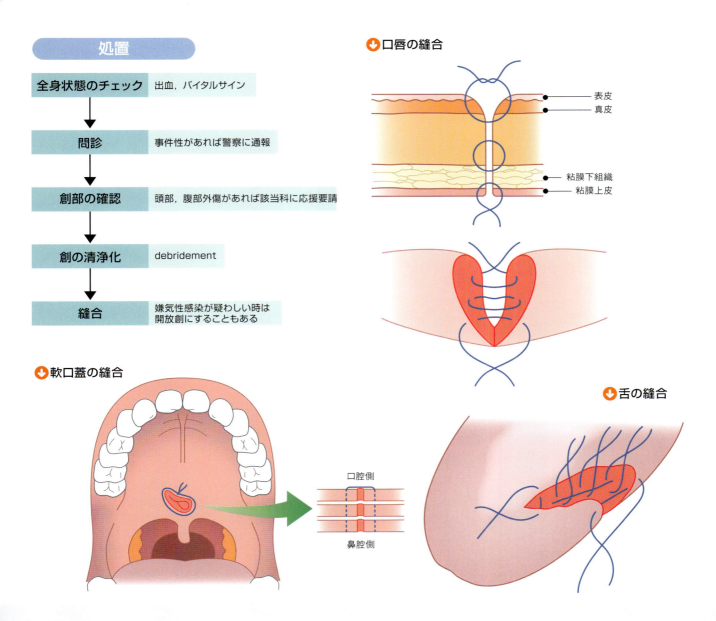

が，まず開放創の一時閉鎖を行い，二次的に再建を計画します．口唇は縫合後の拘縮などのために変形が目立ちやすい部位です．長期的には改善が期待できますが，全く元どおりにまで修復されることは難しい場合が多いです．処置を行う前に患者本人，家族に十分なインフォームド・コンセントが必要です．

②口腔

血液による窒息に常に注意する必要があります．窒息の危険がある場合には，ためらうことなく気管内挿管，気管切開などの気道確保を行います．創部は，粘膜と筋肉に大きく吸収糸を通して縫合します．舌動脈が損傷されている場合には結紮します．咬合創が深部に達する場合には，術後感染や血腫形成の予防のために開放創にすることもあります．近年のペットブームで，愛玩動物による咬傷も珍しくありません．傷は外観より深部に達している場合もあり，動物は人とは異なる口腔内細菌叢を持つため感染力が強い場合もあるので，注意を要します．この場合には開放創として，抗生物質投与，狂犬病や破傷風の予防注射を優先します．口腔底の損傷がある場合は，唾液腺管の損傷に注意します．縫合時に縫い合わせてしまうこともあるので，ブジーを挿入し確認します．

39 口蓋・咽頭扁桃肥大

■ 扁桃肥大の意味とは

扁桃は上気道に位置するリンパ臓器で，上皮性リンパ組織と呼ばれます．リンパ節との違いは，輸入リンパ管を持たず，代わりに陰窩上皮構造を持っていることです．ここでは多数のリンパ球，マクロファージが上皮内に浸潤し外から侵入してくる抗原と直接関わることで免疫機能を果たしています．したがって，生理的肥大は扁桃内部で展開される生体に有利な免疫現象の形態表現と考えられます．一方で，扁桃は極めて多くの外来抗原に早期に接触するため，広範囲な病原微生物による感染症も成立します．急性扁桃炎や慢性扁桃炎時など，扁桃はその生理的機能を逸脱して生体に不利に働く場合もあり，これを病的肥大といいます．

■ 大きさの評価

口蓋扁桃の大きさの評価にはMackenzieの分類が広く用いられています．これは，前後口蓋弓面を基準とした口蓋扁桃の隆起度によりⅠ～Ⅲ度に評価します．アデノイドの肥大の評価は頭部側面X線写真や内視鏡での観察で行います．

■ 小児は肥大による全身的影響，成人は反復炎症が治療適応になります

口蓋扁桃は4～5歳で肥大し7～8歳で最大となり，12～13歳で縮小し思春期を過ぎる頃には萎縮します．咽頭扁桃（アデノイド）はこれに先駆けて2～3歳で肥大し，5歳で最大となり10歳頃までには退縮します．したがって，幼児，学童期の扁桃肥大は基本的には生理的肥大であるので通常は臨床症状を伴わず，単に扁桃の肥大をもって手術などの治療の適応になることはありません．しかし，肥大が過度になると呼吸障害，嚥下障害をきたし，睡眠時無呼吸症候群の原因となり，夜尿症，陥没呼吸による胸郭発育異常，肺性心，心不全を生じます．

成人でこれら扁桃の肥大を認める場合には，反復感染による急性（習慣性）扁桃炎や慢性扁桃炎，悪性リンパ腫，癌などの腫瘍性病変による病的肥大を考慮する必要があります．

アデノイドは左右耳管の真ん中にあるので，耳管狭窄，滲出性中耳炎の原因になったり，アデノイドの炎症が耳管経由で中耳に炎症が波及するため急性中耳炎を繰り返す原因となります．特に，難聴の原因となる滲出性中耳炎を起こす温床ともなります．

アデノイドに潜む細菌が原因で鼻疾患が悪化する場合もあります．

■ 睡眠時無呼吸や溶連菌感染が治療の目安になります

生理的肥大と病的肥大との区別が治療の必要性の判定に重要となります．生理的肥大，慢性炎症による肥大は両側性です．慢性扁桃炎では扁桃の発

⬇ 頭部側面X線写真

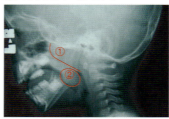

肥大した①咽頭扁桃，②口蓋扁桃．

⬇ 硬性ファイバースコープによるアデノイドの観察

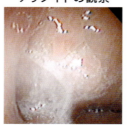

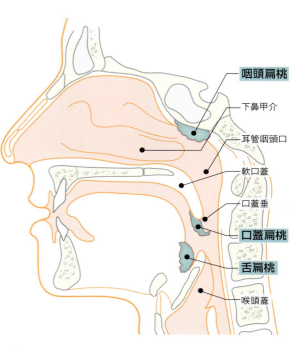

分類

生理的肥大	病的肥大	
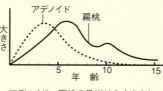 アデノイド，扁桃の見掛けの大きさと年齢との関係	**考えられる疾患** ●急性扁桃炎 ●慢性扁桃炎 ●悪性リンパ腫 ●腫瘍	**引き起こす障害** ●口蓋扁桃の場合 呼吸障害・嚥下障害・夜驚症・いびき ●咽頭扁桃（アデノイド）の場合 鼻閉・睡眠障害・睡眠時無呼吸症候群・鼻性注意集中不能症・アデノイド顔貌・耳管狭窄・中耳炎頻発・高口蓋

検査

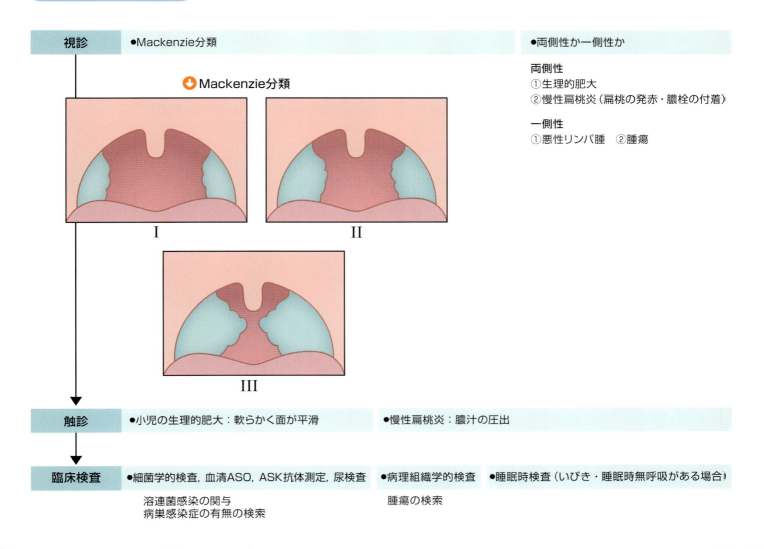

赤，膿栓の付着を認めます．片側性の肥大は悪性リンパ腫や腫瘍を疑います．

小児の生理的肥大では軟らかく表面が平滑であることが多いです．慢性扁桃炎では膿汁の圧出がみられます．成人例では細胞間質，線維成分の増加により硬く，また埋没していることも多くあります．扁桃の細菌培養，血清ASO，ASK抗体測定，尿検査による溶連菌感染の関与や病巣感染症を認めた場合には積極的な治療が必要です．溶連菌感染症ではペニシリン系抗菌薬による除菌が必要で，病巣感染症を合併している場合には扁桃摘出術を考慮します．腫瘍が疑われる場合は病理組織学的検査を行います．

いびきや睡眠時無呼吸がある場合には睡眠検査を行います．睡眠検査には簡便なパルスオキシメータによる経皮的動脈血中酸素飽和度の測定とポリソムノグラフィー（PSG）による呼吸動態の測定があります．

前者は自宅でも可能ですが，結果が陰性となっても必ずしも睡眠時無呼吸が否定されないので注意を要します．後者のPSGは入院が必要な検査です．PSGで病的な睡眠時無呼吸を認めた場合は扁桃摘出術やアデノイド切除術を考慮します．

40 急性扁桃炎

扁桃の膿栓と発赤を認めます

急性扁桃炎は耳鼻咽喉科の日常臨床において最もしばしば遭遇する疾患ですが，意外と鑑別を要することも多くあります．また，局所的，全身的合併症をしばしば発症します．

ワルダイエル咽頭輪を形成する口蓋扁桃は他の扁桃組織と比べて，その解剖学的特徴から絶えず外来抗原から曝露を受けやすい位置にあるため，急性炎症をきたしやすい傾向があります．咽頭，陰窩に付着した菌がかぜや疲労などによる抵抗力の低下によって増殖をきたし，感染症として成立します．起因菌にはレンサ球菌，ブドウ球菌，インフルエンザ菌，肺炎球菌などがあります．小児〜青年期に急激な悪寒戦慄を伴う高熱，咽頭痛，嚥下痛を生じ，食事の摂取が困難になります．

病変は通常は左右両側に認められます．扁桃は発赤・腫脹し，膿栓が付着します．顎下部や上内深頸部のリンパ節が腫脹し，圧痛を伴います．

診断は自覚・他覚所見から容易ですが，状態の把握，鑑別診断，治療法の選択のためには，細菌学的検査，血液一般検査，血液血清学的検査，尿一般検査などを行います．

ウイルス性疾患との鑑別が重要です

伝染性単核球症は Epstein-Barr virus（EBV）の初感染により生じる扁桃炎です．唾液を介して感染する経口感染であることから kissing disease とも呼ばれます．大部分は不顕性感染で，EBV 抗体の陽性率は 2〜3 歳で 70％，20 代でほぼ 100％になると言われていますが，急性発症した場合が伝染性単核球症となります．口腔に感染した EBV は上皮細胞で増殖し，B リンパ球に感染し，感染を受けた B リンパ球は末梢のリンパ組織に分布，増殖します．

本疾患の病態は，EBV の感染を受けた B リンパ球に対する T リンパ球の過剰免疫反応と考えられています．本症罹患の際に血液中に認められる異型リンパ球は CD8 陽性 T リンパ球です．抗生物質に反応しない高熱と，両側の頸部リンパ節の著明な腫脹を認めます．扁桃には偽膜様の白苔が付着します．肝脾腫や全身に皮疹を認めることがあります．

単純ヘルペスウイルス（HSV）による扁桃炎

HSV-1 の感染による扁桃炎ですが，感染経路や感染様式の変遷により性感染症（STD）としての HSV-2 による扁桃炎もあります．症状は，数日間の抗生物質投与で軽快しない高熱と摂食困難をきたす咽頭痛を訴えます．扁桃には白苔を伴う発赤・腫脹を呈し，口腔咽頭粘膜に多数のアフタを形成し，頸部リンパ節の著明な腫脹を伴います．

症状・所見

- 悪寒戦慄を伴う高熱，咽頭痛，嚥下時痛
- 病変は左右両側に認められる
- 扁桃は発赤・腫脹，膿栓の付着
- 顎下部や上内深頸部のリンパ節腫脹，圧痛

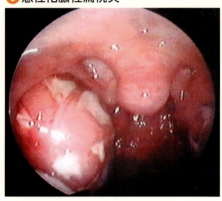

急性化膿性扁桃炎

原因

細菌性	溶血性レンサ球菌，インフルエンザ菌，肺炎球菌，黄色ブドウ球菌
ウイルス性	EB ウイルス（伝染性単核球症），ヘルペスウイルス
その他の原因疾患	ジフテリア，結核，性感染症（梅毒，淋疾，クラミジア症，AIDS）

伝染性単核球症の診断基準

1. 臨床症状・所見	発熱，頸部リンパ節腫脹，咽頭炎（扁桃炎）
2. 血液所見	リンパ球＋単球＞50％，異型リンパ球＞10％
3. 肝機能異常	
4. 血清所見	Paul-Bunnell反応陽性
5. 免疫学的所見	EBV抗体値の上昇

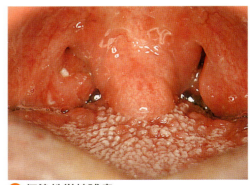

↑ 伝染性単核球症
（西山茂夫：口腔粘膜疾患アトラス，p44，図II-123）

診断・検査

- 細菌学的検査
- 血液一般検査
- 血液血清学的検査
- 尿一般検査

治療

細菌性	ペニシリン，セフェム系抗生物質を中心とした治療
ウイルス性	伝染性単核球症・・・・ペニシリンは不可
	ヘルペスウイルス・・・抗ウイルス薬
その他	原疾患治療

対症療法

疼痛・発熱	非ステロイド性消炎鎮痛薬
摂食困難・脱水・肝機能障害	入院の上，補液

また，皮膚や口唇に水疱，痂皮などのヘルペス疹を認めることが多くあります．

ワンサン Vincent アンギーナは健康状態不良，う歯，口腔内不潔などが誘因となり，紡錘状桿菌やスピロヘータの共生による感染が原因となります．咽頭痛の他に，扁桃には偽膜の付着した噴火口状の深潰瘍を形成します．潰瘍は口蓋，舌，歯肉にまで及ぶことがありますが，局所所見の割に自覚症状が軽く，全身状態も良好なことが多くあります．

他に STD としての扁桃炎には，梅毒，淋疾，クラミジア症，AIDS などがあります．

■ 細菌性とウイルス性に対する治療を区別します

細菌性の場合にはペニシリン，セフェム系抗生物質を中心とした治療を行います．疼痛・発熱については非ステロイド性消炎鎮痛薬を使用し，症状が高度で摂食困難，脱水，肝機能障害などをきたす場合には入院の上，補液を行います．伝染性単核球症の場合，ペニシリン系抗生物質の使用は皮疹の出現，肝機能障害の増悪をきたすことがあるので行いません．抗ウイルス薬（アシクロビル）も効果が認められません．対症的な保存的治療が中心となります．

41 慢性扁桃炎

■ 3つに分類できます

慢性扁桃炎には慢性単純性扁桃炎，習慣性扁桃炎，扁桃病巣感染症の3つが含まれています．

■ 慢性単純性扁桃炎は経過観察します

慢性単純性扁桃炎は成人に発症し，小児にはほとんどみられません．急性扁桃炎から移行する場合と，喫煙・飲酒・化学物質の吸入など慢性咽喉頭炎様の扁桃に対する炎症性物質の持続的刺激が原因となる場合があります．急性扁桃炎のような高熱，咽頭痛，嚥下痛はなく，咽頭の違和感，乾燥感，イガイガ，ヒリヒリ感，時に刺激物がしみるなどの症状があります．微熱や全身倦怠感を訴えることも多くあります．口蓋扁桃は暗赤色に発赤，充血しますが，腫脹，肥大はなく，むしろ埋没しています．膿栓や白苔の付着もはっきりせず，培養検査を行っても特異的な起因菌はなく正常細菌叢に近いです．経過観察が治療方針となります．

■ 習慣性扁桃炎は臨床経過で手術適応を決めます

習慣性扁桃炎は1年に4回以上，2年に5〜6回以上の急性扁桃炎を繰り返す状態を指します．扁桃陰窩深部に炎症巣が存在し，外からの刺激や全身状態の悪化などにより炎症が惹起されます．小児に多く3〜4歳頃から発症し，5〜6歳でピークになります．大部分は10代で自然軽快しますが，一部が成人まで移行します．成人になってから発症するケースもあります．習慣性扁桃炎の症状は高熱，強い咽頭痛と嚥下痛を訴えます．安定期は無症状ですが，扁桃に膿栓の付着を認めたり，扁桃圧迫で陰窩から膿汁を認めたりします．細菌培養ではA群β溶連菌，インフルエンザ菌，肺炎球菌，黄色ブドウ球菌などを検出します．

■ 扁桃病巣感染症では積極的な手術を考慮します

扁桃が原病巣となって，扁桃から離れた臓器に器質的・機能的障害を引き起こす病態を扁桃病巣感染症といいます．扁桃の摘出により症状の改善がみられた疾患のうち，掌蹠膿疱症，IgA腎症，胸肋鎖骨過形成症は扁桃摘出による効果が極めて高いことから，扁桃病巣感染症の関連疾患として認知されています．その他の関連疾患に尋常性乾癬，アレルギー性紫斑病，関節リウマチなどの報告があります．性比は女性に多く，男性の2倍以上です．掌蹠膿疱症やIgA腎症の発生機序については，細菌やウイルスの刺激により活性化されたリンパ球から産生された免疫複合体の沈着によって，補体やリンパ球が活性化されサイトカインの産生が亢進し組織傷害が進行すると考えられています．病巣感染症扁桃自体には特異的な所見はなく，扁桃固有の症状も

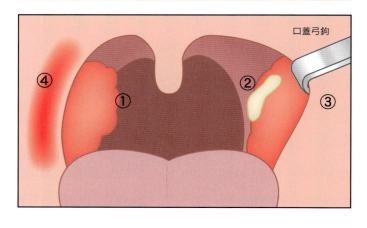

分類

慢性単純性扁桃炎	
原因	①急性扁桃炎からの移行
	②喫煙・飲食・物理的，化学的な持続性の刺激
症状	自覚症状がほとんどないのが特徴 咽頭の違和感・乾燥感・イガイガ，ヒリヒリ感など
所見	①扁桃周辺の凹凸不整
	②膿栓・膿汁流出
	③埋没性
	④前口蓋弓の限局性発赤

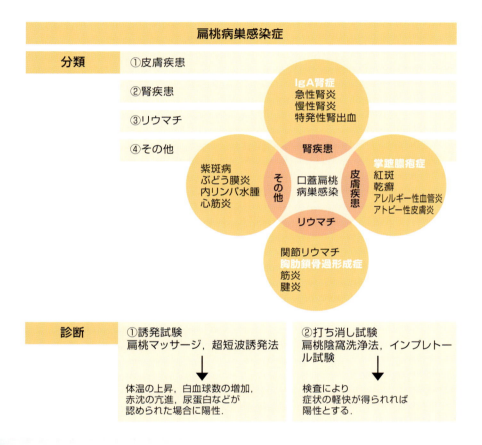

習慣性扁桃炎	
特徴	①1年に4回以上，2年に5～6回以上の急性扁桃炎を繰り返す
	②小児に多く3～4歳頃から発症，5～6歳でピーク
症状	急性扁桃炎と同じ

扁桃病巣感染症	
分類	①皮膚疾患
	②腎疾患
	③リウマチ
	④その他
診断	①誘発試験 扁桃マッサージ，超短波誘発法 → 体温の上昇，白血球数の増加，赤沈の亢進，尿蛋白などが認められた場合に陽性．
	②打ち消し試験 扁桃陰窩洗浄法，インプレトール試験 → 検査により症状の軽快が得られれば陽性とする．

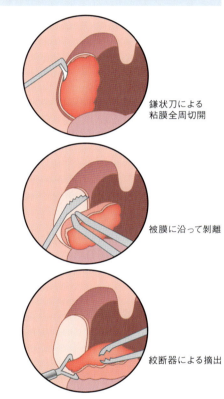

扁桃摘出術

適応

① 4歳以上である

② 1年に4回以上，2年に5～6回以上の急性扁桃炎を繰り返す

③ 扁桃周囲膿瘍の既往がある

④ 扁桃肥大による呼吸・嚥下障害などを生じる

鎌状刀による粘膜全周切開

被膜に沿って剥離

絞断器による摘出

ほとんどありません．診断には従来から扁桃誘発試験と打ち消し試験が行われてきました．誘発試験にはマッサージ法，超短波誘発法があり，体温の上昇，白血球数の増加，赤沈の亢進，尿蛋白などが認められた場合を陽性とします．打ち消し試験には扁桃陰窩洗浄法とインプレトール試験があり，検査により症状の軽快が得られれば陽性とします．免疫複合体値，抗ケラチン抗体価などを測定することもあります．治療は手術による摘出です．

■ 口蓋扁桃摘出術の適応とは

本来の扁桃機能を考慮すると，年齢は4歳以上であることを目安とします．1年に4回以上，2年に5～6回以上の急性扁桃炎を繰り返す場合，扁桃周囲膿瘍の既往のある場合，扁桃肥大により呼吸，嚥下障害などを生じている場合などです．単に肥大していることのみで適応になることはありません．手術は今日ではほとんどが全身麻酔下に行われています．前後口蓋弓間にある口蓋扁桃を被膜に沿って剥離し完全摘出します．合併症に術後出血があれば速やかな対応が必要で，出血部位の確認，結紮止血，止血薬の投与などを行います．再度全身麻酔下に行うケースも少なくなく，止血困難な場合には外頸動脈を結紮する場合があります．術前にはこれらに関するインフォームド・コンセントを十分に得る必要があります．病巣感染症例における手術の場合は，手術時の扁桃に対する刺激により一過性に二次疾患の症状の増悪をみることがあります．

42 扁桃周囲炎・周囲膿瘍

■ **扁桃炎に続発する重症感染症です**

急性扁桃炎，慢性扁桃炎の急性増悪に続発して生じる重症感染症です．溶連菌，ブドウ球菌，インフルエンザ菌など急性扁桃炎と同様の好気性菌が検出されることは原因からも推察できますが，バクテロイデス，フゾバクテリウム，ペプトストレプトコッカス属などの嫌気性菌も検出されることが多くあります．これは，本疾患が扁桃被膜と咽頭収縮筋の間の疎性結合織からなる間隙内に炎症が波及することが原因です．感冒症状，扁桃炎症状に続いて高熱，著しい咽頭痛，嚥下痛，開口障害を生じます．これらの症状のために経口摂取が困難となり，脱水や全身状態の悪化をきたします．さらに増悪すると，炎症が副咽頭間隙，顎下間隙，頸動脈間隙などの深頸部に膿瘍を形成し，進行すれば縦隔膿瘍に至り致死的となります．

扁桃被膜が緻密で陰窩が広く分岐の少ない小児には頻度が少なく，扁桃炎の既往を持つ20〜30代の青壮年期の男性に比較的多くみられます．膿瘍は扁桃の上極に生じることが多いので，口蓋扁桃や口蓋弓，軟口蓋が発赤し，前方に膨隆します．膿瘍が後方に存在する場合は扁桃の後方にある後口蓋弓の発赤・腫脹を認めます．大きな膿瘍の場合は表面を触知すると波動を認め，自壊した瘻孔から膿の流出を認めることもあります．以上の症状や局所所見から診断は容易です．周囲炎であるか周囲膿瘍であるかは腫脹部位の波動の有無や穿刺して膿が引けるかで，またはCT・MRI検査で膿瘍の存在を確認できるかで判断します．

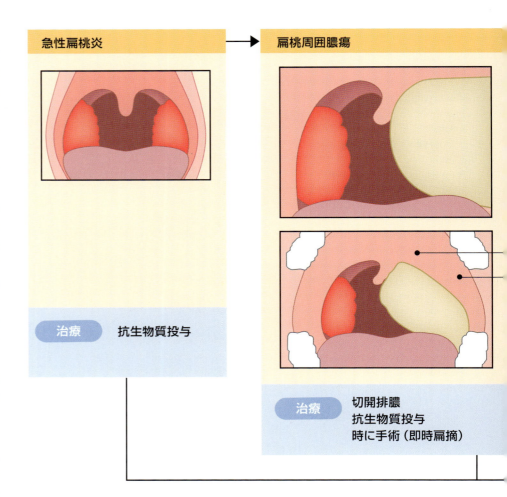

■ **局所の薬剤投与・切開を考慮します**

治療は抗生物質投与であり，周囲膿瘍では切開排膿などの外科的治療も併用されます．保存的治療としては起因菌に応じた抗生物質が選択されます．多くはペニシリン，セフェム系抗生物質に，嫌気性菌に感受性のあるクリンダマイシンが併用されます．先に述べたとおり，経口摂取が困難であることや，本疾患の重症度から内服治療による改善は期待できず，多くは入院，点滴治療となります．

周囲膿瘍では穿刺または切開排膿の処置がされます．穿刺・切開部位は昔からトンプソン点，キアリ点が有名ですが，最も膨隆している部位を目指すのが合理的と思われます．国内では急性炎症時の扁桃摘出は消極的ですが，欧米では即時口蓋扁桃摘出術が普及しています．

■ **副咽頭間隙膿瘍への進行防止には，頸部切開と気道確保が必要となります**

周囲膿瘍がさらに増悪すると，炎症が血管に沿って副咽頭間隙に波及しま

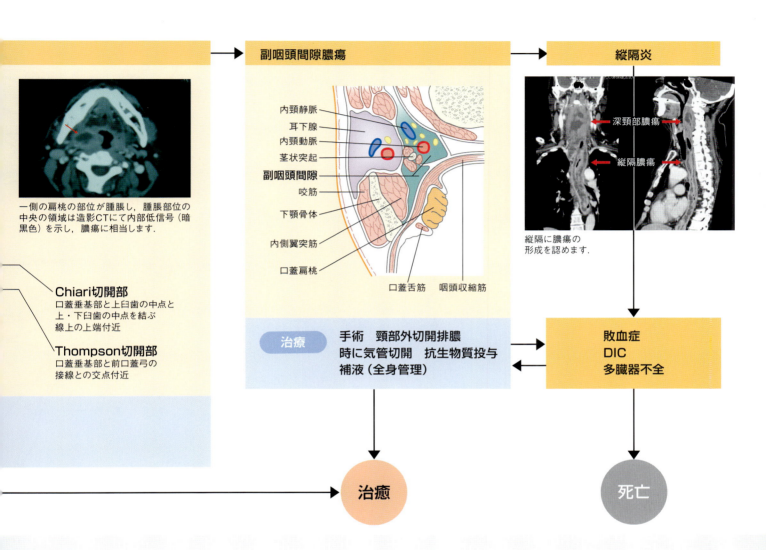

す．副咽頭間隙は頭蓋底から舌骨の高さで咽頭筋，胸鎖乳突筋，内頸動静脈などで形成される疎性結合織からなる潜在性の間隙です．ここに膿瘍が形成されると重力に従い下方に容易に進展し，深頸部膿瘍，縦隔膿瘍に至ります．深頸部膿瘍では頸部の著明な腫脹と触診での圧雪感を認めます．炎症所見が異常に高くなり，全身状態も不良となります．このような場合はCT検査を施行して早期の診断を下します．また白血球増多を認めない場合には感染症によるDICの合併も疑う必要があります．縦隔膿瘍に至った場合，炎症が胸膜，心膜内に進展し敗血症，DIC，多臓器不全で致死率50%とも言われます．口腔内からの切開ではすでに十分な排膿は期待できず，頸部外切開による排膿が必要となります．咽喉頭粘膜の炎症性浮腫，膿瘍による圧迫により，しばしば気道狭窄をきたし呼吸困難に陥ることが多く気管切開術を併施することもあります．

　術後も創部にはドレーンチューブを留置し，イソジン®などの消毒液を用いた洗浄を繰り返します．縦隔膿瘍の場合には開胸を検討しなければならない場合もあります．糖尿病などの全身性疾患を持つ場合は，易感染性により重症化しやすい傾向があります．

43 唾液腺炎

■唾液腺炎とは

唾液腺炎には，細菌感染，結核感染，ウイルス感染，アレルギー，外傷など多彩な原因が挙げられます．

■急性化膿性唾液腺炎は口腔の細菌が原因です

ブドウ球菌，レンサ球菌などの口腔内常在菌が起因菌となり，口腔内から唾液腺に感染します．全身衰弱者，高齢者，唾液分泌減少，う歯，口腔内の不潔などが背景にあります．耳下腺に生じることが比較的多くあります．耳下腺の急激な腫脹，疼痛，硬結を生じ，時に膿瘍を形成します．通常は一側性で，耳下腺を圧迫するとステノン管の開口部位から排膿を認めます．症状の強い場合は開口障害を生じ，全身状態の悪化につながることがあります．検査所見では血中，尿中アミラーゼの上昇，白血球数，CRPの上昇などがみられます．CT，MRI検査では耳下腺の腫脹，時に膿瘍形成を認めます．治療は抗生物質の投与です．膿瘍を形成する場合には穿刺吸引で排膿を図ります．切開排膿する場合は顔面神経の走行と平行に小切開を加えます．

■流行性耳下腺炎はウイルス感染です

ムンプスウイルスの感染による，いわゆるおたふくかぜです．好発年齢は3～10歳．片側または両側の有痛性の耳下腺腫脹を生じます．腫脹の境界は不明瞭で圧痛が著明です．発熱は中等度で40℃以上となるのはまれです．感染しても症状を伴わない不顕性感染も30～40%程度あります．治療は対症療法が中心で，7～10日で消退しますが，無菌性髄膜炎（小児例），難聴（ムンプス難聴），睾丸・副睾丸炎，卵巣炎，乳腺炎（成人例）などの合併症を伴うことがあります．予防にはワクチンの接種が有効です．

■反復性耳下腺炎は原因不明の炎症です

10歳未満の小児に多くみられます．かぜや疲労などが誘因となることもありますが，多くは誘因なく一側性，両側性，交互にあるいは同時に，耳下腺が腫脹します．年に1～5回くらい繰り返しますが，成長によって自然寛解を認める経過の長い疾患です．症状の強い時には自発痛，開口障害を生じることがあります．本疾患には全身的な免疫異常はありません．口腔内常在菌の反復感染が原因と考えられていますが，原因は不明です．治療は急性期の抗菌薬投与などの保存的治療で，間欠期にはう歯の治療などの口腔内の清浄化や，レモン，チューインガムなどによる唾液流出促進を行います．成人の難治例については手術療法の場合もあります．

■ガマ腫は口腔底の腫れ物です

舌下腺から唾液が周囲に漏出して生

舌下腺

ガマ腫

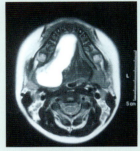

←CT所見

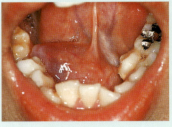

症状
- 10～20代の女性に好発
- 片側の舌下部に内側が透見される軟らかい腫瘤
  →穿刺すると透明な粘液を吸引

治療
- 舌下腺の摘出と内容液の吸引

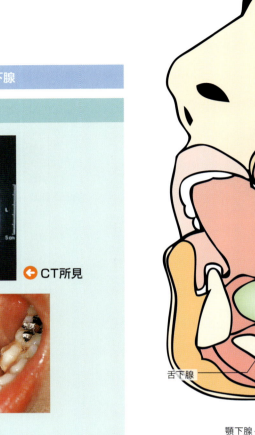

舌下腺

顎下腺

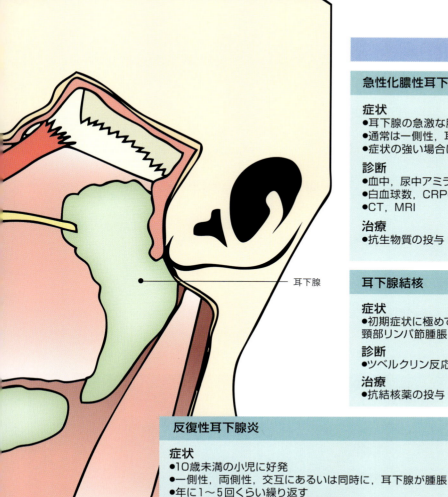

耳下腺

急性化膿性耳下腺炎

症状
- 耳下腺の急激な腫脹，疼痛，硬結を生じ，時に膿瘍を形成
- 通常は一側性，耳下腺を圧迫するとステノン管の開口部位から排膿
- 症状の強い場合は開口障害，全身状態の悪化

診断
- 血中，尿中アミラーゼの上昇
- 白血球数，CRPの上昇
- CT，MRI

治療
- 抗生物質の投与

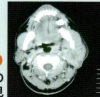

化膿性耳下腺炎の CT所見

耳下腺結核

症状
- 初期症状に極めて乏しく，一側性の無痛性耳下腺腫脹，硬結，頸部リンパ節腫脹，膿瘍・瘻孔形成

診断
- ツベルクリン反応強陽性，喀痰培養，胸部X線検査など

治療
- 抗結核薬の投与

反復性耳下腺炎

症状
- 10歳未満の小児に好発
- 一側性，両側性，交互にあるいは同時に，耳下腺が腫脹
- 年に1～5回くらい繰り返す
- 症状の強い時は自発痛，開口障害

流行性耳下腺炎

症状
- 好発年齢は3～10歳
- 片側または両側の有痛性の耳下腺腫脹
- 圧痛が著明

合併症
- 無菌性髄膜炎（小児例）
- 難聴（ムンプス難聴）
- 睾丸，副睾丸炎
- 卵巣炎
- 乳腺炎（成人例）

じる舌下腺由来の偽嚢胞です．10～20代の女性に多く，片側の口腔底の粘膜が水を入れた風船のように腫れてきて，透見される軟らかい腫瘤を認め，穿刺すると透明な粘液が吸引されます．舌下型，顎下型，その両方にまたがるタイプがあります．治療は舌下腺の摘出と内容液の吸引です．OK-432の局所注入も有効な場合があります．

■ **線維素性唾液管炎はアレルギー反応です**

唾液腺の反復腫脹と唾液管の拡張をきたし，腺管から線維素の排出を認めます．ダニ，食物抗原に対する抗体価の上昇や好酸球増多を認めることからⅠ型アレルギーの関与が示唆されています．治療は唾液管内へのステロイド注入，洗浄，抗アレルギー薬ステロイドの内服があります．

■ **耳下腺にも結核感染が生じます**

結核菌の感染によります．結核性疾患は再興感染症として改めて注目されており，鑑別すべき疾患です．感染経路としては，ほとんどリンパ行性に耳下腺内リンパ節に感染し，2次的に耳下腺実質に波及します．初期症状に極めて乏しく，一側性の無痛性耳下腺腫脹，硬結，頸部リンパ節腫脹，膿瘍，瘻孔形成．診断はツベルクリン反応強陽性であることや，喀痰培養，胸部X線検査など結核全般に準じますが，菌を同定できない場合もあり，時に組織診による確定を必要とします．治療は抗結核薬の投与です．

第2部 疾患編

44 唾石

■ 食事時の疼痛と腫脹が典型的症状です

唾液腺の腺体あるいは腺管内に形成された結石を唾石といいます．唾液腺は大唾液腺と小唾液腺があり，大唾液腺には耳下腺，顎下腺，舌下腺があります．耳下腺の主導管をステノン管，顎下腺の主導管をワルトン管と呼びます．ステノン管の開口部は頬粘膜にあり，ワルトン管の開口部は口腔底にあります．唾石は唾液腺または唾液の排出される管の中に形成される石です．そのほとんどは顎下腺とその排出管であるワルトン管内に発生し，耳下腺や舌下腺に生じることは極めてまれです．40〜50代を中心にやや男性に多く，喫煙者に多く発症します．

原因は脱落した上皮，迷入した異物や細菌などが核となり，カルシウムなどが沈着して形成されると考えられています．石の大きさや形，硬さも様々です．ほとんどは片側性ですが，数は複数個あることもあります．

また，唾石は存在部位により腺管内，移行部および腺体内唾石に分けられますが，腺管内の頻度が高いです．症状は無症状のことも多く，他の目的に行われたX線やCT検査で発見されることも珍しくありません．典型的な症状として食事時の唾液腺部の腫脹（唾液腺疝痛）と疼痛がみられます．これは唾石が唾液の排出を妨げるために生じます．急性期は症状も強いですが，反復する間に慢性化し，唾液腺が萎縮し機能が廃絶してしまうと，唾液が産生されなくなるので腫脹しなくなり，腺は硬化します．しかし，細菌の侵入を許しやすくなり，二次感染をきたして化膿し，時に膿瘍を形成します．

症状

| 食事時の唾疝痛・腫脹 | ←唾石が唾液の排出を妨げるため |
| 慢性化 | 唾液腺の萎縮・唾液の産生停止・唾液腺の硬化→ 二次感染 |

診断

- 双指診で石を触れる
- 単純X線・CT検査

⬇ 顎下腺唾石症のCT

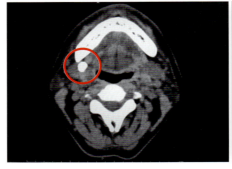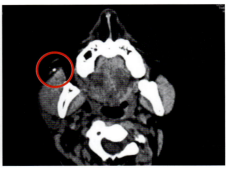

■ 局所の触診とCT検査で診断されます

診断は双指診で石を触れれば容易ですが，部位や個数を知るには画像診断が有用です．X線検査が簡便ですが，大きさやカルシウム量によってはX線透過性の石も想像以上に多く，CT検査が正確です．唾液腺造影検査は石の確認や唾液腺機能の評価に有用ですが，疼痛を伴うので最近ではあまり行われなくなりつつあります．

■ 口腔内からのアプローチによる摘出が第一選択です

無症状の場合は経過観察．有症状の場合でも石が小さければ，自然排出あるいは口腔内開口部まで移動してくる可能性があるので，保存的に急性症状を鎮静させてから手術により摘出します．唾石の存在部位により口腔内から行う口内法と皮膚切開を行う口外法のいずれかの治療法が選択されます．顎下腺唾石症の場合には，唾石の直上でワルトン管の走行に沿って切開する口

治療

無症状	経過観察
有症状	①石が小さければ自然排出あるいは口腔内より摘出 ②開口部や排泄管の唾石：口腔内から摘出 ③腺体部唾石は顎下腺全摘出術

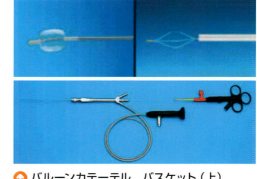

⬆ バルーンカテーテル，バスケット（上），シアロエンドスコープ（下）
（International Sialendoscopy Societyより）

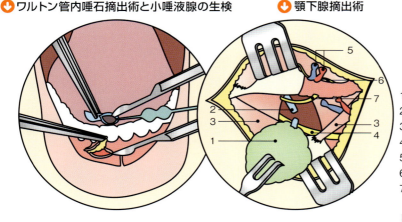

⬇ ワルトン管内唾石摘出術と小唾液腺の生検　　⬇ 顎下腺摘出術

1. 顎下腺
2. ワルトン管
3. 顎二腹筋
4. 舌下神経
5. 顔面動・静脈
6. 下顎縁枝
7. 舌神経

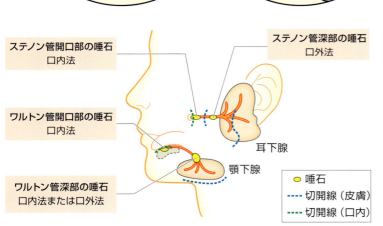

ステノン管開口部の唾石　口内法
ワルトン管開口部の唾石　口内法
ワルトン管深部の唾石　口内法または口外法
ステノン管深部の唾石　口外法

耳下腺　顎下腺

○ 唾石
--- 切開線（皮膚）
--- 切開線（口内）

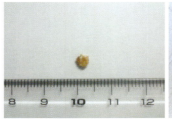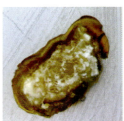

⬆ 摘出された顎下腺と唾石

⬅ 口内法か口外法か？

内法を行います．唾石を触知できない移行部あるいは腺体内唾石では口外法の適応となり，顎下腺とともに摘出します．移行部よりわずかに前方にある唾石は口内法で摘出します．耳下腺唾石も同様に唾石の摘出を原則としますが，口内法はステノン管開口部付近に唾石が存在する場合に限られるので，口外法が用いられることが多いです．口外法では術後一過性の顔面神経麻痺や唾液瘻を生じることがあり注意を要します．近年，胆石，尿管結石と同様に，体外衝撃波法が用いられることもあります．

■ 内視鏡による新しい手術法も開発されています

侵襲の少ない外科的治療として，近年ではシアロエンドスコープによる内視鏡下手術があります．内視鏡で取れる唾石は，ステノン管唾石とワルトン管深部の唾石のうち大きさが5mm程度までのものです．内視鏡手術では，口腔内から主導管の開口部を小さく切開して広げた上で，管内に内視鏡を挿入します．内視鏡は直径1.6mmであり，カメラのレンズと生理食塩水が出る管と，唾石を摑むためのバスケット，鉗子が入る管が入っています．

5mm以上の唾石は，鉗子やレーザーなどで破砕した後に摘出となります．

硬くて破砕困難な唾石例や炎症などの癒着の強い唾石例は，従来の皮膚切開に変更せざるを得ないこともあります．

第2部　疾患編

45　特殊な咽頭炎

　急性・慢性咽頭炎は局所の所見で診断できます．診断，治療に苦慮する特殊な咽頭炎について述べます．

■ ジフテリア

　近年では予防接種によりほとんどみられませんが，海外旅行者，外国人などに可能性があり，念頭に置いておく必要があります．ジフテリア菌は咽頭を侵襲部位とし，2〜4日の潜伏期間の後，咽頭痛，軽度発熱が出現します．進行に従い境界の明瞭な偽膜を咽頭，扁桃，口峡粘膜に形成します．喉頭に進行すると嗄声，犬吠様咳嗽を生じます．偽膜形成と犬吠様咳嗽が咽頭ジフテリアの典型的症状ですが，喉頭進展をきたした場合は重症で，呼吸困難，全身状態悪化もみられます．診断は偽膜からの塗抹染色（Neisser染色）でジフテリア菌を証明します．血中に菌が流入すると，心筋炎，リンパ節腫脹や腎障害，末梢神経炎により嚥下筋麻痺，嗄声などを15〜20％に生じます．毒素による呼吸麻痺や心筋麻痺を起こし，死に至ることもあります．治療には毒素中和にジフテリア抗毒素血清の投与と，ジフテリア菌の死滅のためにエリスロマイシン，ペニシリン，セフェム系抗生物質を投与します．

■ 結核

　耳鼻咽喉科領域で遭遇する結核は想像以上に多くあります．咽頭結核は肺結核の管内性感染が多いとされていましたが，近年では咽頭に原発する例もあり，上，中，下咽頭の順にみられます．症状は咽頭痛，嚥下痛ですが，病変が耳管に達すると，耳閉感，難聴などの耳症状を呈します．ペニシリン，セフェム系抗生物質などの治療に抵抗する咽頭炎で，微熱，喀痰，咳嗽が続く場合には結核を疑い精査するべきです．診断はツベルクリン反応を確認しながら結核菌を証明することです．時に病理学的検査による診断が必要とされます．治療は抗結核薬の投与です．

■ STDと咽頭炎

　オーラルセックスなど性行為の多様化は口腔・咽頭にSTD感染の機会を増加させており，これによる咽頭炎の可能性についても考慮すべきです．

■ 梅毒

　梅毒トレポネーマの感染．口唇の無痛性潰瘍（Ⅰ期）や梅毒性アンギーナと呼ばれる扁桃を中心とし，軟口蓋に及ぶ発赤を伴う乳白斑（Ⅱ期）が特徴．診断はSTS法，TPHA法による梅毒血清反応とトレポネーマの検出です．

■ 単純ヘルペス

　単純ヘルペスウイルスはⅠ型とⅡ型があり，Ⅰ型は口唇，口腔に，Ⅱ型は性器に生じていましたが，オーラルセックスにより口腔にも認められるようになりました．急性咽頭炎，扁桃炎の所見を呈しますが，同時に口腔，口

急性上咽頭炎・急性咽頭炎
- かぜ症候群の一分症としてみられる
- 局所の乾燥感，痛み，腫脹感，異物感
- 視診上は発赤，浮腫のみ
- 扁桃炎を併発していることが多い

慢性鼻咽頭炎
- 上咽頭粘膜の慢性炎．乾燥感，痛み，頭痛
- 1％塩化亜鉛液の塗布

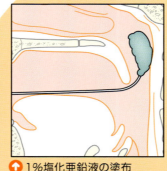
↑1％塩化亜鉛液の塗布

鼻咽頭嚢炎
- 頭蓋咽頭管が嚢状に遺残，感染したもの
- 上咽頭天蓋正中部の発赤・腫脹，痂皮付着
- 後頭部痛，鼻咽頭痛，不定愁訴

咽頭炎

特殊な咽頭炎
- ジフテリア
- 結核
- 梅毒
- 単純ヘルペス
- クラミジア感染症
- 淋病
- AIDS

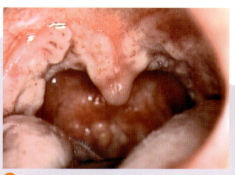
↑ 2期梅毒：butterfly徴候
（荒牧元，余田敬子：耳喉頭頸69：114-119）

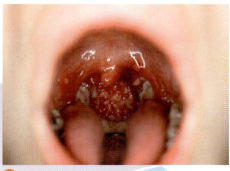
↑ 単純ヘルペスによる咽頭炎
（余田敬子，ほか：日扁桃研究誌32：71-75）

慢性咽頭炎
- 喫煙，塵埃，鼻疾患などによる慢性的な粘膜の発赤，浮腫
- 粘膜萎縮をきたすと痂皮付着，乾燥感

咽頭側索炎
- 扁摘後などに咽頭側索内のリンパ濾胞が代償性に肥大，炎症化したもの

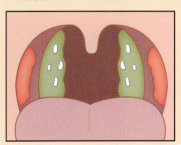

唇にアフタやヘルペスも多くみられます．病巣から擦過，塗抹検体からの核内封入体の検出，または蛍光抗体法，酵素抗体法，PCR法などによる抗原の検出で診断しますが，既往歴，臨床所見，抗生物質に無反応などからも診断できます．治療は抗ウイルス薬の投与．

■ クラミジア感染症

*Chlamydia trachomatis*の感染．口腔・咽頭に感染した場合，特徴的な症状所見がないため，疑って検索しなければ診断できません．既往，咽喉頭異常感，持続する咳嗽などから本症を疑います．診断は拭い液からのPCR法による抗原検出．治療はテトラサイクリン，エリスロマイシン，ニューキノロン系抗生物質の投与．

■ 淋病

性器に淋菌感染のある患者では，3割に咽頭からも検出されます．淋菌量は少ないため咽頭感染者の症状は軽微です．診断は咽頭スワブからの菌の検出．

■ AIDS（エイズ）

HIV感染による免疫不全症候群．HIV感染者の2/3が伝染性単核球症あるいはインフルエンザ様の発熱，咽頭痛，リンパ節腫脹，発疹を主徴とするacute retroviral syndromeと呼ばれる病態をとります．その後，CD4陽性リンパ球が低下するとエイズ関連症候群の状態となり，発熱，下痢，体重減少，リンパ節腫脹を生じ，日和見感染として口腔カンジダ症，口腔毛様白板症，再発性アフタ，Kaposi肉腫を生じます．診断は抗体スクリーニング検査．陽性であれば抗体確認検査を行います．

46 喉頭外傷

受傷のメカニズム

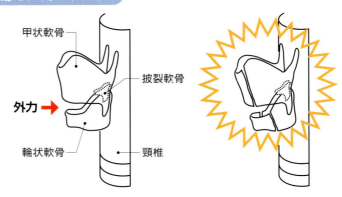

- 喉頭外傷は事故，挿管，手術などが成因です

　喉頭外傷には頸部に強い外力が加わって生じる症例以外に，挿管による損傷，その他の医原性の外傷といった内的な成因も含まれます．医原性の外傷例としては，喉頭乳頭腫にレーザー焼灼後 web を形成した場合や，気管切開による喉頭狭窄例などが該当します．

　年齢は幅広く分布しているものの，中央値は若年層に偏り，男女比では男性に多い傾向があります．原因別頻度では交通事故によるものが4割を占め，次いでスポーツによるものが3割です．交通事故ではバイク運転中が多く，また武道などのスポーツ外傷が多いため，男性で年齢が比較的若い層が多くなると考えられます．主訴では嗄声が最も多く6割にみられ，次いで呼吸困難（気管孔よりの呼吸管理となっているものを含む）が4割で続き，これら2項目のいずれか単独で，あるいは両方がほぼ全てに認められました．

- 喉頭外傷のメカニズム

　喉頭は，上部を下顎骨，下部は鎖骨，後方は頸椎といった骨性組織に囲まれており，損傷を生じる外力が加わる方向は多くの場合，前面からです．交通事故では，車の運転中事故を起こしハンドルに頸部をぶつけてしまう，あるいはバイク運転中の事故でヘルメットの頸部固定用バンドにより外力が直接的に加わることなどが受傷の原因となります．スポーツでは，空手や剣道など武道の試合・練習中，スキー，スノーボード，サーフボードの板が頸部にぶつかってしまった場合などが原因としてみられます．これらの鈍的な創

Troneの分類

↓Group 1

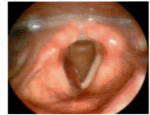

軽度粘膜下血腫．骨折なし．

↓Group 2

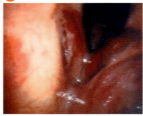

浮腫，血腫，粘膜損傷（軟骨露出なし）．
偏位を伴わない骨折．

↓Group 3

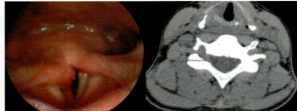

高度浮腫，軟骨露出，偏位を伴う軟骨骨折，声帯固定．

↓Group 4

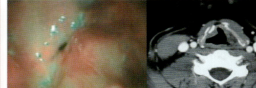

複数の骨折線，さらに外傷の大きいもの．

傷機転により生じた喉頭外傷では，障害部位が声門上，声門，声門下の複数の領域にまたがることが多く，治療に難渋することが多くなります．

- 損傷の程度によって4型に分類されます

　喉頭外傷の分類にはTroneの分類を用います．Group 1は最も軽微な外傷で，喉頭の骨折はなく，軽度の粘膜下血腫のみのものです．Group 4になると複雑な骨折線を示し，外傷の大きいものとなります．

- 喉頭外傷の治療は気道の修復，音声・嚥下機能の回復です

　喉頭外傷の治療目標は気道の修復，音声機能の回復，嚥下機能の回復の3点ですが，新鮮例（急性期症例）と陳旧例に分けた場合，治療法の選択は大きく異なってきます．急性期では救命が第一であり，気管切開など気道確保が優先されますが，陳旧例ではその障害の部位と程度により症例ごとに異なったアプローチが必要となります．また，気道を再建するために音声を犠牲

陳旧性喉頭外傷

甲状軟骨骨折例のCT像
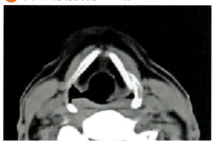

輪状軟骨骨折例のCT像
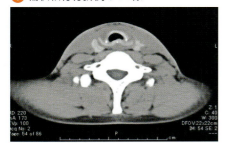

手術材料

Tチューブ
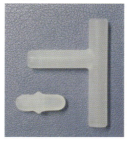

コアモールド
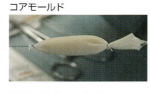

シリコンプレート
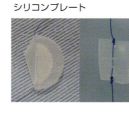

シリコンプレート挿入図
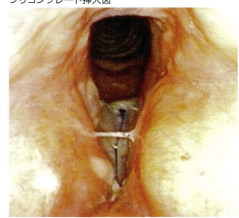

陳旧性喉頭外傷治療例①
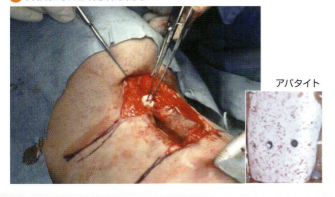

アパタイト

陳旧性喉頭外傷治療例②
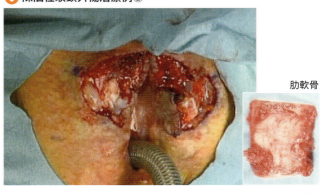

肋軟骨

にせざるを得ない症例や，喉頭の狭窄を解除したがために誤嚥が出現してしまうことも経験します．

治療方針としては，①枠組みの整復，②狭窄部位の開大，③内腔粘膜の保存（あるいは再上皮化），という3項目が原則です．実際の手術的治療のプランとしては，経内視鏡的手術（喉頭微細手術を含む）による場合と外切開による方法の2つに大きく分けられます．披裂軟骨の脱臼や甲状軟骨の単純な骨折の一部例では経内視鏡的に整復が可能で，声帯の癒着や横隔膜形成では切除後にシリコンプレートの留置を行います．

外切開による方法では喉頭截開による喉頭正中からのアプローチが代表的方法で，高度の狭窄に対しては段階的手術，いわゆる trough method が確実です．重要なのは，狭窄部瘢痕を切除する際に可能なかぎり内腔粘膜を保存すること，内腔粘膜が保存できない場合は頬粘膜や鼻粘膜の遊離移植をした上で，ずれの生じないように工夫したステント（軟膏ガーゼや手術用手袋の指の部分を用いて作ったコアモールド）を一定期間留置します．コアモールドを1〜2週間（感染の徴候に留意しながら）タイオーバーした後，T tubeに変更します．十分に広く深いtroughが作れなかった場合は，気管の硬性再建をします．再建材料には，鼻中隔軟骨，耳介軟骨，肋軟骨，鎖骨などの自家移植やアパタイトなどの人工材料が用いられます．

第2部 疾患編

47 声帯ポリープ・声帯結節

◎声帯ポリープ

■過度な発声の持続が原因です

声帯の振動部にこぶが出来ます．このこぶが原因で嗄声が生じます．炎症や音声酷使により粘膜の充血が生じ，このような状態で無理に声を出し続けると，声帯粘膜下の血管が破れ血腫が出来ます．血腫の状態時に声帯を観察すると，赤い腫瘤として認められます．この状態で声帯の安静が十分に得られれば自然に吸収される可能性がありますが，無理に声を出し続けるとこぶ（ポリープ）として定着してしまいます．声帯ポリープの大きさや位置は様々で，声帯結節と異なり孤立して存在したり，複数の場合も非対称な位置に出来たりします．

症状は嗄声，咽喉頭異常感などです．炎症を契機としますので，時に痛みを訴えることがあります．声帯ポリープを生じるとポリープにより声帯がうまく閉じない，声帯粘膜の左右の重みが違うことにより左右の振動が異なる，ポリープのある側では粘膜波動が障害される，などを原因として声がかすれます．

声帯ポリープの診断は間接喉頭鏡，喉頭ファイバーで観察すると一目瞭然です．声帯の振動や粘膜波動を観察するためには，ストロボスコープを用います．

■外来局所麻酔でも手術可能です

声帯ポリープが出来て直後の状況では，自然軽快の可能性があります．まずは声帯の安静を基本とします．炎症を契機とする場合は，抗炎症療法（内服，ネブライザー療法）を併せて行います．ただし，器質化した場合は手術をしないと治りません．

手術には，局所麻酔下に行う方法と全身麻酔下で行う方法があります．喉頭は大変敏感な臓器ですので，基本は全身麻酔下喉頭微細手術です．最近は電子スコープのおかげで声帯を詳細に観察できるようになり，局所麻酔が十分に効く症例では，外来局所麻酔下ポリープ切除も幅広く行われるようになりました．

声帯ポリープ

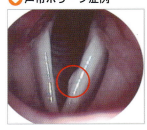
声帯ポリープ症例

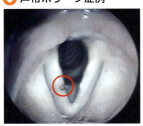
声帯ポリープ症例

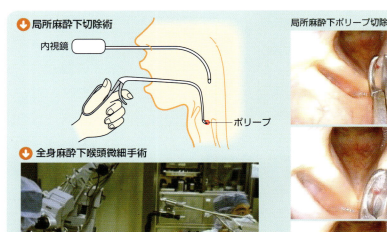
局所麻酔下切除術／全身麻酔下喉頭微細手術／局所麻酔下ポリープ切除

◎声帯結節

■音声酷使が原因です

声帯の振動部にこぶが出来る点で声帯ポリープと類似しますが，声帯ポリープと異なり声帯の前1/3から1/2の辺りに両側性，対称性に出来ます．「音声障害」の項で説明したとおり，声は肺に取り込まれた空気を呼気として声門を通過させる際に，1秒間に100回から高い音の時は数百回も声帯は振動します．この機械的刺激の影響を最

声帯結節

発声のメカニズム

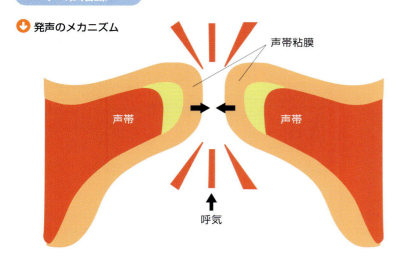

声帯粘膜
声帯
呼気

音声治療

```
声帯の衛生
    声帯の安静
    声帯の濫用の予防
    生活習慣・環境を整える
        ・禁煙
        ・乾燥・塵等の刺激を避ける
        ・大声を出すような状況を避ける
        ・声を大きくする必要がある場合はマイクを使用
        ・身体的心理的問題があれば解決する

発声訓練
    腹式呼吸による呼吸法の訓練
    頸部のリラックス
    至適ピッチ（その人にとって最も声帯に負担の掛からない楽な声の高さ）での発声
    あくび・ため息法
    硬起声発声の除去
```

声帯結節症例（大人）

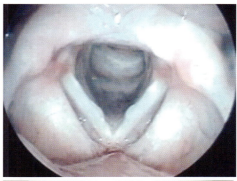

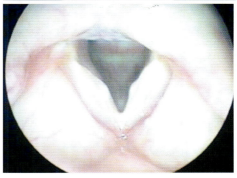

声帯結節症例（子ども）

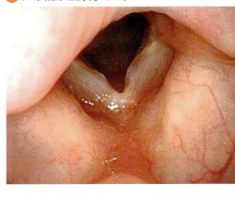

も受ける声帯の前1/3から1/2の辺りに，あたかも「たこ（ペンだこや足に出来るたこ）」のような腫瘤が形成され嗄声を生じます．成因から明らかなように，声帯結節は過度の音声酷使が原因です．このため，声帯結節の患者層には特徴があり，日常的に声をよく使う歌手，幼稚園・小学校低学年担当の先生，子どもの多い主婦，よく声を使う低学年の子ども（小児声帯結節）などに認められます．

症状は嗄声です．教師などでは声を使わない夏休みなどの長期休暇で，症状の軽快をみることも経験します．

声帯結節は声帯ポリープと同様に，間接喉頭鏡，喉頭ファイバーで観察し，特徴的な所見を確認して診断されます．声帯の振動や粘膜波動を観察するためにはストロボスコープを用います．

■ **声帯の安静が治療の第一選択です**

声帯の安静が最も効果的な治療法です．消炎治療やステロイドホルモンの吸入を行うこともあります．また，再発予防には音声治療が必要です．喉頭微細手術の適応は乏しいと考えられています．音声治療を行わないと再発しますし，音声治療を適切に行うと手術しなくても治ることが多いからです．ただし，保存的治療に抵抗する場合や早期に治したい場合に，喉頭微細手術を先行させ音声治療を後から加えることがあります．小児声帯結節の場合は，声変わりの後に自然軽快することが多く，通常，経過観察を行います．

48 反回神経麻痺

反回神経麻痺には脳，頭部，胸部疾患など多彩な要因があります

　反回神経は，10番目の脳神経である迷走神経から分岐し，上方へ反回して甲状腺の下を走行し，喉頭へ至り，声帯運動を制御します．反回神経は左右両側にあり，右は鎖骨下動脈，左は大動脈弓で前から後ろに反回します．これらのいずれの部位で障害されても声帯麻痺が生じます．左の方が走行が長いため，片側麻痺の症例を左右で比較すると左に多い傾向がみられます．甲状腺癌，肺（気管）癌，縦隔リンパ節転移癌，縦隔腫瘍，食道癌，大動脈弓での動脈瘤形成などの各種疾患・手術の合併症などが原因の場合は，反回神経麻痺による声帯麻痺単独で出現します．鼻咽腔閉鎖不全，カーテン徴候陽性，咽頭収縮不良などが合併すれば混合性喉頭麻痺と称され，迷走神経の麻痺を疑い，頭蓋底，副咽頭間隙，迷走神経そのものに原因疾患を検索します．延髄孤束核の障害でも同様の症状を呈し，代表的疾患が延髄外側症候群（Wallenberg症候群）です．これらの疾患が明らかでない状況で声帯麻痺が生じた場合は，特発性であったり，術後であれば挿管性と考えられます．

　反回神経麻痺では，両側麻痺と片側麻痺で症状が異なります．片側麻痺では声門閉鎖不全から嗄声となり，両側麻痺では正中位固定した場合に呼吸困難，開大位での固定の場合に声門閉鎖不全から嗄声が生じます．また，声門閉鎖不全は気道防御に対する負の要因であり，誤嚥が生じやすくなります．

　なお，声帯が動かない状態を反回神経麻痺と通称しますが，反回神経麻痺は神経の障害を表し，披裂軟骨脱臼や輪状披裂関節固着による声帯固定は声帯麻痺あるいは喉頭麻痺と呼び，反回神経麻痺とは区別します．

　原因疾患の同定とその治療が優先されます．片側麻痺では声帯の固定位置により症状が異なり，傍正中位で固定し声帯自体の萎縮が軽度の場合は，健側の代償により症状が出ないこともあります．手術の際の合併症などで片側性声帯麻痺が残存した場合，まず代償を期待して半年ほど経過を見ます．音声リハビリテーションも有効です．症状の改善を見ない場合，手術が考慮されます．片側麻痺による声門閉鎖不全には，喉頭微細手術下の声帯内注入術や外切開枠組み手術として甲状軟骨形成術，披裂軟骨内転術があります．

■ 声帯充填術

　喉頭微細手術下に声帯内へ脂肪等を充填し声帯を膨らませます．自家脂肪の注入，筋膜の挿入，人工物（リン酸カルシウム骨ペースト）の注入などがあります．

　枠組み手術は，頸部よりアプローチ

原因疾患

迷走神経・反回神経の走行と主な原因疾患

- 迷走神経障害
  - 頸動脈小体腫瘍　神経鞘腫　および手術
- 頭蓋内疾患　脳腫瘍　Wallenberg症候群
- 頭蓋底，副咽頭間隙腫瘍
- 頸部外傷
- 反回神経障害
  - 縦隔腫瘍および術後縦隔転移
  - 甲状腺癌　甲状腺手術
  - 食道癌および手術
  - 肺癌および手術
  - 大動脈瘤　大動脈弓手術　ボタロー管手術
- 特発性　挿管性

左声帯麻痺の喉頭写真

安静呼吸時　　発声時

片側声帯麻痺への対応：声帯の固定位と萎縮の補正

声帯充填術

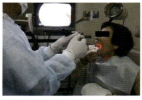
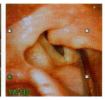

局所麻酔下コラーゲン注入術

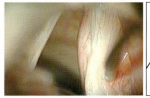
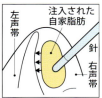

喉頭微細手術による脂肪注入

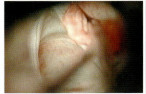
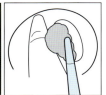

喉頭微細手術による筋膜移植

枠組み手術

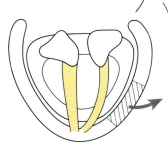

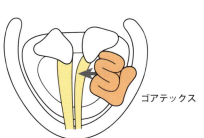

甲状軟骨形成術Ⅰ型

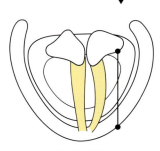

披裂軟骨内転術

両側声帯麻痺への対応：声帯の固定位によって

両側正中位固定

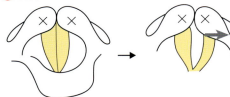

呼吸困難→気管切開, 音声は良好　　声帯外転術後

両側傍正中位固定（3〜5mmの後方間隙）

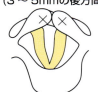

呼吸・発音ともに良好

両側開大位固定

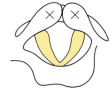

誤嚥による呼吸困難→場合により気管切開+カフ付きカニューレと高度な気息性嗄声

（外切開）し，外科的に麻痺側声帯を正中に移動させ機能補完を行います．考案者の一色は，発声時に小〜中声門間隙を有する場合は甲状軟骨形成術Ⅰ型，声門間隙が大きい場合や声帯のレベル差が著しい場合は披裂軟骨内転術を推奨しています．ともに術中の発声が必要なため，局所麻酔下に行います．

■ 甲状軟骨形成術Ⅰ型

頸部外切開の後，前頸筋群を左右に分け甲状軟骨を露出します．甲状軟骨を開窓後，甲状軟骨下にシリコンブロックやゴアテックスを挿入し，声帯を内方へ押します．喉頭ファイバーで声帯を観察しつつ実際に発声させ，挿入の最適位置を同定します．

■ 披裂軟骨内転術

甲状軟骨中央部かやや下方で水平切開します．甲状軟骨後縁を露出し，剥離子にて甲状軟骨内側面を剥離するとともに，梨状陥凹粘膜を剥離・挙上し，披裂軟骨筋突起を同定します．披裂軟骨筋突起に周囲組織を含め糸を掛け，甲状軟骨に開けた孔から牽引し披裂軟骨を内転させます．声帯萎縮が高度の場合は，甲状軟骨形成術Ⅰ型を同時に行うことで声の質が向上します．

■ 両側声帯麻痺への対応とは

高度呼吸困難症例では気管切開を要します．気管孔の閉鎖には，声帯外転術（Woodman法，Ejnell法）や，レーザーによる声帯切除，披裂軟骨切除（摘出）術などが行われます．声帯が両側とも開大位で固定した場合，嗄声は高度となり，誤嚥が著しい際には気管切開しカフ付きカニューレを要します．

49 急性喉頭炎・急性喉頭蓋炎

■急性喉頭炎とは

急性喉頭炎とは，ウイルスおよび細菌感染による喉頭粘膜の急性炎症です．喉頭所見では，喉頭粘膜および声帯粘膜の発赤，腫脹を呈します．主症状は，嗄声，咽頭痛，咳嗽です．治療は，声帯および全身の安静，含嗽，加湿を行い，薬物療法としては，消炎薬，抗生物質の全身投与，またはネブライザーにて局所的に抗生物質，ステロイドを用います．

■急性喉頭蓋炎は最も危険な感染症です

急性喉頭炎の特殊型に急性喉頭蓋炎があり，インフルエンザ菌の感染で起こることがあります．急性喉頭蓋炎は，喉頭蓋炎の化膿性炎症であり，急激な呼吸困難を生じる緊急性の高い疾患です．耳鼻咽喉科以外の診療科を受診した場合は，喉頭所見まで観察することが少ないため，咽頭炎や扁桃炎として診断され見逃されがちです．急性喉頭蓋炎患者の33〜69％は耳鼻咽喉科以外の科を受診していると報告されています．診断が遅れた場合，急変した際には，気道閉塞にて死亡することがあり，急性喉頭蓋炎の死亡率は1.4％と報告されています．そのため，医療訴訟の中では急性喉頭蓋炎が最も多いです．本疾患は耳鼻咽喉科だけでなく全診療科が念頭に置くべき救急疾患であり，抗生物質，ステロイド投与のほか，症例により緊急気管切開などの気道確保が必要となり，早急かつ的確な対応が迫られます．

■急性喉頭蓋炎を疑うポイントとは

耳鼻咽喉科などの専門科以外の医師が，急性喉頭蓋炎を疑うポイント，注意点，落とし穴，治療のアドバイスは以下のとおりです．

① 口蓋扁桃および口腔所見の炎症所見が乏しくても，呼吸苦，嚥下痛があれば急性喉頭蓋炎を否定できません．「唾を飲み込むのも激痛」，それに伴う含み声，流涎，口臭があれば強く疑い，専門医にコンサルトが必要です．

② 喉頭蓋の腫脹の程度，呼吸困難の有無に関わらず，急性喉頭蓋炎であれば入院治療を原則とします．

⬇ 急性喉頭炎（左）と急性喉頭蓋炎（右）

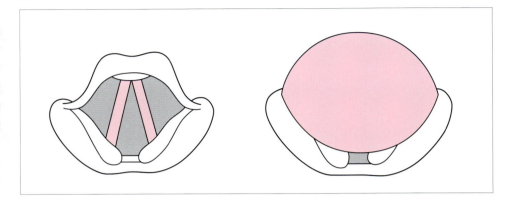

⬇ 正常喉頭（左）と急性喉頭蓋炎を起こした喉頭（右）

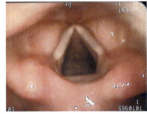
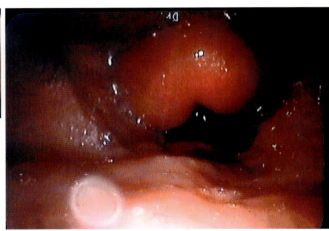

気道確保の適応

1. 呼吸困難（起座呼吸）を伴うもの
2. 喉頭蓋の腫脹に加え，披裂喉頭蓋襞，披裂部，仮声帯に腫脹が及ぶ場合
3. 劇症型（咽頭痛発現から呼吸症状まで24時間以内）
4. 白血球増加（2万以上）
5. 基礎疾患合併例
6. 4, 5は参考項目

〈看護師への指示〉
SpO_2モニターの装着．SpO_2低下（95％以下）にてDr callと酸素吸入．
トラヘルパー，ミニトラック，挿管器具など，緊急気道確保できるものを病室に準備しておく．

50 喉頭肉芽腫

■ 喉頭肉芽腫とは

　喉頭肉芽腫は，組織学的には肉芽組織や慢性炎症性細胞から形成されています．喉頭肉芽腫の好発部位は，発声に強く関わる声帯膜様部粘膜ではなく，喉頭披裂軟骨の声帯突起で，多くは一側性です．そのため，嗄声の程度は軽度であり，最も多い咽喉頭異常感のほか，咽頭痛，発声時疼痛，慢性咳嗽などです．無症状で上部消化管内視鏡検査や喉頭内視鏡検査を受けて喉頭病変を指摘される場合もみられます．

■ 胃食道逆流症が主たる原因です

　喉頭肉芽腫の誘因として，気管内挿管の機械的刺激のほか，硬起声，過緊張性発声障害，慢性咳嗽などがあります．

　治療については，以前は手術で切除しても術後再発しやすく，手術の治癒率も低いため，腫瘍性病変の疑いがある場合を除いては行われなくなりました．

　ステロイド吸入法は，強力な抗炎症作用によって肉芽形成を抑制させるため，原因によらず適応となります．特に，挿管性の肉芽腫には効果があります．

　最近では，喉頭肉芽腫の誘因の一つとして，胃食道逆流症が注目され，逆流した胃酸が慢性的に喉頭を刺激した結果，肉芽腫が発生します．現在，喉頭肉芽腫の主要な治療として，胃酸を抑えるためプロトンポンプ阻害薬（PPI）の内服がなされています．

　また胃食道逆流症例では就眠前の飲食の習慣の改善，アルコールなどの過度な摂取の防止などの生活指導を行います．発声訓練にて消失する症例もあります．

⬇ 喉頭肉芽腫

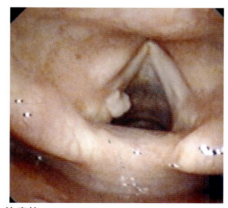
治療前

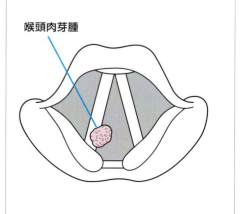

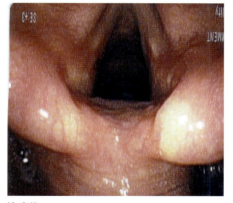
治療後

⬇ 喉頭肉芽腫と鑑別を要した喉頭癌

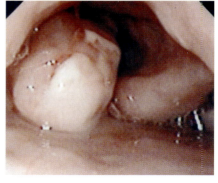

■ 音声訓練も効果的です

　喉頭肉芽腫の誘因が，硬起声，過緊張性発声障害である場合は，腹式呼吸を用いた発声訓練で，リラクゼーションを促進し，喉頭に過度に力を入れず，穏やかに話す仕方や習慣をつけさせるようにすることで，効果が期待できます．

　喉頭肉芽腫と診断された症例の中に悪性腫瘍が含まれる場合もありますので，経過観察中に，病変に増大傾向があったり，易出血性など悪性所見を疑わせる場合は，適宜，生検を行う必要があります．鑑別疾患としては，悪性腫瘍以外に，結核，梅毒，多発血管炎性肉芽腫症，真菌症，放射菌症などがあります．

51 胃食道逆流症（GERD）

■ 食生活，加齢，喫煙などが原因です

胃酸が噴門から食道，さらに咽頭に逆流することにより，食道粘膜や咽頭粘膜が酸にさらされて生じます．英語ではgastroesophageal reflux disease，略してGERD．しばしば，ガードと呼ばれます．

逆流性食道炎は，食道内に過剰に発生する酸に曝露して生じる病気です．

胃では胃酸として塩酸が分泌されており，pH1〜2という強酸にさらされています．強い酸により食物中に含まれる雑菌を殺し，食物の保存，すなわち食物を腐らないようしています．さらに，蛋白分解酵素であるペプシンを分泌しています．胃粘膜自体は粘液を分泌することでその表面をカバーし，粘膜を保護しています．一方，食道や咽頭にはそのような機能はありません．食物は食道から胃に運ばれる際，噴門を通過します．噴門は胃酸が逆流しないように下部食道括約筋 lower esophageal sphincter（LES）によって閉じていますが，食物が噴門を通過する際はLESが緩み食道が収縮し，逆流しないよう食物が胃に運ばれます．噴門を胃内容物が逆行するような病態が起きると，胃酸やペプシンが食道粘膜を傷害し，さらには咽頭に逆行し，様々な症状を起こします．

原因の一つは，一時的にLESの緊張が緩んで胃内容が逆流する一過性下部食道括約筋弛緩です．LESが弛緩する原因は，胃壁の伸展による緩みや脂肪に富んだ食事を取ることで十二指腸からコレシストキニンが分泌され，これがLESを弛緩させることが挙げられます．日中たくさん食事を取った時に，このメカニズムによる逆流が起きやす

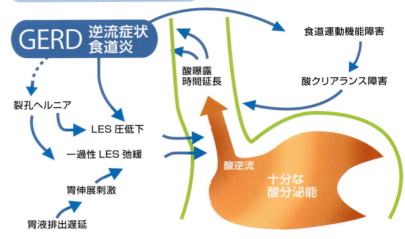

くなります．もう一つは，噴門自体の機能が失われている場合です．常に胃酸が逆流し得る状態ですので，身体を横にした状態，すなわち臥位・就寝時に胃食道逆流が起きやすくなります．

他の誘因として，腹圧が高いこと，脂肪や蛋白質の多い食事，加齢（LESの緊張低下，唾液分泌の低下），背骨の弯曲，肥満，早食い，喫煙などが挙げられます．

■ 胸焼けとげっぷが主訴です

最も多く見られる症状は胸焼けと呑酸（口や喉に酸っぱい感じがする）ですが，咳や喉の違和感，声枯れの原因となったり，喉頭肉芽腫や中耳炎の発症にも関係しています．

上に挙げたような症状が当てはまるか，病歴を聴取します．特に，GERDではいくつかの問診項目が提唱されています．

次いで，内視鏡検査で食道のびらんなど，病変の有無をチェックします．ただし，食道に病変がなくても，同じ臨床症状をきたす非びらん性胃食道逆

⬇ 咽喉頭酸逆流症に対するPPIテスト例

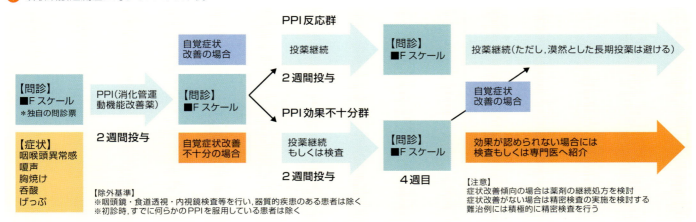

⬇ 内視鏡検査

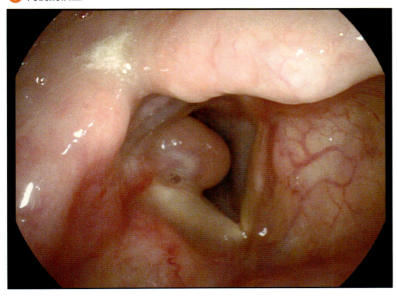

⬇ 24時間pHモニター

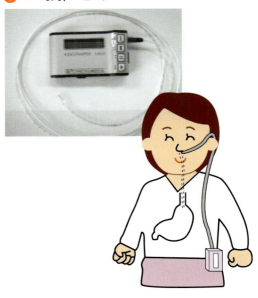

流症（NERD）もあります．GERDでは胃酸の逆流によるBarrett潰瘍の形成や食道癌の有無も併せて検査します．

経鼻的にプローブを入れて食道部の胃酸逆流をモニターする，24時間pHモニタリングを行う場合もあります．

■ 生活指導と薬物療法で治療します

食事習慣の改善として，胃酸の逆流を抑え胃酸の過剰な分泌を抑えることが必要です．具体的には脂肪，蛋白質の取りすぎに注意して，香辛料などの刺激物，アルコール，コーヒーなどの摂取を控えるとともに，喫煙を控えさせます．また，一度にたくさん食べて満腹になると逆流しやすくなるため，食べる量を減らしたり，時間を掛けて食事をすることを指導します．さらに，食べてすぐに横になったり寝たりしないこと，頭の位置を挙げて就寝することなども有効です．この場合，枕を高くするだけでなく，胸部から上を挙げるよう，布団の下にタオルや座布団を置くなどの指導をします．

薬物療法には，胃酸を抑える薬として制酸薬，ヒスタミンH_2受容体拮抗薬（H_2ブロッカー），プロトンポンプ阻害薬（PPI）が用いられるほか，粘膜保護薬や消化管機能改善薬が用いられます．特に，PPIは強力な制酸効果を持っており，診断と治療を兼ねてPPIを1〜2週間飲ませて，治療効果を見る方法も行われています（PPIテスト）．

難治例では手術の場合もあります．

第2部　疾患編

52　気道・食道異物

■気道異物と食道異物の対応の原則とは

　気道異物は上気道から下気道までのどこかに異物が迷入した状態です．通常，喉頭から末梢気道までを指し，鼻腔や咽頭はそれぞれの異物として扱われます．一方，食道異物は異物以外にも食べ物が詰まった際も異物と扱われます．

　異物にはピーナツ，骨などの食物異物，義歯，コインなどの鉱物異物，press through package（PTP）があります．

　気道異物と食道異物では緊急性が異なり，気道異物では緊急性を要します．気道異物は喉頭異物，気管異物，気管支異物（気管支から末梢）に分けられ，喉頭異物が最も危険です．

　病歴は患者本人から取れないことも多く，関係者からの聴取が必要となります．コイン，おもちゃ，老人のPTPなど，同じ物があれば必ず持参してもらいます．

■気道異物での症状・診断・治療とは

　呼吸困難，嗄声，咳，喉の違和感です．喉頭・気管異物で窒息した際は声が出なくなり，チアノーゼ，意識消失をきたします．一方，気管支異物や気道をあまり狭窄しない気管異物では，咳込んだ後に症状が落ち着くことがあります．

　経鼻的に耳鼻咽喉科用の内視鏡（フレキシブルファイバースコープ）で観察します．見つからなければ画像検査を行います．

　気管支異物では単純X線で，吸気時に異物がある側に気管が偏倚する所見（Holzknecht徴候）が見られます．単純CTやMRIも有用ですが，MRIは金属片などでは使用できません．なお，コイン異物は解剖学的な特性から喉頭，気管異物では正面から見て線状に，食道異物では円形に撮像されます．

　呼吸困難に対してはすぐに処置を行います．喉頭異物ではハイムリック法や背部叩打法により異物を除去しますが，窒息状態が続く場合は輪状甲状膜穿刺が第一に行われます．気管内挿管は，喉頭異物を押し込むこととなり適応となりません．

　次いで異物の除去に入りますが，チャンネル付きファイバースコープでの摘出や内視鏡観察下の経口腔的摘出がよく行われます．大きな喉頭異物は仰臥位で，マッキントッシュ型喉頭鏡などの観察下に鉗子を用いて摘出します．気管，気管支に入り込んだ異物はventilation bronchoscope（換気孔付き硬性気管支鏡）下の摘出や，ラリンギアルマスクの側孔からチャンネル付きファイバースコープを用いて摘出が行われます．

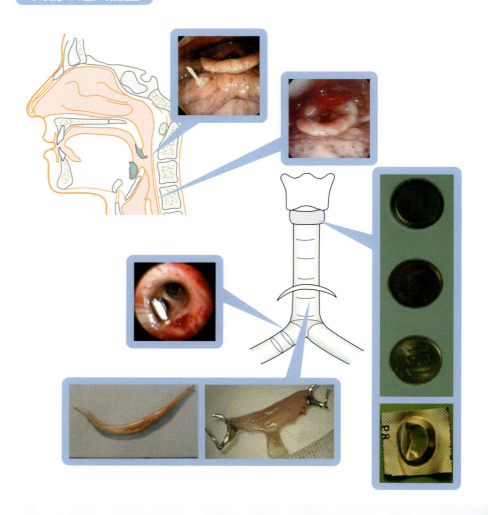

異物の迷入位置

⬇ 小児ピーナツ異物

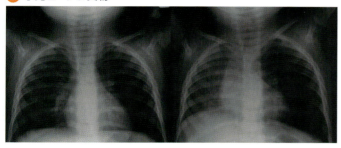

⬇ 小児食道異物のX線像（ボタン電池）

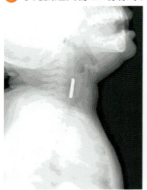
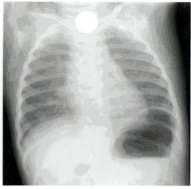

⬇ 成人の義歯異物

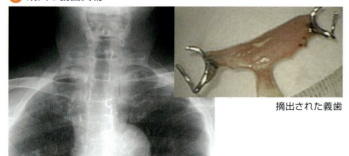

摘出された義歯

⬇ ハイムリック法

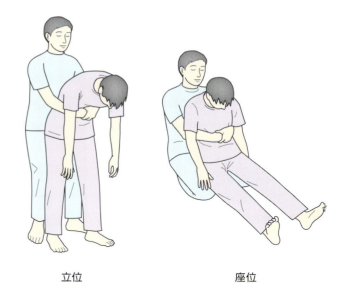

立位　　　　　　　座位

⬇ 硬性直達食道鏡による異物摘出

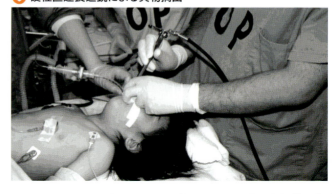

食道異物での症状・診断・治療とは

食道異物は，①下咽頭〜食道入口部，②大動脈弓狭窄部，③噴門（横隔膜）の自然狭窄部，に詰まりやすく，最も多いのは①です．

多くの患者さんは何かを飲み込んだ後に，痛みや違和感，嚥下困難を訴えます．小児や老人では周囲が気が付かないうちに異物を飲み込んでいることがあります．異物が食道粘膜を穿通すると膿瘍をきたします．

食道入口部では耳鼻咽喉科ファイバースコープ，食道異物では胃食道内視鏡で観察します．見つからない場合や穿孔が疑われる場合はCT検査を行います．

食道入口部ではチャンネル付きファイバースコープで経鼻的に摘出したり，内視鏡観察下で口腔から摘出します．食道異物は胃食道内視鏡での摘出を行います．異物が胃に入ってしまえばボタン電池など以外は，そのまま便として排出されるのを待ちます．異物が強くはまった場合，胃食道内視鏡で広げて摘出するか，硬性直達食道鏡や直達喉頭鏡で摘出します．食道壁を穿破し膿瘍をきたした際は，外切開による排膿や異物摘出が行われます．

53 睡眠時無呼吸症候群

■ 睡眠時無呼吸症候群とは

睡眠時無呼吸症候群（SAS）の歴史としては，1956年にBurwellらが報告したPickwick syndromeが挙げられます．Pickwick syndromeは高度肥満・いびきを伴う周期性呼吸・チアノーゼ・多血症・右心肥大・右心不全を有する症候群で，原因として睡眠時無呼吸が関与していることが，Jungらにより1965年報告されました．

■ 無呼吸や低呼吸の回数が重症度を決めます

SASは，Guilleminaultらが1976年に，「7時間睡眠中に10秒以上続く無呼吸が30回以上見られるもの」，あるいは「non-REM睡眠1時間当たり同様の無呼吸が5回以上認められるもの」をSASと定義しました．1990年頃からは，1時間当たりの無呼吸あるいは低呼吸が10回以上認められる場合でも，SASとして扱われるようになりました．1時間当たりの無呼吸数を無呼吸指数apnea index（AI）と呼び，AIを指標に診断がなされるようになりました．

SASは閉塞性・中枢性・混合性に分けられます．また，閉塞部位より鼻性・上咽頭性・中咽頭性・下咽頭性・喉頭性・気管性に分けられます．中枢性無呼吸の原因疾患として変性性脳疾患，脳幹梗塞，脳腫瘍，肥満やうっ血性心不全などが挙げられます．

■ 昼間の眠気が診断のきっかけです

SASを疑う自覚症状として昼間の眠気があります．これはSASによる睡眠中断により引き起こされます．眠気の指数としてEpworth sleepiness scaleが用いられています．11点以上をSAS疑いとして扱いますが，項目6〜8に点数があれば，全体の点数が低くともよりSASの疑いが高くなります．

SASの検査には終夜ポリソムノグラフィー（脳波・眼電図・筋電図・酸素飽和度・腹壁胸壁運動），携帯用ポリソムノグラフィー，アプノモニター，連続パルスオキシメータ，ホルター心電図などが用いられています．手術適応を決める場合には，アプノモニターによる終夜モニターは必須です．閉塞部位診断に当たっては，咽喉頭側面X線，鼻断層X線，咽喉頭ファイバー所見を参考に決定します．動的MRIも導入されつつあります．

■ 手術，CPAP，マウスピースが主な治療です

SASの手術治療として前述の鼻中隔弯曲矯正術，下鼻甲介切除術，口蓋扁桃摘出術，口蓋垂・軟口蓋・咽頭形成術（UPPP）が耳鼻科を中心に行われています．舌根部の閉塞に対しては，レーザー舌根正中部切除術（LMG）が行われています．軽症例や単純性いびき症にはレーザー口蓋垂口蓋形成

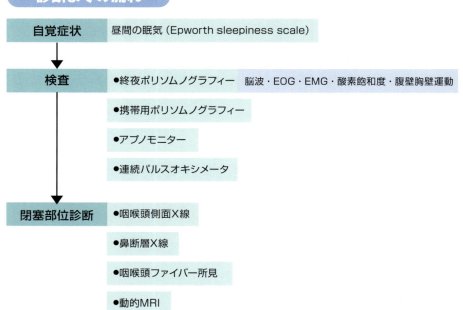

口蓋扁桃肥大

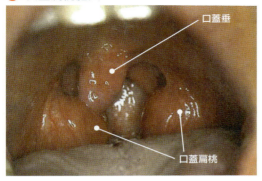

口蓋垂
口蓋扁桃

Epworth sleepiness scale（昼間の眠気指数）

状況	該当点数
1．座って読書をしている時	0　1　2　3
2．テレビをみている時	0　1　2　3
3．公の場所で座って何もしない時（例えば劇場や会議）	0　1　2　3
4．1時間続けて車に乗せてもらっている時	0　1　2　3
5．状況が許せば午後横になって休息する時	0　1　2　3
6．座って誰かと話をしている時	0　1　2　3
7．昼食後静かに座っている時（酒は飲まず）	0　1　2　3
8．車中で交通渋滞で2〜3分止まっている時	0　1　2　3

該当点数　0：決して眠くならない，1：まれに（時に）眠くなる，2：1と3の中間，3：眠くなることが多い

各検査の利点，欠点

	利点	欠点
ポリソムノグラフィー	正確な診断が可能	設置場所の問題
携帯型ポリソムノグラフィー	中枢性SASと閉塞性SASの診断が可能	高価（1,000万円もする）
アプノモニター	無呼吸指数が容易に測定可能	中枢性SASと閉塞性SASの厳密な鑑別が困難
連続パルスオキシメータ ホルター心電図	新たな機材の購入が必要ない	睡眠時無呼吸を直接反映しているか疑問

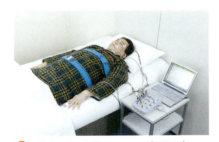
ポリソムノグラフィー（PSG）

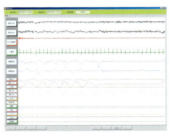
PSGの解析ソフト

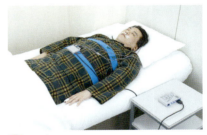
アプノモニター

術（LAUP）も用いられていますが，術後の瘢痕狭窄が問題となることがあります．小児に対してはアデノイド切除，口蓋扁桃切除術が行われ，ほぼ100％の治療効果を得ています．極めてまれですが，重症例，中枢性睡眠時無呼吸症候群に対しては気管切開術が選択されます．

持続的気道内陽圧呼吸（CPAP）は，夜間に器具を装着して，常に上気道に無呼吸が起きないよう陽圧の状態にしています．圧の調整が必要ですが，簡便に導入できる点が利点です．しかし，上気道閉塞の根本治療ではないため，一生器具を装着しなければならないのが最大の欠点です．小児には導入が困難です．

口腔内装具は，下顎が後退している患者や小顎症患者に有効です．また，CPAP不適応例などに用いられています．下顎を前方に引き出すような装具（マウスピース）を作製し，夜間使用します．保険適応となり，治療選択の幅が広がっています．

炭酸脱水酵素抑制薬アセタゾラミドは，睡眠時無呼吸症候群に唯一保険適応のある薬剤です．また，上気道狭窄をも抗浮腫作用により軽減する可能性があります．軽症から中程度のSASに有効とされています．

54 顔面膿痂疹（とびひ）

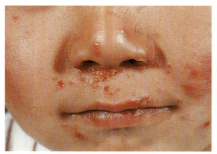

⬆ 伝染性膿痂疹（とびひ）
乳幼児の顔面・体幹・四肢に多い．夏季に好発．
ファージⅡ群71型の黄色ブドウ球菌．
（西山茂夫：皮膚病アトラス，第5版，p313，図18-2）

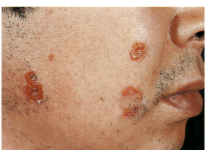

⬆ 痂皮性膿痂疹
成人も罹患して季節に関係がない．
化膿レンサ球菌が原因．
（西山茂夫：皮膚病アトラス，第5版，p313，図18-4）

鑑別疾患

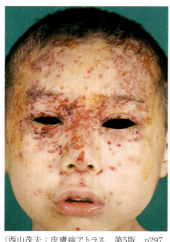

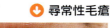

小児
●カンジダ性皮膚炎
⬅ Kaposi水痘様発疹症

成人
⬇ 尋常性毛瘡

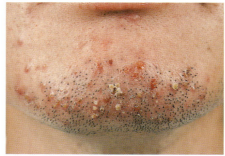

（西山茂夫：皮膚病アトラス，第5版，p297，図17-9）
（西山茂夫：皮膚病アトラス，第5版，p319，図18-21）

病理像

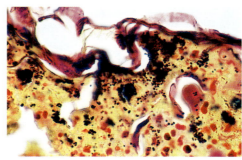

⬆ Gram染色標本
Gram陽性の球菌が認められる．
写真では黒色の点状物が球菌である．

治療

黄ブ菌が起因菌の場合
セフェム系経口抗生物質（CFDN, CDTR-Pivoxil, CFPN-PI）を10日間内服

化膿レンサ球菌が起因菌の場合
セフェムまたはペニシリン系抗生物質を10日間内服

■ 汗腺への細菌感染が原因です

　細菌による感染性皮膚疾患を膿痂疹と呼び，その中で表在性膿皮症に分類されるのが伝染性膿痂疹（とびひ）です．顔面に生じる膿皮症として毛包性膿皮症である癤，尋常性毛瘡，汗腺膿皮症である乳児多発性汗腺膿瘍などが挙げられます．

　伝染性膿痂疹は乳幼児の顔面・体幹・四肢に好発します．夏季に多く，2〜3mm大の水疱が次々と出来，破れてびらん，痂皮を形成します．この水疱内容物の接触により伝染することが知られています．黄色ブドウ球菌（以下，黄ブ菌）により引き起こされることが多く，水疱性膿痂疹とも呼ばれています．これに対し，成人も罹患して季節に関係がなく，紅斑から膿疱，痂皮を形成する膿痂疹を痂皮性膿痂疹と呼び，化膿レンサ球菌が原因となることが多くあります．

　鑑別疾患として小児ではKaposi水痘様発疹症，カンジダ性皮膚炎，成人では尋常性毛瘡が挙げられます．

■ 皮膚の清潔と抗菌薬の治療が重要です

　皮膚の清潔を心掛け，特に虫刺され部位を引っ掻き，化膿させないように爪の手入れを行わせます．鼻前庭部の化膿性病変から続発することもあるので，軟膏等で治療を行います．

　水疱内容が混入することから入浴は避け，シャワーを用います．広範囲に病変が及ぶ時は，保育園，幼稚園を休ませるよう指導します．

第2部　疾患編

55　帯状疱疹・Ramsay Hunt症候群

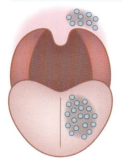

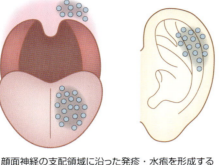

Ramsay Hunt症候群の発疹の出現パターン

顔面神経の支配領域に沿った発疹・水疱を形成する

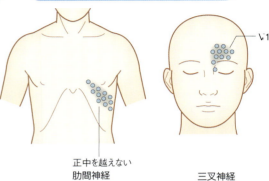

帯状疱疹の出現パターン

正中を越えない肋間神経　　三叉神経

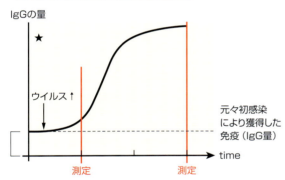

ペア血清

ウイルス量が増加（感染）すると，リンパ球からIgGが産生されます．間接的にウイルスの増加を証明する．

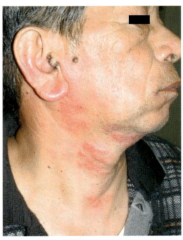

⬆ Ramsay Hunt 症候群

■ ウイルスの再活性化が原因です

水痘・帯状疱疹ウイルス varicella-zoster virus（VZV）は初感染時に水痘を発症し，その後に神経節に潜伏感染します．通常ではこのウイルスはおとなしくしていますが，宿主の免疫力低下に伴い再活性化し，ウイルスが増加，顔面神経に感染します．その結果，神経に沿って有痛性の水疱を伴った発疹や潰瘍を帯状に形成します．これを帯状疱疹といいます．

■ 顔面神経麻痺発症のことがあります

このVZVの再活性化が顔面神経に生じたものを Ramsay Hunt 症候群と呼びます．顔面神経は知覚神経のほかに運動神経を含むため，表情筋の麻痺をきたします．Ramsay Hunt 症候群は眩暈や難聴を伴うことがあります．

帯状疱疹や Ramsay Hunt 症候群の診断は，臨床症状から診断がつくことが多いです．水疱や潰瘍，発疹を伴わない無疱疹性帯状疱疹もあるため，血清中の IgG の抗体価の上昇を測定することでウイルスの活性化を証明することができます．これをペア血清の測定といいます．

■ 治療は抗ウイルス薬投与です

治療は抗ウイルス薬であるアシクロビルの内服や皮疹に対する軟膏塗布です．抗ウイルス薬は72時間以内の投与が勧められます．Ramsay Hunt 症候群の場合は，神経浮腫の軽減のためにステロイドを使用します．疼痛が強い場合には，早期から神経ブロックを行う場合もあります．

56 頸部リンパ節炎

■頸部リンパ節炎とは

頸部リンパ節炎は頸部のリンパ節に細菌やウイルスにより炎症が起こる疾患で，大きく分けて単純性リンパ節炎と特殊性リンパ節炎の2つがあります．頭頸部への癌の転移は，悪性リンパ腫の可能性にも留意します．

■単純性リンパ節炎への対応は

単純性リンパ節炎は頸部リンパ節炎の中で最も多く認められます．原病巣の感染を伴うことが多く，腫大したリンパ節の部位により原病巣の場所が推測できます．治療は抗生物質投与を行います．それらによって大抵の場合軽快しますが，重症化し膿瘍を形成した場合には切開排膿術が必要になります（糖尿病などの全身疾患を合併している人によく認められます）．

■特殊性リンパ節炎は結核，ウイルス，悪性疾患などが原因です

特殊性リンパ節炎は特異的な所見や経過をたどるリンパ節炎です．初診時にリンパ節炎を認めた場合にはこれらの可能性を念頭に置いて診療を進めますが，通常の抗生物質投与にて軽快しない場合には強く疑います．後述するように，特殊性リンパ節炎が疑われる場合には鑑別のために各種血液検査・ツ反・胸部X線検査を行います．さらに，必要に応じてCT等の画像検査や穿刺吸引細胞診（FNA）を追加して行います．しかし，CTなどでも悪性腫瘍の頸部転移との鑑別診断が困難で，最終的に切開生検による組織診が必要となるケースが多く認められます．

①結核性リンパ節炎

結核性のリンパ節炎は顎下部・上頸部に単発性に多く認められます．腫脹は無痛性で，周囲組織と癒着する傾向

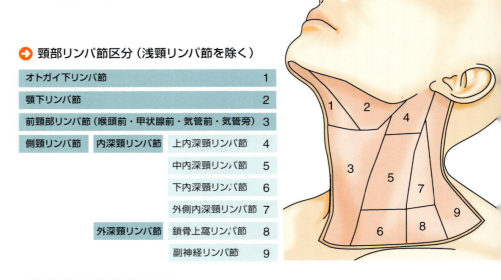

頸部リンパ節区分（浅頸リンパ節を除く）

オトガイ下リンパ節	1
顎下リンパ節	2
前頸部リンパ節（喉頭前・甲状腺前・気管前・気管旁）	3
側頸リンパ節　内深頸リンパ節　上内深頸リンパ節	4
中内深頸リンパ節	5
下内深頸リンパ節	6
外側内深頸リンパ節	7
外深頸リンパ節　鎖骨上窩リンパ節	8
副神経リンパ節	9

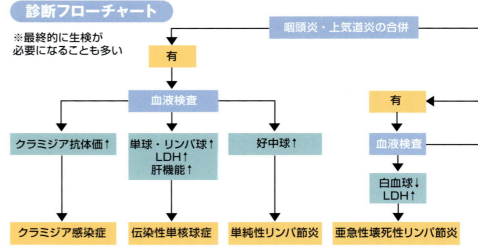

診断フローチャート

を示します．硬い球形の腫瘤を形成し，大きくなるとリンパ節同士が互いに癒合します（腺塊）．進行すると皮膚の炎症を伴い，外に破れて皮膚に瘻孔をつくることもあります．上記の触診上の特徴および通常の抗生物質による治療に抵抗性を示す場合には本疾患を疑い，ツ反・胸部X線検査やCT・FNAを行います．造影CTでは内部壊死を伴うためリング状の陰影として描出されますが，悪性腫瘍の頸部リンパ節転移でも同様の陰影を示すので注意が必要です．しかし，最終的に切開生検による組織診が必要となる場合が多く認められます．血液検査では赤沈値の亢進が特徴的です．治療は，エタンブトール・イソニアジド・ストレプトマイシン・リファンピシンなどの併用療法を行います．

②亜急性壊死性リンパ節炎

亜急性壊死性リンパ節炎は，圧痛を伴う原因不明の頸部リンパ節腫脹をきたす疾患です．10〜30歳代の女性に多く，発熱を伴って発症します．リン

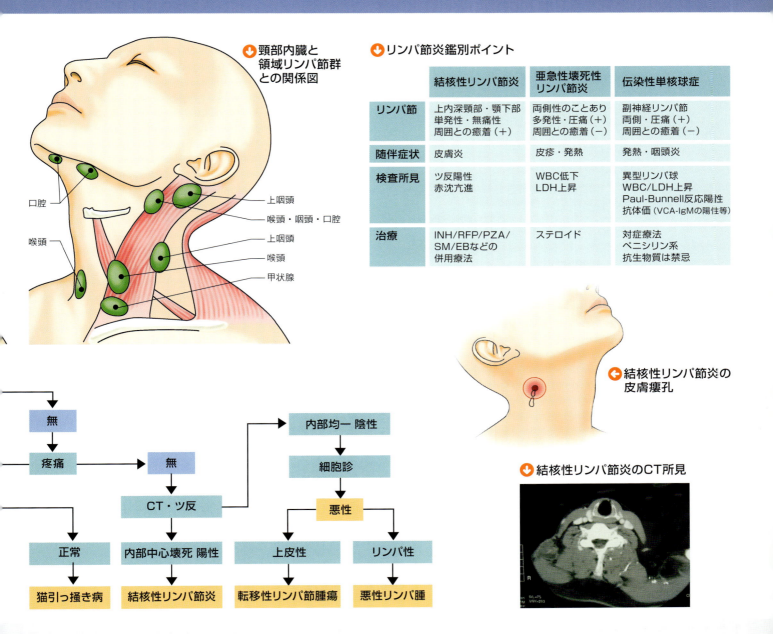

パ節腫脹は周囲との癒着はなく、弾性硬で両側性にも時々認められ、頸部のほか腋窩や鼠径部に出現することもあります．発熱，皮疹，肝脾腫などが出現することもあります．血液検査では白血球数の低下が特徴的で，その他LDHの上昇も認めます．また，GOT/GPTの肝機能の上昇も認めますが，CRPの上昇は軽度のことが多いようです．診断は上記の事柄を念頭に置いて最終的にはリンパ節生検による組織診を行うことになります．1～3ヵ月の経過で自然軽快する症例が多いのですが，再発をきたす場合もあります．抗生物質に対して抵抗性で，治療は対症療法が中心となります．症状が強い症例や再発をきたす症例などには，ステロイドの投与を行う場合もあります．

③伝染性単核球症

伝染性単核球症はEpstein-Barr（EB）ウイルスによって生じる疾患で，リンパ節腫脹のほか発熱・咽頭炎などをきたし，特に肝機能障害をきたすのが特徴です．リンパ節腫脹は副神経領域に多く認められ，軽度圧痛を伴い癒着をきたすことはありません．咽頭炎は偽膜の付着や陰窩に膿栓を伴う口蓋扁桃の腫脹といった特徴的な所見を呈します．診断は血液検査による異型リンパ球の上昇，LDHの上昇，EBウイルスの抗体価の上昇などによって行います．治療は対症療法が中心となりますが，ペニシリン系の抗生物質投与はアレルギー反応を起こすので禁忌となっています．また，肝機能の低下が認められる場合には肝庇護薬の投与も行います．

57 頸部膿瘍

■頸部膿瘍とは

頸部膿瘍は頸部に存在するいずれかの間隙に炎症が波及し，そこに膿瘍を形成した状態です．本疾患は耳鼻咽喉科領域において最も緊急性の高い疾患の一つであり，迅速かつ的確な診断・治療が求められます．

■感染巣として，う歯や扁桃炎が多いです

頭頸部領域には筋膜によって分けられる多くの間隙 space があります．そして，その間隙は疎な結合織で埋められています．いったんこの間隙に膿瘍が形成されると，内部が疎なため病状の進行とともに膿瘍が上下方向（特に下方）に容易に波及し，隣接する間隙へと進展していきます．大きく進行したケースでは，縦隔や頭蓋底などへ進展し重篤な合併症を引き起こすので，早期の対応が必要となります．本疾患の原因疾患としては扁桃炎に続発した扁桃周囲炎，扁桃周囲膿瘍などの咽頭感染症が一番多く，次いでう歯などの歯科疾患が続きます．これらの疾患で原因の約半数以上を占めることになります．これら以外に皮膚疾患，リンパ節炎，癌の頸部リンパ節転移および囊胞への感染の合併，唾液腺炎なども原因となります．高齢者，担癌状態，糖尿病といった感染症の遷延しやすい免疫力の低下した患者さんに前述した疾患を認めた場合は，特に注意が必要です．イラストは形成された膿瘍がどのように進展し，どのような合併症を引き起こすかを簡単に表したものです．

■CTでのガス像は重篤のサインです

症状は発熱・咽頭痛で始まり，病状の進行とともに咽頭痛の増強，頸部の発赤・腫脹・圧痛，嚥下困難，開口障害，呼吸苦等を呈するようになります．疼痛や開口障害による口ごもった発声は特徴的です．病状が進行すると敗血症，大血管からの出血，縦隔膿瘍，膿胸，静脈血栓などを起こし，最終的には死に至ることにもなります．

発熱などの全身症状に伴って頸部の有痛性腫脹があり，咽頭側索や口蓋扁桃に膨隆を認めれば本疾患を疑います．扁桃周囲膿瘍症例では扁桃周囲膿瘍のみに目を奪われず，頸部の視・触診もしなくてはなりません．本疾患を認めた場合には，まず咽頭所見や喉頭ファイバーにて咽喉頭の閉塞等の有無を確かめなくてはなりません．その後，CT等の画像検査を早急に行います．CT上，膿瘍は境界不明瞭で内部不均一な陰影として描出され，嫌気性菌などのガス産生菌による感染の場合にはガス像を認めることができます．画像の読影は，縦隔膿瘍などの他の合併症を引き起こしていないかにも注目して行います．また，引き続いての切開排膿術を想定して大血管などの周囲

原因疾患

- ●扁桃周囲炎
- ●扁桃周囲膿瘍
- ●歯科疾患
- ●リンパ節炎
- ●唾液腺炎

咽後膿瘍

呼吸苦

⬇本疾患を認めた場合には・・・

●咽頭所見，喉頭ファイバーによる咽喉頭の閉塞等の有無

●CT等の画像検査

- ●膿瘍は境界不明瞭で内部不均一な陰影
- ●嫌気性菌などのガス産生菌による感染の場合にはガス像を認める
- ●縦隔膿瘍などの他の合併症を引き起こしていないか
- ●切開排膿を想定し，大血管などの周囲組織との関係に注意

⬇頸部膿瘍CT

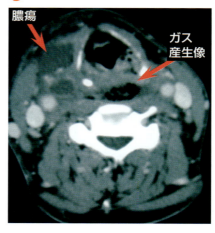

膿瘍／ガス産生像

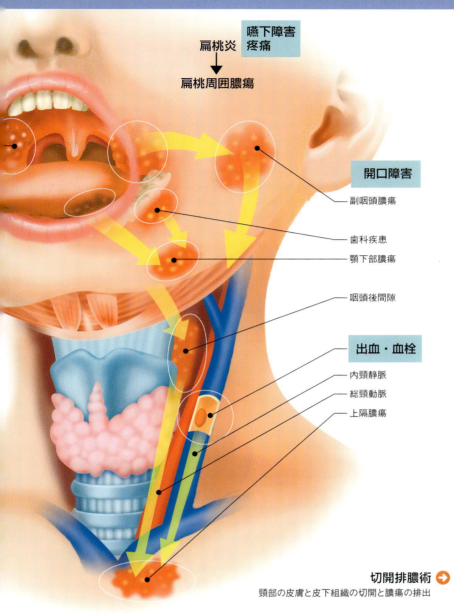

| 扁桃炎 → 扁桃周囲膿瘍 |
| 嚥下障害 疼痛 |

開口障害
- 副咽頭膿瘍
- 歯科疾患
- 顎下部膿瘍
- 咽頭後間隙

出血・血栓
- 内頸静脈
- 総頸動脈
- 上隔膿瘍

注意すべき既往歴
- 糖尿病
- 高齢者
- 免疫低下
- 心，肝，腎疾患
- 放射線治療後

治療

●気道閉塞
気管内挿管や気管切開による早急な気道確保

●細菌培養検査
感受性のある抗生物質の投与

●抗生物質投与のみでは軽快しない場合
切開排膿術

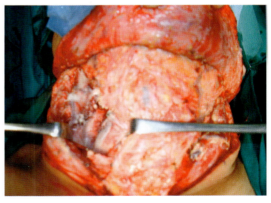

切開排膿術 →
頸部の皮膚と皮下組織の切開と膿瘍の排出

組織との関係にも注意し，安全かつしっかりとした排膿ができるアプローチを検討します．

■ 緊急の皮膚切開による排膿と気道確保が必要です

　気道狭窄を認めた場合には，気管内挿管や気管切開による早急な気道確保が必要です．そして気道確保の後，引き続いての治療を行います．治療は，細菌培養検査を行い感受性のある抗生物質の投与を行うのが基本ですが，検査の結果が出るまでの間は広域性の抗生物質を投与することになります．また多くの場合，嫌気性菌の混合感染を起こしている可能性が高いので，それらに感受性のある抗生物質の投与も必要になります．しかしながら，膿瘍を形成している場合には抗生物質投与のみでは軽快しにくく，多くのケースでは切開排膿術が必要になります．切開排膿術の際には，気管切開で気道確保をしてから施行するのが安全です．手術は画像で排膿の必要な部位を確認し，大血管等の損傷をきたさないような安全なアプローチで行います．術創は開放創として，膿瘍形成部位を空気に触れさせることが大事です．術後は開放した部位より連日，生理食塩水にて洗浄を行います（ポビドンヨード生食による洗浄は創傷治癒を遅らせるとの見解が広まっています）．今日では，これらの治療により軽快するケースがほとんどとなりましたが，今なお不幸にも重篤な合併症をきたすケースが存在します．

58 正中頸囊胞

■ 正中頸囊胞とは
　正中頸囊胞は，頭頸部の発生と深い関わりがあります．胎児期に甲状腺の発生過程で生じる甲状舌管に起因する囊胞性疾患です．

■ 甲状腺の発生に関連して起こります
　甲状舌管は甲状腺の発生過程において，甲状腺の下行路に一時的にのみ認められる管腔組織です（通常，出生時には消失しています）．甲状腺の基となる組織は甲状腺原基といい，発生の初期段階では舌の前2/3と後ろ1/3の間の辺りに存在しています．その後，先ほど登場した甲状舌管の中を下に下行していき，生下時には通常の位置の気管前方に位置するようになります．甲状舌管は甲状腺原基が通過した後は閉鎖・消失し，生下時には通常認められませんが，この甲状舌管の閉鎖・消失の障害が正中頸囊胞を生じることとなります．ちなみに，甲状腺の下行や気管前への定着の障害が異所性甲状腺となります．

■ 感染を合併すると増大します
　本疾患は胎生期の異常に起因するので生後まもなく気付くこともしばしばありますが，基本的には10歳代に多く認められる疾患です．出現部位によって異なりますが，大多数は腫瘤の自覚のみで，それ以外の症状が出現することはあまり多くありません．触診では平滑で軟らかい半球状をなし，周囲との境界は明瞭です．また，特徴的な液性の波動を感じることができます（ガマ腫でも波動を感じるので鑑別を要します）．しかし，感染を合併した場合には発熱や疼痛をきたし，炎症後には炎症性の癒着を生じるため皮下に索状物として触れるようになります．

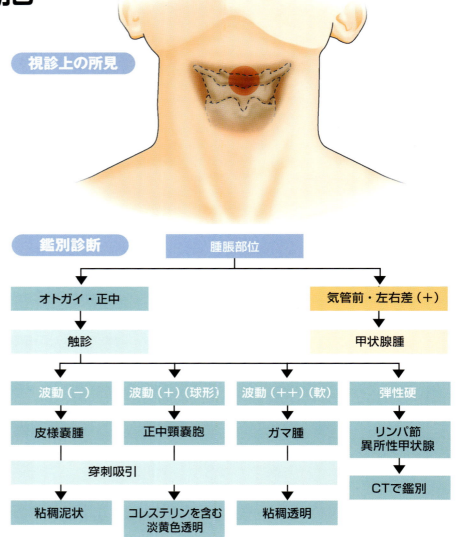

また，まれに囊胞が巨大化し感染を合併した場合には，嚥下困難や呼吸困難を呈することがありますので注意が必要です．発生部位はイラストに示したように，舌盲孔から舌骨前方を経由して気管前に至る，甲状舌管の存在した部位のいずれかの場所に生じますが，鎖骨上にも数％程度認められます．甲状腺は甲状舌管内を下行しますので，異所性甲状腺の好発部位は正中頸囊胞とほぼ同様となります．正中頸囊胞と舌骨の関係は，おおよそ舌骨上に存在するものが約20％，舌骨の前は約15％，舌骨の下方は約65％と言われています．左右の位置関係では舌骨を中心として正中に一致した部位に最も多く，正中線を2cm以上離れることはほとんどありません．本来甲状舌管は発生学的に皮膚との交通がありませんので，正中頸瘻（囊胞と皮膚に交通があるもの）は感染もしくは医原性の因子が加わった時に生じます．

■ 鑑別診断の疾患とは
　鑑別を要する疾患として，類皮囊

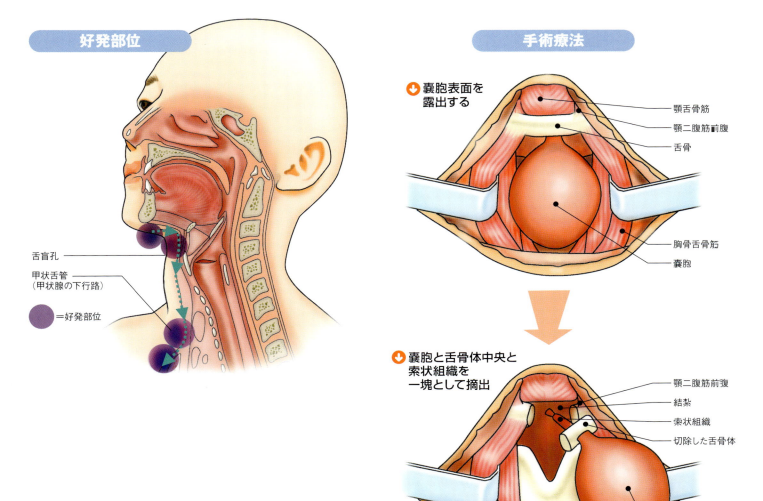

胞・ガマ腫・異所性甲状腺・甲状腺腫などがあります．これらとの鑑別は，触診，画像検査，穿刺吸引などで進めていきます．前述したように，正中の舌骨付近に波動を伴う特徴的な腫瘤を認めた場合には，本疾患を疑います．通常嚢胞の直径は1〜3cmで，穿刺吸引にて淡黄色半透明な液体が引け，明かりにかざしてみると無数の微小なコレステリン結晶が輝いて見えます（ガマ腫の場合には粘稠度の高い液体が引けます）．病理組織所見では，上皮は通常円柱上皮で，線毛を有することが多く見受けられ，内部に甲状腺組織を認めることが時折あります．

■ 舌骨とともに摘出します

治療は基本的に手術による切除を行います．感染を起こしている場合には，抗生物質の投与を行い，感染の軽快を待ってから手術を行います．胎生期の甲状舌管は舌骨を貫かずに舌骨の前方を通ることもあるので，必ずしも瘻管は舌骨を貫くわけではありません．しかし，手術の際には基本的に舌骨の一部とともに嚢胞を摘出します．また，瘻管や嚢胞が残ってしまうと再発の危険性があるので，十分注意して完全なる切除を心掛けます．甲状舌管は単一管である場合だけでなく樹枝状に多岐に分かれている場合があり，このことも念頭に置いて手術を行います．手術は診断がつき次第行いますが，幼小児の場合には3，4歳以降に行うのが望ましいと思われます．

59 側頸嚢胞

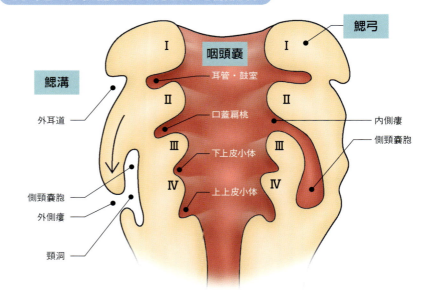

鰓（さい）性器官より発生する諸器官

■ 側頸嚢胞とは

側頸嚢胞は胎生期における鰓性器官の遺残により生ずる嚢胞性疾患です．正確には瘻管を欠く孤立性嚢胞，瘻管を有し体表および咽頭腔に開口する完全瘻型，体表にのみ開口する不完全外瘻型，咽頭腔内にのみ開口する不完全内瘻孔型があります．臨床的には孤立性嚢胞が一番多く，続いて不完全外瘻型，完全瘻型，不完全内瘻型の順となります．嚢胞は胸鎖乳突筋前縁に限局する比較的軟らかい腫瘤として触知されます．また悪性腫瘍の転移によるリンパ節腫脹が嚢胞様変化を生じること，特に甲状腺乳頭癌からの転移には鑑別が必要です．ごくまれに嚢胞内の上皮より癌が発生することがあるので注意が必要です．

■ 発生の段階で生じる疾患です

鰓性器官とはヒトの頭頸部臓器の基となる器官で，発生の段階においてのみ認められるものです．鰓溝・鰓弓・咽頭嚢からなり，胎生3週から7週の間に存在します．

イラストのように鰓弓は5つの対をなす中胚葉の実質的構造で，鰓弓の間には体表と体腔内からの4つのくびれがあります．おのおのの鰓弓には所属神経と所属動脈とがあり，十分に発育した胎児では筋肉や結合織などの定められた構造へと分化します．くびれの体表側は鰓溝，内腔側を咽頭嚢と呼び，表のようにそれぞれ決まった構造や分泌腺になります．

第2，3，4外鰓溝は頸洞と呼ばれる1つの溝に合流します．頸洞は第2鰓弓の腹側下方への発育により生じますが，第2鰓弓のこの部分は後に広頸筋となります．そのため，頸洞から生ずる先天性嚢胞は広頸筋の内側に存在することとなります．

一般に嚢胞のみの場合には20〜40歳に好発し，男女差はありません．一方，瘻の場合には生後まもなくから存在し，女子に多く，約1/3が両側性です．好発部位は後述するように由来鰓溝によって違いはありますが，耳朶から胸骨の間で胸鎖乳突筋の前縁に存在し，通常上方1/3に多く認められます（外瘻孔の開口部は下方1/3に多い）．触診上，平滑で半球状，圧痛を呈さない波動性のある腫瘤として触知します．しかし，急性炎症を合併すると，発赤・圧痛を伴うようになります（一般に上気道炎を合併すると増悪する傾向があります）．病理学上，上皮は扁平上皮であって，上皮下に多数のリンパ組織が存在します．嚢胞内腔には黄色粘稠性分泌液が貯留し，コレステロール結晶を含むので，穿刺液を光にかざすときらきらとした輝きを見ることができます．

第1鰓溝由来は比較的まれです．典

	鰓溝	鰓弓（軟骨・神経）	咽頭嚢
第1	外耳道，鼓膜外層	上顎，下顎，ツチ・キヌタ骨，三叉神経	中耳腔，耳管
第2	消失	茎状突起，舌骨小角，アブミ骨，顔面神経	口蓋扁桃
第3	消失	舌骨体角，舌骨体部，舌咽神経	胸腺，下上皮小体
第4	消失	甲状軟骨，上喉頭神経	上上皮小体

嚢胞・瘻孔の位置関係および術式

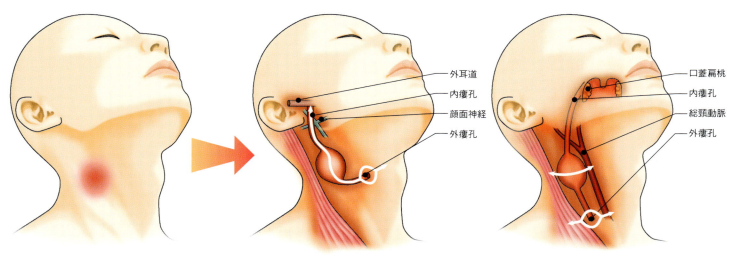

↑第1鰓溝由来　　↑第2鰓溝由来

CT所見

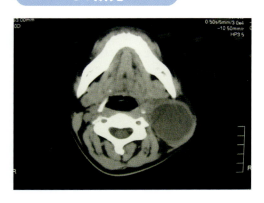

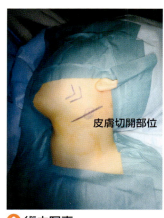
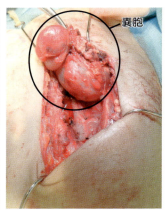

↑術中写真

型例では瘻管が下顎角前下部の舌骨直上より顎二腹筋後腹の表層を胸鎖乳突筋前縁に沿って上方に伸展し，顔面神経と交差して外耳道に至ります．そのため，顎下部の腫脹や耳漏が初発症状となります．好発部位は耳下腺下極付近で，中年女性に多く認められます．耳下腺腫瘍との鑑別が必要になります．

第2鰓溝由来：頻度は高く，本疾患の大部分を占めます．瘻管は広頸筋を貫通して胸鎖乳突筋に沿って上行し，舌骨大角部付近で内方に向かい，内・外頸動脈の間を通り，顎二腹筋の下方で中咽頭方向に屈曲し，茎突舌骨筋と交差して口蓋扁桃上極付近に開口し内瘻孔となります．

第3，第4鰓溝由来のものは下咽頭梨状窩瘻となります．

■ 完全摘出が唯一の根治的治療です

治療は外科的摘出が唯一の治療となります．手術は感染を合併しやすいことなどを考慮すると，診断がつき次第早期に行うべきですが，幼小児の場合には3〜4歳以降が望ましいと思われます．感染を合併している場合には，まず術前にそれらの治療を行ってから手術を行います．手術は瘻管を含めた嚢胞の完全なる切除を行い，瘻孔を伴っている場合には瘻管および開口部の皮膚を合併切除します．再発率は3〜20％と言われており，そのことを踏まえて術前の説明を行います．

60 頭頸部癌：1）副鼻腔癌

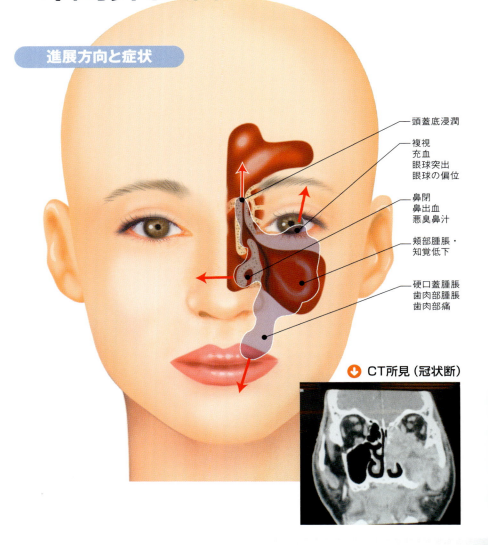

進展方向と症状
- 頭蓋底浸潤
- 複視／充血／眼球突出／眼球の偏位
- 鼻閉／鼻出血／悪臭鼻汁
- 頬部腫脹・知覚低下
- 硬口蓋腫脹／歯肉部腫脹／歯肉部痛

⬇ CT所見（冠状断）

■ 副鼻腔癌とは

副鼻腔癌は上顎洞，篩骨洞，蝶形骨洞，前頭洞のいずれかの粘膜より生じる癌を指します．大部分は上顎洞粘膜より発生しますので，この項では主に上顎癌について述べていきたいと思います．

■ 一側の鼻症状（鼻出血など）が特徴です

我が国の上顎癌罹患率は減少傾向にあり，頭頸部悪性腫瘍の約7～8％と推定されています．60歳前後の男性に多く，組織学的には大部分が扁平上皮癌ですが，その他に腺癌や腺様嚢胞癌なども認められることがあります．初期症状に乏しいので，進行癌で発見されることが多いのが特徴です．一方，頸部リンパ節への転移は他の頭頸部癌に比べて少ないので，局所のコントロールができれば予後に期待が持てます．イラストに示したように，腫瘍の進展する方向によって自覚症状および他覚的所見に特徴があります．腫瘍が内方に進展すれば鼻出血や悪臭を伴う鼻漏，前方であれば頬部腫脹や顔面痛などが出現します．また，上方ならば眼球突出や複視などが認められます．後方では翼口蓋窩や翼突筋などに浸潤をきたすと，歯痛や開口障害が出現します．これらの症状の中でも，特によくみられるのは頬部腫脹，眼球突出や鼻出血です．病状が進行し腫瘍が頭蓋内にまで及ぶと，頭蓋内症状をきたすようになります．腫瘍が前方および下方に進展した場合には比較的早期に症状が出現するため，後方および上方に進展する例に比べると予後良好です．

■ CT，MRI，組織生検で診断します

一側性の上顎洞病変を認めた場合には，常に本疾患の可能性を考えて診療を進めていかなくてはなりません．前述した症状を認めた場合には強く本症を疑います．CTなどの画像検査では骨破壊を伴った一側性の上顎洞病変として描出され，造影にて増強される陰影を示します（早期の状態では骨破壊を伴わないこともあります）．腫瘍の大きさがある程度以上になると，内部壊死を伴うようになり，リング状陰影となります．最終的には，上顎洞開洞などによる組織生検にて確定診断を行うこととなります．

診断がついてからは，腫瘍の進展範囲をしっかり把握するようにします．

■ 抗癌薬の動注が有効です

上顎という場所は，解剖学的に頭部を構成している臓器の一部で，血管・神経・骨等が複雑に入り組み，機能面では上気道・消化管の一部となっています．またこれに加え，顔面という美容上の問題が加わるため，治療は大

治療

■ 抗癌薬の注入（浅側頭カテーテル）

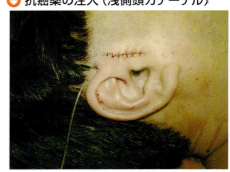

■ 標準的上顎全摘

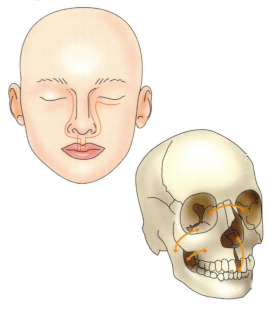

眼球の偏位
複視
充血（結膜）

開口障害

頬部腫脹
頬部知覚低下

後上方への浸潤は
発見が遅れ
手術の際に切除しにくい

前下方への浸潤は早期発見でき，
切除も行いやすい

■ CT所見（水平断）

きな制約を受けることになります．このため，他部位の癌の治療のように腫瘍周囲に安全域をつけての切除が難しく，術前にある程度の制癌治療を行い腫瘍の縮小を図ってから手術を行う方法が広くとられています．しかしながら，統一された治療法はなく，施設間で治療法に多少の違いがあるのが現状です．いずれにしても，手術療法，放射線療法および化学療法を組み合わせて治療を行い，顔面の形態や機能の温存といった治療後の患者のQOLを考慮に入れて治療法を選択していきます．特に，腫瘍が上方進展している場合には，眼球の温存の可否によって患者のQOLに大きく差が出ますので，患者の意思を踏まえてより慎重に治療法を選択します．

抗癌薬での治療は浅側頭動脈から顎動脈分岐部までカテーテルを挿入し，ここへ直接抗癌薬を注入する浅側頭動脈カテーテル法が広く行われています．

手術療法は安全域をつけて一塊切除を心掛けます．切除範囲によって上顎部切，上顎全摘，拡大上顎全摘となります．上顎全摘以上を行った場合には，顔面に大きな欠損が出来てしまい，また切除面をそのままにしておくことによる瘢痕拘縮にて顔面の醜形をきたしてしまいます．そのため，それらを防ぐために再建術が必要になります．今日では，血行再建による遊離皮弁が広く行われるようになり，術後のQOLの低下も防げるようになってきました．

61 頭頸部癌：2) 口腔癌・舌癌

■ 口腔癌とは

口腔は口唇，舌，口腔底，頬粘膜，上下の歯肉，硬口蓋，臼後三角からなる範囲です．口腔癌はこれらの部位に発生する癌を指します．そのうち約60％を舌癌が占め，そのほとんどが扁平上皮癌です（その他の部位の場合，扁平上皮癌の割合は低くなります）．この項では，特に舌癌を中心に述べていきたいと思います．

■ 中高年の男性，喫煙，飲酒，口腔内不衛生がリスクです

舌癌は中高年の男性に多く，喫煙・飲酒・口腔内の不衛生などが危険因子となります．また，歯牙との慢性的な接触も原因となることがあります．好発部位は舌側縁で約90％を占め，特に後方に多く認められます．腫瘍の発育は外向性，表在性，内向性と様々です．症状の多くは痛みであり，大きな潰瘍や内向・発育した大きな腫瘍では，舌の運動障害により構音障害や嚥下障害をきたします．さらに潰瘍が大きくなって壊死組織が広がると，口腔内の悪臭を生じるようになります．頸部リンパ節転移は比較的早期に生じやすく，原発巣が小さい段階でも注意が必要です．頸部リンパ節は予後因子として重要な要素の一つとなります．

■ 病変部の生検で診断します

舌癌と特に鑑別が必要とされる疾患としては，口内炎や白板症などがあります．びらんを形成するような小さな病変では視診だけでは鑑別が困難で，診断がついたときには進行癌に進展しているケースもあります．そういったことを防ぐために触診を必ず行うようにします．触診によって病変の性状がある程度わかり，悪性腫瘍の場合には

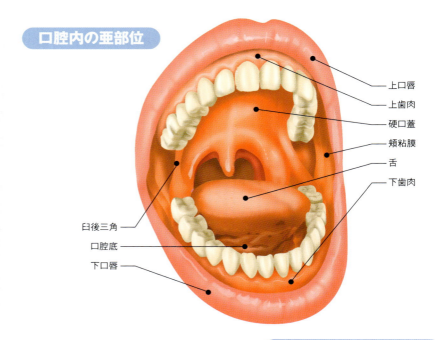

口腔内の亜部位

- 上口唇
- 上歯肉
- 硬口蓋
- 頬粘膜
- 舌
- 下歯肉
- 臼後三角
- 口腔底
- 下口唇

舌癌と鑑別すべき疾患

白板症，紅斑症
扁平苔癬
アフタ性口内炎
正中菱形舌炎
良性腫瘍

硬結として触知することができます．また，粘膜に異常がないような場合にも粘膜下の状態がわかり，診断の助けとなります．

表在性の病変の場合には白斑を伴うことが多く，白板症との鑑別が重要になってきます．白板症は前癌病変と呼ばれ，長い経過で悪性化する可能性がありますので癌に準じた治療を行います．

最終的には生検による病理検査が必要です．腫瘍が外向発育性や表在性の小さなものでは病変の一部を取る生検ではなく，周辺の健常組織も含めて切除する切除生検を行い，診断と治療を兼ねることもできます．

癌と診断されてからは，CTやMRIなどを行い，腫瘍の大きさ，発育の性状，周辺組織への進展具合（口腔底粘膜，舌根や扁桃などの中咽頭，外舌筋），頸部リンパ節転移の有無などをしっかり把握します．また，消化管癌との重複癌の検査も忘れてはなりません．

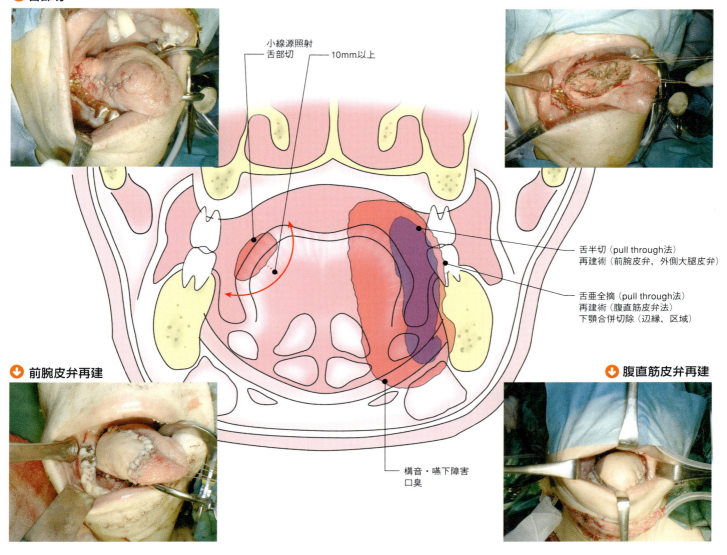

■ 切除と必要に応じて再建術を行います

口腔は構音・嚥下機能に関して重要な役割を担っており，治療法の選択においては治療後の機能の保持も重要となってきます．それらを踏まえた上で，イラストのように進展範囲に応じて治療法を選択していきます．早期癌では組織内照射による放射線治療と手術療法の選択肢があります．組織内照射は従来，治療の主体でしたが，術者の被曝や密封小線源の管理などの点から小線源を有さない治療施設も増えてきています．

一方，頸部リンパ節転移を伴うような進行した癌では，手術療法が中心となってきます．切除の際には周辺に安全域をつけた一塊切除を心掛けます．進行癌では手術による欠損部位が大きくなり，術後の構音・嚥下機能の低下の防止，死腔充填のために遊離皮弁等による再建術が必要となります．再建材料は患者さんの全身状態や体型なども考慮に入れて選択します．再建術を施行した場合でも，術後の嚥下等の機能低下は否めなく，嚥下訓練といったリハビリテーションが必要となります（医療サイドは嚥下指導などの支援を行わなくてはなりません）．

初診時に頸部にリンパ節転移を認めなくても，治療後数ヵ月して転移をきたすことがしばしばあるので，術後の経過観察では頸部のフォローアップも重要となってきます．

62 頭頸部癌：3）喉頭癌

■喉頭癌とは

喉頭は気管の入り口にあり，発声や誤嚥を防ぐ機能を司っている臓器です．喉頭癌は同部位に出来た癌で，発生部位（亜部位）により声門上癌，声門癌，および声門下癌に分けられます．

■男性の喫煙者がリスクです

喉頭癌は頭頸部悪性腫瘍の中で最も多く，全体の約15％を占めます．病理組織学的にはほとんどが扁平上皮癌で，腺癌などの組織型は極めてまれです．60〜70歳代に多く，性差は10：1と男性に著しく多い疾患です．また，喫煙が危険因子となります．亜部位では声門癌が最も多く約65％，次いで声門上癌の約30％と続き，声門下癌は数％しかありません．亜部位ごとに少しずつ症状や進展様式・予後などに違いがあり，それぞれに対応したアプローチが必要です．

■声門上癌とは

声門上癌では咽喉頭の異物感や嚥下痛が初発症状のことが多いのですが，早期の症状に乏しく医療機関への受診が遅れがちになります．下方に進展すれば嗄声をきたしますが，この時点ではかなり進行した状態です．声門上腔ではリンパ網が比較的よく発達しており，リンパ節転移は比較的早期に認められます．以上のことより，予後は声門癌より劣ります．

■声門癌とは

初発症状は嗄声が多く，比較的早期に症状が出現するため診断がつきやすい癌です．癌の進行とともに嗄声の程度も増悪し，放置すれば喘鳴や呼吸困難を訴えるようになります．時に呼吸苦で受診され，緊急で気管切開をするケースもあります．声門部はリンパ網

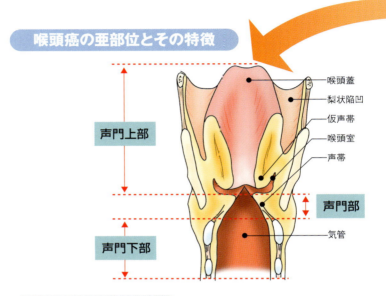

喉頭癌の亜部位とその特徴

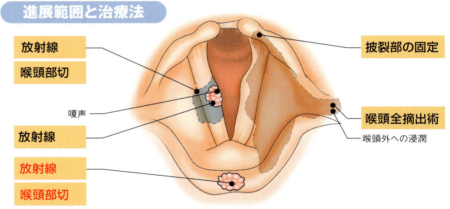

進展範囲と治療法

が少なく，リンパ節への転移は比較的進行した状態になって認められます．予後は比較的良好な悪性腫瘍です．

■声門下癌とは

声門下癌は無症状に進行し，声門部に進展して初めて嗄声をきたします．嗄声のほかに咳嗽や喉頭違和感が症状として認められますが，進行した状態で診断に至るケースが多く認められます．声門上癌と同様にリンパ網が比較的発達しており，リンパ節への転移も早期に認められます（特に気管傍への転移は頻度が高くなります）．予後は声門癌と比較し，明らかに劣ります．

■喉頭ファイバーと組織所見が重要

嗄声や咽喉頭異常感を訴えた場合には本疾患を疑って診療を進めます．間接喉頭鏡や喉頭ファイバーにて喉頭を十分に観察します．声門上部や声帯に白板状の変化や隆起性病変，潰瘍病変などを認める場合，声帯運動の制限や固定を認めた場合には可能性は高くなります．声門癌の場合，発声時に声帯の振動が損なわれるのが特徴です．鑑

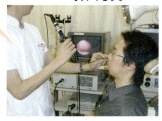
↓ ファイバー挿入写真

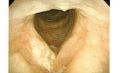
↑ 声門癌

声門上癌	●喉頭癌の約30% ●咽喉頭の異物感や嚥下痛が初発症状となることが多い ●進行した状態で気付かれることが多い ●頸部リンパ節転移をきたしやすい ●声門癌に比較して予後は悪い
声門癌	●嗄声が初発症状として多く，早期に気付かれることが多い ●リンパ節転移が少ない ●比較的予後良好
声門下癌	●無症状に進行し声門部に進展して嗄声をきたす ●咳嗽をきたすこともある ●リンパ節転移を比較的きたしやすい（気管旁リンパ節） ●声門癌に比較して予後は悪い

喉頭全摘による咽喉頭の変化

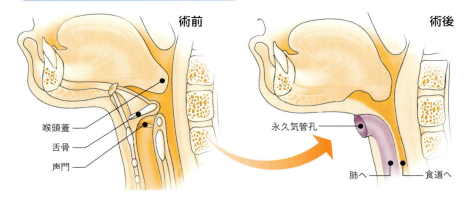
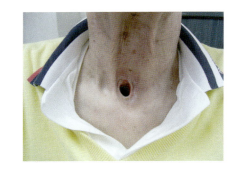

別疾患には声帯ポリープ，喉頭白板症，喉頭肉芽腫症，喉頭結核などがあります．鑑別は視診や画像を基に行いますが，最終的には生検による組織診が必要になります．生検を行う場合には，喉頭ファイバー下に浸潤麻酔などを施行して行います．しかし，反射が強く局所麻酔下での生検が困難な場合や，生検で病変全体の評価が必要な場合には，全身麻酔下に喉頭微細手術を行います．CTやMRIで癌の大きさと広がりやリンパ節転移の有無を精査します．癌による甲状軟骨の破壊や癌の中咽頭方向への進展を認める場合には，予後は悪くなります．

■ 音声を温存した治療が行われます

喉頭は発声という重要な機能を果たしているので，常に根治性と機能温存との両面より治療法を選択しなくてはなりません．

早期癌に対しては，放射線治療により良好な予後と音声の温存が得られます．照射で根治の図れない症例や照射後の再発症例には手術療法が必要となりますが，最近では音声を温存する喉頭部分切除術などが広く行われるようになってきました（術後に誤嚥のリスクを伴うため，症例は慎重に選ばなければなりません）．

一方，一側の披裂部の可動性が失われたり，喉頭外に進展するような進行した癌では手術療法が中心となります．その場合，喉頭全摘術を行うことになりますが，発声機能が完全に消失しますので，筆談等でのコミュニケーションや代用音声が必要になります．

63 頭頸部癌：4）下咽頭癌

■下咽頭癌とは

下咽頭は喉頭の後面にあり，食道の入り口に存在する部位です．下咽頭癌は同部に発生した癌で，発生部位（亜部位）により梨状陥凹癌，輪状後部癌，咽頭後壁癌に分けられます．

■予後不良で喫煙と飲酒が危険因子です

下咽頭癌は近年増加しており，喫煙や飲酒が危険因子となります．病理組織型はほとんどが扁平上皮癌で，他の組織型は極めてまれです．亜部位の頻度では，全体の約70％を梨状陥凹癌が占め，次いで後壁癌が約25％，輪状後部癌が約5％となります．下咽頭癌全体では50〜70歳代に好発し，男女比は2〜4：1です．特に男性では梨状陥凹に多く，女性では輪状後部に多くなっています．予後は頭頸部悪性腫瘍の中でも悪く，5年生存率は30〜40％と言われています．

初発症状は咽頭痛やつかえ感などの咽喉頭異常感で，進行すると嚥下困難・嗄声・耳への放散痛などが出現します．また，下咽頭はリンパ管網に富んでいるため，早期に頸部のリンパ節への転移が出現します．初期症状に乏しく，これらの症状は比較的進行した状態で出現します．そのため，進行した状態で発見されることが多く（約70％以上），頸部のリンパ節腫脹を主訴に医療機関を受診するケースも多く認められます．

下咽頭癌の約20％に，他の部位に同時に悪性腫瘍を認めます．これを重複癌と呼び，他の頭頸部領域や食道に多く認められます．そのため，下咽頭癌以外の臨床症状がなくても，術前にルゴール散布を用いた胃カメラなどでこれらの検索を行わなくてはなりません．

■ファイバースコープ，CT，MRIで診断します

咽頭痛やつかえ感，嚥下痛などを訴えて受診した場合には，ファイバースコープ下に下咽頭を観察します．また，耳痛を訴えて受診することもあるので，耳内所見がない場合などには本疾患も考えなくてはいけません．ファイバー下に粘膜の乱れや潰瘍，隆起性病変などを認めた場合には本疾患を強く疑います．通常のファイバー診察では病変を直視できないことも多くありますが，一側の梨状陥凹に唾液の貯留を認める場合などは本疾患を疑う徴候になります．また，息こらえ下でのファイバー診察や下咽頭ファイバーを用いての診察も有用です．画像検査では，下咽頭造影により造影剤の不整像などが認められます．CTやMRIといった検査では，原発巣の描出が明らかでないことも多いので注意が必要です．最終的には擦過細胞診や組織を鉗

下咽頭癌の亜部位

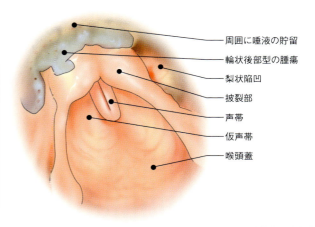

- **咽頭後壁**
  - 下咽頭癌の約25％
  - 梨状陥凹に比して予後悪い
- **輪状後部**
  - 下咽頭癌の約5％
  - Plummer-Vinson症候群に併発する
  - 女性に多い
  - 梨状陥凹に比して予後不良
- **梨状陥凹**
  - 最も多く約70％
  - 飲酒・喫煙と特に関連性が高い

嗄声／唾液の貯留／違和感／咽頭痛

⬇ ファイバー下所見

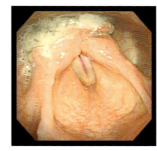

周囲に唾液の貯留／輪状後部型の腫瘍／梨状陥凹／披裂部／声帯／仮声帯／喉頭蓋

咽喉食摘術

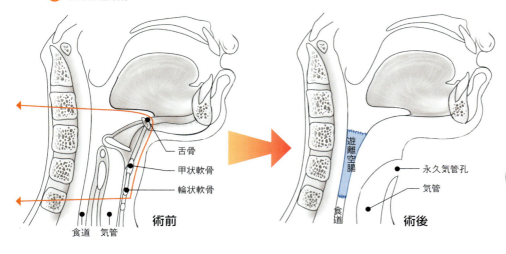

進展範囲と治療法

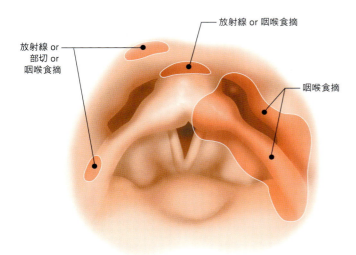

遊離空腸による再建

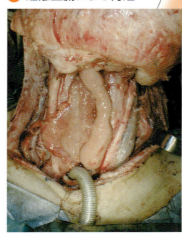

除しての組織診にて確定診断を行います．

■ **多種の治療法を組み合わせた集学的治療を行います**

下咽頭は食道の入口部に当たり，また喉頭の裏面に位置するので，十分な安全域をつけた一塊切除を行うと，嚥下障害や喉頭摘出に伴う発声障害など，QOLの低下は避けられません．そのため，QOLの低下を最小限にし，予後を改善するような治療法を選択しなくてはなりません．

比較的早期の癌に対しては放射線治療を行いますが，効果は喉頭癌と比較して落ちます．

一側の披裂部の固定や咽頭外に進展するような進行癌に対しては，手術療法が中心となります．手術療法の中心は下咽頭・喉頭・頸部食道切除術（咽喉食摘術）です．切除によって欠損した部位に対しては，遊離空腸などによる再建組織にて再建術を行います．この術式の場合，喉頭切除に伴う失声のためQOLの低下は免れません．その

ため，最近では喉頭を温存した手術療法が行われるようになってきました．しかし，今なお適応が限られており，全例に行える術式ではありません．頸部のリンパ節転移に対しても原発巣に合わせ，放射線療法や頸部郭清術が行われます．いずれにしても，現在でも統一された治療法はなく，放射線療法・化学療法・手術療法を組み合わせて，症例ごとに最善の方法を選択していくことになります．

64 頭頸部癌：5）甲状腺癌

■甲状腺癌とは

甲状腺は前頸部に位置し，甲状軟骨喉頭隆起（男性における，のどぼとけ）の下方に蝶々が羽を広げたような形で存在している内分泌組織です．甲状腺より分泌されるホルモンは新陳代謝を活発にし，活動性を上昇させるホルモンです．甲状腺癌は同部位より発生した癌で，病理組織上，主に乳頭癌・濾胞癌・髄様癌・未分化癌の4種類に分類され，それぞれに特徴があります．予後は他の悪性腫瘍に比べ未分化癌を除いては良く，正しい診断・治療を行えば治る癌と言えます．

■多くは健診で発見されます

甲状腺癌はごく小さいものまで含めると，約10人に1人に認められるほど実は多い疾患です．しかし比較的症状に乏しく，腫瘍の自覚以外に特徴的な症状はあまりありません．腫瘍がかなり大きくなるまで咽喉頭異常感などはなく，甲状腺機能低下や機能亢進の症状をきたすこともあまりありません．そのため，健康診断などで見つかるケースが多く存在します．進行は比較的遅く，急激に増大する腫瘍の場合には嚢胞形成や未分化癌を疑います．甲状腺側葉の大きさは3～4cm程度で，正常であれば触診で触知できないのが普通です．甲状腺の腫大があり疼痛・触診痛があれば亜急性甲状腺炎，未分化癌を疑いますが，多くは無痛性の腫脹のため，視・触診だけでは鑑別は困難です．

■エコー検査が有用です

甲状腺に腫大を認めた場合には，癌のほかに慢性甲状腺炎・亜急性甲状腺炎・Basedow病・良性腫瘍などの可能性を考慮に入れ精査を進めていきま

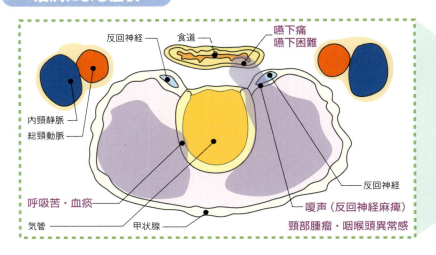

浸潤による症状

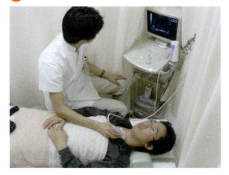

超音波検査

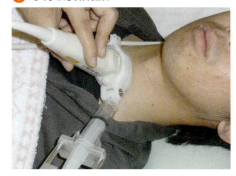

穿刺吸引細胞診

す．嚥下障害や嗄声を認める場合や，頸部のリンパ節の腫脹などが認められた場合には強く癌を疑います．癌の場合，触診では硬く表面が不整で，固着した腫瘍として触知します．超音波検査は痛みなどの侵襲を伴わず比較的手軽にできる検査で，非常に有用です．超音波および超音波下の穿刺吸引細胞診を行うことによって，多くの場合診断可能です．一方，CTやMRIといった検査では腫瘍の質的診断は難しく，主に腫瘍と周囲組織との関係を確認す

るのに用いられます．血液検査にて甲状腺機能の評価やサイロイドテスト，ミクロソームテストも忘れてはなりません．また，腫瘍マーカーもいくつかあり，濾胞癌でのサイログロブリン，髄様癌でのCEA・カルシトニンなどがあります．特に，サイログロブリンは手術による切除後の再発のマーカーとして有用です．

乳頭癌は，甲状腺癌の中で一番頻度が高く，約85～90％を占めます．男女比では女性に多く，その割合はおよ

甲状腺周囲の解剖

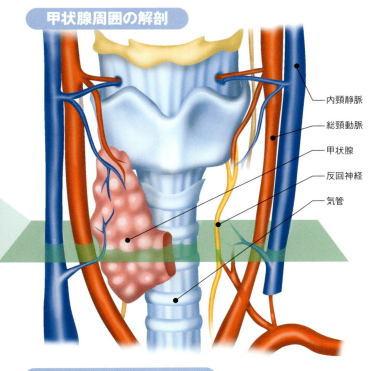

- 内頸静脈
- 総頸動脈
- 甲状腺
- 反回神経
- 気管

甲状腺癌の鑑別疾患

橋本病
Basedow病
急性化膿性甲状腺炎（下咽頭梨状窩瘻）
亜急性甲状腺炎
良性腫瘍（腺腫様甲状腺腫，濾胞腺腫）
悪性リンパ腫
etc

甲状腺乳頭癌の予後不良群

高年齢
周囲臓器への明らかな浸潤
遠隔転移
大きなリンパ節転移

甲状腺癌の種類と特徴

乳頭癌
- 最も多く約75〜90％を占める
- 女性に多い（5：1）
- 濾胞細胞より発生
- リンパ節転移をきたしやすい（予後にはあまり関係がない）
- 周囲組織への浸潤が見られる
- 予後良好な癌，一部に高危険群がある
- USにて微小石灰化を認める
- 若年者の方が予後が良い

濾胞癌
- 約5％
- 女性に多い（2〜3：1）
- 濾胞細胞より発生
- 乳頭癌に比べて周囲組織の浸潤や腺内転移，リンパ節転移は起こりにくい
- 血行性転移を起こしやすい
- 濾胞腺腫との鑑別が困難
- サイログロブリン上昇
- 予後良好

髄様癌
- 1〜2％程度
- 傍濾胞細胞より発生
- 散発性のものと家族性のものがある（約半数）
- 家族性のものは褐色細胞腫・上皮小体腺腫を合併する（MEN2型，RET遺伝子）
- CEA・カルシトニンの上昇
- リンパ節転移は予後因子となる
- 5年生存率70％前後

未分化癌
- 1〜2％程度
- 高齢者に多い
- 男女比1：1
- 高危険度乳頭癌の未分化転化によって生じると言われている
- 急速に増大し予後不良（1年生存率6〜20％）

そ5：1です．リンパ節転移をきたしやすく，周囲組織への浸潤も認められます．超音波検査では微小な石灰化を特徴としています．予後の良い癌ですが，一部には予後の劣る高危険度群が存在します．

■ 完全摘出で予後良好です

甲状腺癌に対しては，放射線療法や化学療法はあまり効果を期待できません．そのため，基本的に手術療法が治療の中心となります．手術の術式は通常，患側の腺葉を切除する腺葉切除が標準ですが，癌の広がりやリンパ節転移の状態に応じて切除範囲の拡大やリンパ節郭清を行います．術後，手術によって甲状腺の機能低下や上皮小体の合併切除に伴うカルシウム調節異常が起こる可能性がありますが，腺葉切除の場合には通常これらの合併症はあまり起こりません．直径1cm未満の微小な癌，いわゆる微小乳頭癌は（検診で100人に1人くらいの確率で発見されます），長い経過の中でも増大することが少なく，生命の予後に無関係と言われています．最近ではそういった微小乳頭癌は厳重な経過観察の下に，手術を行わない方針を取る施設が増えています．

甲状腺癌は未分化癌を除いて基本的に予後の良い癌ですが，初診時に遠隔転移・大きなリンパ節転移・周囲組織への明らかな浸潤を認めるものの予後は劣ると言われています．このように比較的おとなしい癌ですので，逆に術後の経過観察は長期間必要となります．

65 頭頸部癌：6）頸部リンパ節転移

■ 頸部リンパ節転移とは

頸部には元々リンパ節が脂肪織の中に多く存在しています．頸部リンパ節転移とは，そのリンパ節に悪性腫瘍の細胞が転移した状態を指します．リンパ節はイラストのように筋膜で囲まれた脂肪織の中に散在しています．頭頸部に発生する悪性腫瘍は頸部リンパ節転移を比較的きたしやすく，経過をみていく上でも重要な予後因子となります（甲状腺癌などでは一概に言えません）．そのため，頭頸部領域に悪性腫瘍を認めた場合には，必ず頸部リンパ節転移の有無を検索しなくてはいけません．逆に，頸部リンパ節転移を先に自覚し，医療機関を受診し，そこで初めて頭頸部領域の悪性腫瘍が見つかる例も少なくありません．

頸部のリンパ節には頭頸部領域からの転移のみだけではなく，頸部より下の体腔臓器からも転移してきます．特に鎖骨上窩のリンパ節の場合，リンパ流が頭頸部領域からだけではないので，鎖骨より下方の臓器（胃，肺，子宮など）から転移することも多いので注意が必要です．

■ エコー下での穿刺吸引細胞診で診断します

頸部に腫瘤性病変を認めた場合には，常に頸部リンパ節転移の可能性を考えます．腫瘤が徐々に増大し，触診にて石のように硬く可動性の悪い場合には，頸部リンパ節転移を疑います．CTやMRIではリンパ節がある程度の大きさまで腫大すると，中心に壊死をきたすため特徴的なリング状陰影となります．一方，悪性リンパ腫の場合には，同程度の大きさになってもリング状の陰影になることはあまりません．頸部リンパ節転移が疑われる場合には，視触診や画像検査（CT，MRI，超音波）にて原発巣の検索を行います．原発巣の検索の際にはイラストに示したように，腫脹しているリンパ節の部位である程度の原発巣の推測が行えます．原発巣が明らかであれば，同部位の病理学的な検査を行い確定診断を行います．原発巣が明らかでない場合には，リンパ節より穿刺吸引細胞診を行います．実際には，原発巣検索と細胞診は同時進行で行われていることがほとんどです．1度の細胞診ではなかなか診断がつかないことも少なくないので，その場合には繰り返し行う必要があります．それでも診断がつかない場合には，開放生検を行います．各種の検査を行っても最終的に原発巣が不明で，頸部腫瘤の組織型も不明の場合にのみ開放生検を行うべきです．安易に開放生検を行うと，悪性の細胞を周囲にまき散らすこととなり，引き続いての治療を困難にします．もし生検を行う場合には，引き続き頸部郭清を行え

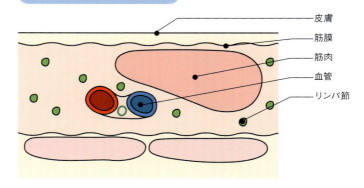

リンパ節の存在部位

皮膚／筋膜／筋肉／血管／リンパ節

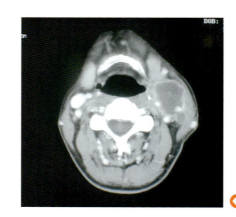

● 左上頸部に転移を認める

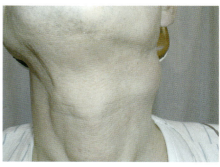

● 内部壊死を伴うリンパ節転移

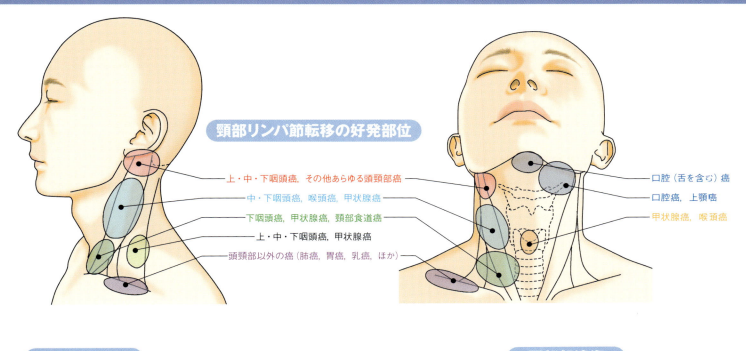

頸部リンパ節転移の好発部位

- 上・中・下咽頭癌，その他あらゆる頭頸部癌
- 中・下咽頭癌，喉頭癌，甲状腺癌
- 下咽頭癌，甲状腺癌，頸部食道癌
- 上・中・下咽頭癌，甲状腺癌
- 頭頸部以外の癌（肺癌，胃癌，乳癌，ほか）
- 口腔（舌を含む）癌
- 口腔癌，上顎癌
- 甲状腺癌，喉頭癌

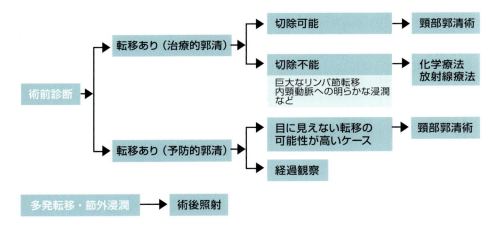

治療方針

術前診断
→ 転移あり（治療的郭清）
　→ 切除可能 → 頸部郭清術
　→ 切除不能（巨大なリンパ節転移，内頸動脈への明らかな浸潤など）→ 化学療法，放射線療法
→ 転移あり（予防的郭清）
　→ 目に見えない転移の可能性が高いケース → 頸部郭清術
　→ 経過観察

多発転移・節外浸潤 → 術後照射

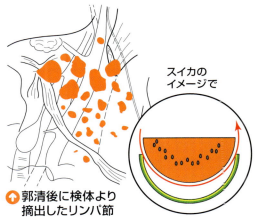

頸部郭清術

↑郭清後に検体より摘出したリンパ節　スイカのイメージで

る準備をして開放生検を行うべきと思われます．

リンパ節転移と診断がついてからは，腫大したリンパ節の個数，周囲臓器（特に内頸動脈といった大血管）への浸潤，対側頸部リンパ節転移の有無等の評価を行います．それらの情報は治療法の選択に重要なだけでなく，予後の推測にも大きな影響を与えます．

頭頸部癌において初回治療時にリンパ節転移を認めていなくても，治療後の経過観察中に頸部リンパ節に転移をきたすことがあります（後発転移といいます）．そのため，治療後の経過観察では頸部のチェックも忘れずに行わなくてはなりません．

■ 原発巣に応じて治療も選択します

治療は手術・放射線療法・化学療法の中から原発巣の治療に応じて選択していきます．手術療法を行う場合には，転移を認めたリンパ節のみを摘出するのではなく，周囲のリンパ節も同時に摘出します．この場合，リンパ節のみを摘出するのは難しく取り残す危険性が高くなるので，周囲の脂肪織ごと摘出するようにします．これを頸部郭清術といいます．これはイラストに示したように，スイカの種をイメージすると理解しやすいと思います．種だけを取り除くのは難しいので実ごと取ってしまえば取り残しがなくなるという考え方です．頸部郭清術後は首の違和感やこわばりが少なからず出現しますので，術後頸部のリハビリ体操などを行って緩和します．

66 頭頸部癌：7) 最近の診断・治療の進歩

■ NBI (narrow band image) は極めて早期の癌の発見に有用です

NBI とは狭帯域光法を用いた電子内視鏡システムで，表在扁平上皮癌の検出に有用とされています．褐色調の領域と上皮乳頭内ループ状毛細血管の変化を認めた場合には癌である可能性が非常に高いとされています．

■ PET で再発や転移が簡便にわかります

PET 検査は癌細胞が正常細胞と比較し多くのブドウ糖を取り込むという性質を利用して行う検査です．頭頸部癌診断においては，治療前評価，放射線治療後評価あるいは再発・転移再発の診断に広く用いられるようになりました．

しかし FDG-PET は治療後の炎症にも集積するため，放射線治療後の残存あるいは再発診断は困難であったり，元々糖代謝が活発な脳と近接する頭蓋底病変の診断が困難であったりという欠点があります．炎症の影響を受けにくいとされる PET 検査としてコリンあるいはメチオニンといった新しい PET 薬剤の研究も進められています．

■ ヒトパピローマウイルス (HPV) に関連する中咽頭癌が注目されています

頭頸部癌危険因子として近年注目されたこととしては，HPV 感染があります．HPV の扁桃陰窩への感染が契機となりますが，オーラルセックスの経験やパートナーが多いほどハイリスクとされて，独立した危険因子となることがわかっています．HPV 関連中咽頭癌は従来からの中咽頭癌と比較し治療方法に関わらず予後良好とされています．したがって侵襲の少ない治療により制御できる可能性があり，治療

声門上表在癌の一例

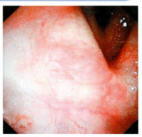
↑ 通常光

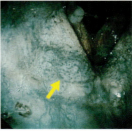
↑ NBI 光

右仮声帯粘膜（矢印）に上皮乳頭内ループ状毛細血管の変化が観察できます．

中咽頭癌

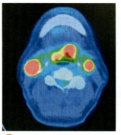
↑ PET-CT

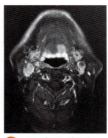
↑ MRI (T1 造影)

PET-CT にて赤色部分が癌の原発巣と頸部リンパ節の転移巣です．

ICG を用いたセンチネル節生検

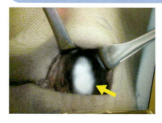

術中近赤外線カメラを用いると，励起されたリンパ節が確認できます．

右涙嚢進行癌（扁平上皮癌）

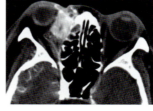

右内頸動脈を選択し行ったCT アンギオグラフィーで腫瘍濃染が確認できます．

強度を小さくし有害事象を抑えたオーダーメイド個別化治療が可能かどうかの研究がなされています．

■ センチネルリンパ節生検は頸部リンパ節転移の評価に有用です

口腔癌における重要な予後因子として頸部リンパ節転移の有無が挙げられます．cN0 症例でも潜在的リンパ節転移は 20～30％に認めると考えられていますが，患者への侵襲を考慮すると不必要な頸部郭清術は避けるべきと考えられます．テクネシウムシンチグラフィーを用いる方法と，ICG 蛍光法があります．術中にセンチネルリンパ節を同定し，そのリンパ節に転移を認めれば頸部郭清術を施行し，転移を認めなければ頸部郭清を省略できるという低侵襲治療が実現する可能性があります．

■ 超選択的動注療法は手術不能や臓器温存症例に適応となります

摘出手術不可能な局所進行頭頸部癌症例や眼球・喉頭など臓器温存症例を対象として行われます．根治治療とし

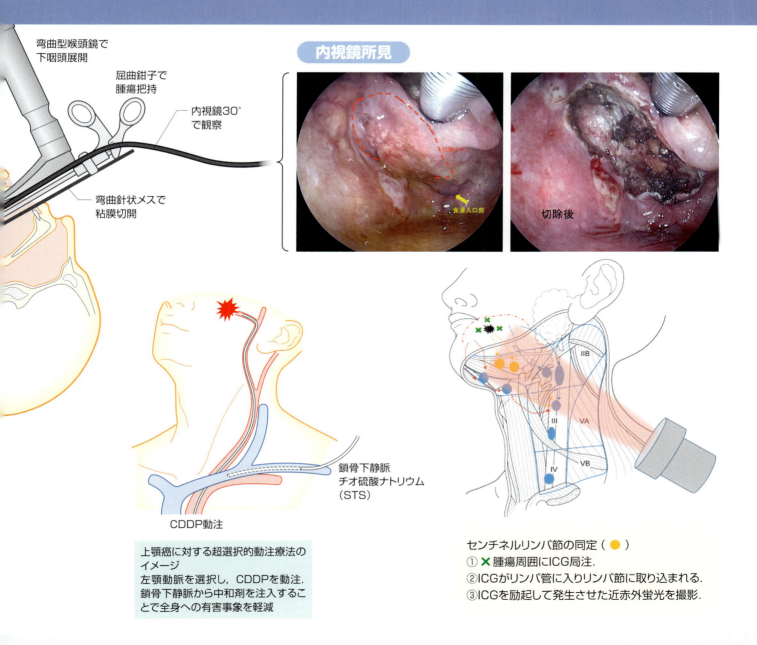

内視鏡所見

食道入口部／切除後

上顎癌に対する超選択的動注療法のイメージ
左顎動脈を選択し，CDDPを動注．鎖骨下静脈から中和剤を注入することで全身への有害事象を軽減

鎖骨下静脈 チオ硫酸ナトリウム（STS）
CDDP動注

センチネルリンパ節の同定（●）
①✕腫瘍周囲にICG局注．
②ICGがリンパ管に入りリンパ節に取り込まれる．
③ICGを励起して発生させた近赤外蛍光を撮影．

ては放射線との併用で行うことになります．癌を養う動脈に抗癌薬（主に使用される薬剤はシスプラチン，ドセタキセルです）を注入し，治療効果を高めるだけでなく，全身の合併症を軽減できるという利点もあります．

■ 中下咽頭・喉頭癌に対する経口的手術が進歩しました

頭頸部外科領域の低侵襲手術として近年発展してきました．TOVS (transoral video surgery) やTLM (transoral laser microsurgery) です．これらの術式は手術侵襲が小さく，良好な機能を温存しながら根治性も劣らないとされています．主に中下咽頭癌，喉頭癌のT1，T2に対して適応があります．近年，経口的ロボット支援手術が海外で承認され，日本でも現在多施設臨床研究が行われています．

■ 頭頸部癌の免疫療法が新たな局面を迎えました

頭頸部癌に対する新たな薬物治療として免疫チェックポイント阻害薬による免疫療法が挙げられます．癌細胞は免疫細胞からの攻撃を逃避するためPD-L1という蛋白質を出し，これが免疫細胞のPD-1と結合すると免疫細胞の働きが抑制されるということが近年明らかになりました．抗PD-1抗体であるニボルマブは免疫細胞のPD-1に結合しPD-L1との結合を阻害し効果を発揮する薬剤で，プラチナ製剤による治療歴を有する再発転移頭頸部扁平上皮癌患者に対して有効性が認められ，治療効果，予後の向上が期待されています．

67 頭頸部癌：8）放射線治療

■放射線治療装置とは

放射線治療は臓器の形態や機能が温存できるという最大の利点があり，多くの頭頸部癌の根治的治療や，転移に対する対症的治療に大きな力を発揮しています．

放射線治療は，周囲の正常組織の傷害が許容範囲で病変に目的を達するに十分な放射線を照射し癌の治癒や症状の改善を目的とする治療です．組織内に刺入する小線源治療と体外照射に分けることができます．体外照射では主にリニアック（直線加速器）を用い，深部にはX線を，浅部には電子線を照射します．これ以外に，大型の加速装置を用いて線量分布の良い陽子線，線量分布に加えて治療効果も高い炭素線治療も行われています．

最近のリニアックは治療ごとに位置確認用の画像が撮影できます．図に示した装置では，治療用放射線は赤矢印（→）の部分から照射されますが，これに対して90°の方向に診断用のX線撮影用装置（A）が装備されています．患者の周囲を回転させながらX線撮影を行うことで，コーンビームCTと呼ばれるCT画像を得ることができます．この画像と治療計画用CTの位置のずれを検出して，患者の位置を補正することが可能となっています．このような技術を画像誘導放射線治療（image guided radiation therapy：IGRT）と呼びます．右頁図は高精度放射線治療に特化した装置の一例です．この装置では，CTと同じように患者の周囲を回転しながらX線を細いスリット状に照射して治療を行うことができます．治療前に小線量のX線でCT画像を得ることでIGRTが可能です．

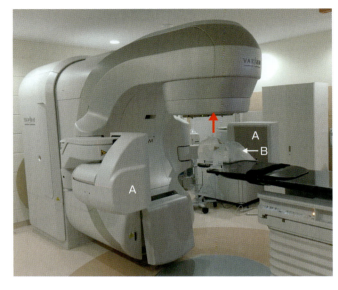

🔸**汎用リニアック**
どの方向からも放射線照射が可能で，IMRTを含めて全ての放射線治療が行えます．診断用X線装置（A）でコーンビームCTや単純X線写真の撮影が可能です．患者の頭頸部をシェル（B）で固定します

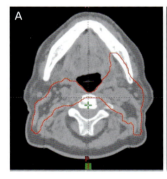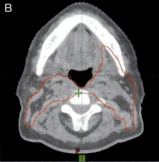

🔸**IGRTの例**
治療計画用CT（A）と治療ごとに撮影したコーンビームCT（B）

■放射線治療計画を最初に立てます

治療に先立ち，放射線治療を行う体位で治療計画用CTを撮影します．この時，患者の位置の再現性を可能な限り保つためにシェルと呼ばれる固定具を作製し，治療時には必ず使用します．左頁上図ではBで示してあります．

放射線治療計画専用コンピュータである放射線治療計画装置上で治療計画用CTおよびその他の診断用MRI，PETなどの画像を表示しながら，放射線治療を行いたい部位（標的体積）および周囲の臓器（リスク臓器）の輪郭を決定します．標的体積に必要な線量が照射され，かつリスク臓器には耐容線量以下になるような放射線治療の方向と線量などの放射線治療方法を決定します．この計画に基づいて，日々の治療を行います．疾患や併用療法により異なりますが，一般に1回2Gy，週5回，25から35回程度の治療が行われます．

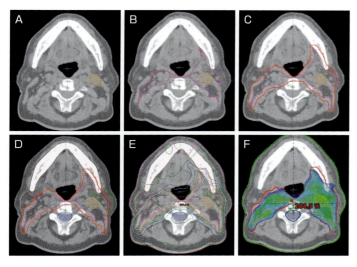

● IMRT 治療計画の例

理学検査および画像検査で認められる部分を，治療計画用 CT の全スライスに肉眼的腫瘍体積（gross tumor volume：GTV）としてコンツーリングします（A）．画像では認められない腫瘍の進展範囲を臨床標的体積（clinical target volume）として GTV 周囲に決定します（B）．毎回の治療時の患者位置の不確かさを加味した範囲を計画標的体積（planning target volume：PTV）とします（C）．また，PTV 周囲のリスク臓器をコンツーリングします（D）．最終的な強度変調放射線治療計画を作成します（E，F）．

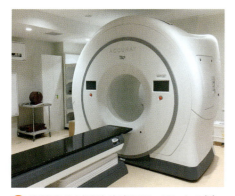

● 高精度放射線治療専用リニアックの例（トモセラピー）

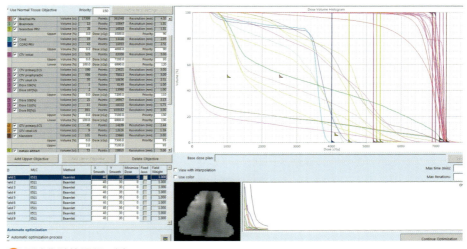

● 最適化計算過程の例

各標的体積およびリスク臓器の目標線量とその重み付けを決定し線量計算します．

■ 高精度放射線治療（強度変調放射線治療と強度変調回転照射）は，負担の少ない新しい治療法です

従来は左右対向 2 門照射や前後対向 2 門照射など単純な照射方法が頭頸部癌では用いられていました．しかし，現在では強度変調放射線治療（intensity modulation radiation therapy：IMRT）法に代表される高精度治療技術が用いられるようになりました．従来の放射線治療では 1 つの照射野内には均一に放射線を照射していました．

IMRT では照射野内で線量の多い部分と少ない部分を作り，これを多方向から照射することで標的体積に線量を集中し，周囲のリスク臓器への線量を許容限度内にします．また，同様の目的で患者の周囲を回転しながら照射する強度変調回転照射（volumetric modulated arc therapy：VMAT）も普及しています．これらの治療では，治療計画用 CT 撮影から治療開始まで通常 10 日から 2 週間の準備期間が必要です．開始が遅れるというデメリットがありますが，線量の集中性による高い治療効果と有害事象の軽減という大きなメリットがあり，急速に普及してきています．

これらの高精度放射線治療を用いることで，多くの患者に福音がもたらされるものと確信しています．

68 頭頸部癌：9）薬物療法

頭頸部癌に用いられる抗癌薬は，殺細胞効果薬剤としては白金系薬剤のシスプラチン，タキサン系薬剤（パクリタキセル，ドセタキセル），フッ化ピリミジン系薬剤（5-FU，S-1）が，分子標的薬剤としては上皮成長因子受容体 epidermal growth factor receptor（EGFR）に対する抗体薬セツキシマブがあります．

甲状腺癌には，分子標的薬剤のマルチキナーゼ阻害薬が用いられます．

■ シスプラチン

シスプラチンは細胞内に取り込まれると，塩素イオンが外れて，①蛋白質とDNA鎖間，あるいは②同一DNA鎖上のプリン残基間に架橋を作り，DNAの複製や転写を阻害することで抗腫瘍効果が発揮されます．

シスプラチンの主な有害事象は，悪心・嘔吐，腎障害，末梢神経障害，聴力障害などです．腎障害の予防のために十分量の補液やマンニトールによる利尿，マグネシウムの補充を行います．また，悪心・嘔吐リスクは高度リスクのため，アプレピタント，5HT₃受容体拮抗薬，デキサメタゾンの投与が行われます．末梢神経障害の出現は用量依存性であり，総投与量が $300mg/m^2$ を超えると症状が出現してきます．

頭頸部癌では，シスプラチン術後補助療法として放射線との併用，切除不能の場合は他の薬剤と併せて使用されますが，腎機能障害患者では使用が困難な場合があります．

■ フッ化ピリミジン

注射薬で5-FU，内服薬ではS-1が用いられます．5-FUは代謝拮抗薬に分類される薬剤で，チミジン合成酵素の活性阻害によるDNA合成阻害が主な作用機序です．S-1は5-FUのプロドラッグであるテガフールに，生体内で5-FUの分解を担うDPDの酵素活性を阻害するギメラシル，5-FUの有害事象の下痢を軽減させるオテラシルが配合されています．

5-FUの主な有害事象は下痢や口内炎などの粘膜障害ですが，S-1では骨髄抑制にも注意が必要です．特に腎機能障害患者の場合，DPD酵素活性を阻害するギメラシルの排泄遅延により，重篤な骨髄抑制が引き起こされます．

頭頸部癌では切除不能症例で他薬剤と併用して使用されます．

■ タキサン

タキサンは微小管作用抗癌薬に分類されます．微小管はαおよびβチュブリンから構成され，常に重合，脱重合を繰り返して動的平衡状態を保っていますが，タキサンは脱重合阻害に働き，微小管の過剰形成状態を引き起こし，細胞をG2/M期に停止させて細胞死を引き起こします．

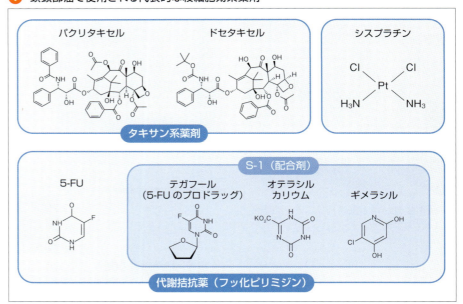

頭頸部癌，甲状腺癌で使用される分子標的薬剤

頭頸部癌	標的	サブクラス
cetuximab	EGFR	ヒト・マウスキメラ化IgG1抗体

甲状腺癌	主な標的	適応
sorafenib	RAF, VEGFR, PDGFR	甲状腺癌
lenvatinib	VEGFR, FGFR, PDGFR	甲状腺癌
vandetanib	VEGFR, RET	髄様癌

頭頸部癌で使用される代表的な殺細胞効果薬剤

頭頸部癌の増殖メカニズムと主な薬剤の作用機序

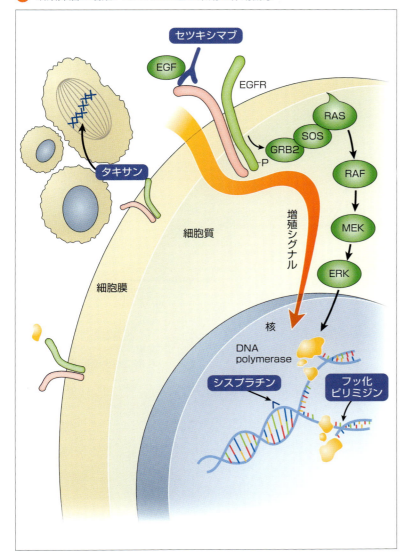

セツキシマブによる皮膚障害

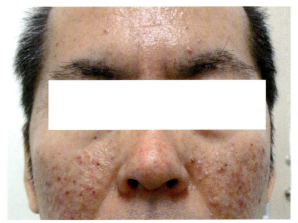

痤瘡様皮膚炎

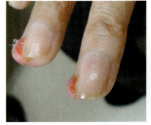

爪囲炎

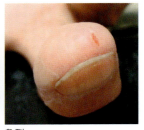

亀裂

甲状腺癌で用いる分子標的薬の副作用：手足症候群

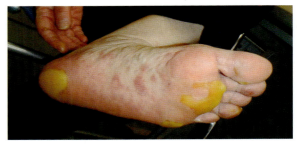

タキサンの代表的な有害事象である末梢神経障害は，神経細胞の軸索や樹状突起の形成に微小管が重要な働きをしていることからも理解できます．

頭頸部癌では切除不能症例で他薬剤と併用して使用されます．

■ セツキシマブ

頭頸部癌ではEGFRの過剰発現が発癌ドライバーの一つとなっています．セツキシマブはEGFRと結合して増殖シグナルを遮断する働きを持つほか，抗体依存性細胞障害 antibody-dependent cellular cytotoxicity（ADCC）も有すると考えられています．主な有害事象には皮膚障害（皮疹，皮膚乾燥，皮膚亀裂，爪囲炎）などがあり，予防的に保湿剤や外用ステロイド，テトラサイクリン系抗生物質の投与などが行われます．

頭頸部癌では局所進行例では放射線と併用されますが，シスプラチン併用放射線療法との直接比較はなされていません．また，切除不能症例では他薬剤と併用されます．

■ 甲状腺癌で用いられる分子標的薬剤

切除不能甲状腺癌に対して，現在本邦ではソラフェニブ，レンバチニブ，バンデタニブ（適応は髄様癌のみ）を使用することができます．それぞれの標的は若干異なりますが，主な作用機序はVEGF経路を遮断することによる血管新生阻害で，高血圧や手足症候群などの有害事象マネージメントが重要です．切除不能甲状腺癌に対して単独で用います．

69 頭頸部癌：10）癌疼痛対策

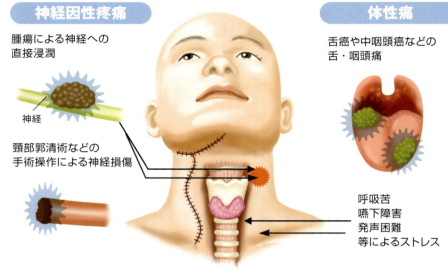

痛みの種類および痛みに作用する因子

■癌疼痛とは

癌疼痛のコントロールは，癌患者を診療する上で治療そのものと同等に重要な問題です．癌疼痛は初期症状としての痛み，不幸にも治療に抵抗性のため進行した状態での末期症状としての痛みなど，様々なケースがあります．

癌による痛みの原因の約70％は癌の周囲への浸潤，転移や神経の圧迫など，癌自体が原因となった痛みです．また，残りの30％には筋の痙縮・リンパ浮腫・褥瘡などの癌に関連した痛み，手術・化学療法・放射線療法などの治療に関連した痛み，変形性脊椎症・関節炎などの癌患者に併発した癌以外の痛みなどがあります．

■癌疼痛の分類

癌による痛みを神経学的にみると，体性神経痛（侵害受容性の痛み），神経因性疼痛（神経障害性の痛み），内臓痛（交感神経が関連した痛み）に分けられます．

体性神経痛は通常，癌の浸潤によって起こる組織の炎症や潰瘍などにより生じる痛みで，頭頸部癌では最も多く，舌癌の痛み（三叉神経第3枝，舌咽神経）や中下咽頭癌の痛み（迷走神経，舌咽神経），上顎癌の頬部の痛み（三叉神経第2枝）がこれに当たります．神経因性疼痛は癌が神経に直接浸潤して生じる痛みで，モルヒネなどのオピオイドが効きにくい痛みです．頸部郭清後の頸神経切断に起因すると考えられる後頭部や耳介後部の痛みがこれに当たります．

しかし，患者さんの訴える痛みには，痛みそのもの以外の心理的な要素が関係して構成されていることもあるので，それらに十分に配慮してコントロールを行います．具体的には，病状の進行および治療によるコミュニケーションの困難，予後に対する不安，治療による社会生活上の立場への不安などがあります．医療スタッフは，それらのことにも目を向け痛みに対するアプローチを行います．

■痛みの評価

癌患者の痛みを診断する上で最も重要なことは，訴えている痛みや内容に耳を傾け，訴えを信じることです．痛みに対する評価はまずそこから始まります．

その後に具体的な痛みの評価を行っていきます．まずは，痛みの部位をよく把握し，その部位に炎症所見などがないかをよく観察します．その次に，痛みの強さ，性質を理解します．また，痛みのある時期・持続時間・間歇的か持続的かなどの痛みの経過を把握します．そして，その痛みと現在の癌の進行状況，行われている治療，使用されている鎮痛薬とを照らし合わせ評価していきます．最後に，患者の心理的状

	効果発現時期	最大効果発現時期	効果持続時間
塩酸モルヒネ経口薬	10分	30分	4～6時間
硫酸モルヒネ徐放錠	1時間	2～3時間	12時間
塩酸モルヒネ坐薬	30分	1.5時間	8時間

- 塩酸モルヒネと硫酸モルヒネの効力比はほぼ1：1
- 同程度の効果を得るための投与量
  経口投与：経直腸投与：経静脈投与＝1：1：1/2～1/3

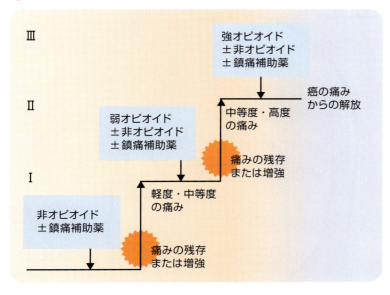

● WHO三段階癌除痛ラダー（WHO，1993より修正引用）

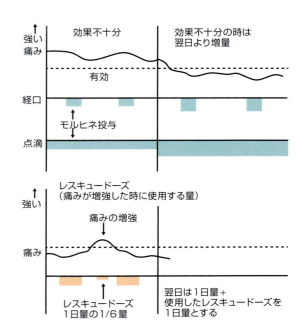

● 癌患者の痛みの評価

| 1) 患者の訴えに耳を傾け正当に評価する |
| 2) 痛みの性状の評価　出現時期，部位，性質，強さ，間隔，日常生活への障害程度，精神状態への影響 |
| 3) 患者の心理状態の把握 |
| 4) 慎重に所見をとり特定の治療が必要のないことを確認する |
| 5) 既往および鎮痛薬の評価 |
| 6) 上記を繰り返し行っていく |

● モルヒネの副作用

- 悪心・嘔吐
- 傾眠
- 錯乱・幻覚
- 便秘
- etc

況，薬に対するコンプライアンスなども忘れずに評価します．

■ 鎮痛

患者が覚醒した状態で痛みの消失した状態を維持できることが，鎮痛の目標になります．鎮痛の基本はいずれの痛みに対しても，まずWHOの三段階除痛ラダーに準じて，非ステロイド性消炎鎮痛薬（NSAID）を使用します．それによって緩和されない痛みに対しては，コデインなどの弱オピオイド，モルヒネなどの強オピオイドを順に使用します．

モルヒネの副作用には，悪心・嘔吐，傾眠，錯乱・幻覚，便秘などがあります．今日でも，オピオイドの使用に対する抵抗感があるようですが，副作用に対する適切な対処を行えば安心して使える薬です．ですから，NSAIDで緩和されない痛みに対しては，患者に我慢させることなく使用します．

神経の圧迫などによる神経因性疼痛は，モルヒネに対して抵抗性であることが多く，三環系抗うつ薬などの鎮痛補助薬を併用します．

頭頸部癌患者では，摂食・嚥下障害のために鎮痛薬の経口投与が難しいことも多いので，静脈投与や坐薬などの他の投与方法を考慮します．

以上の事柄の上に，精神面のフォローを同時に行って鎮痛管理を進めていきます．

70 咽喉頭異常感［症］

■咽喉頭異常感［症］とは

咽喉頭異常感［症］とは，喉の異常感の訴えがあるにもかかわらず，訴えに見合うだけの異常所見を認めないもの，と定義されています．しかし，咽喉頭異常感を引き起こす病気は多岐にわたり，種々の精査の結果，何らかの器質的変化の見つかる場合も多く，現在は，原因を明らかにできたものも含めていう場合が多いようです．外来で最も多いのは30代から50代で，女性が男性よりも多い傾向があります．患者さんの中には，癌や大きな病気を心配し，イライラして眠れない等，日常生活に支障をきたしている場合も多く見られます．訴えの内容は色々ありますが，唾を飲む時に飲み切れない感じ，何かつかえている感じ，と訴えることが多いです．

■局所的，全身的，精神的要因に分けられます

咽喉頭異常感［症］の原因は，局所的要因，全身的要因，精神的要因に大きく分けることができます．

局所的要因としては，逆流性食道炎や咽喉頭逆流症，鼻副鼻腔疾患による後鼻漏，喉頭アレルギーなどを多く認めます．しかし一方で，咽喉頭異常感［症］は下咽頭癌，食道入口部癌，喉頭癌等の初期症状として現れることもあり，注意が必要です．1度の所見で異常を認めなくても，経過を追って診察することも必要です．

■検査では正常です

診断は，まず詳細な問診から始めます．多くの鑑別するべき病気を念頭に置き，患者さんの訴えに耳を傾けることが重要です．詳細な問診は，患者さんとの信頼関係を築くことにもつながります．精神的要因の強い患者さんでは，過去に受診歴があり，何もないと言われ，不安が増大し，医師に対して不信感を抱いている例もあり，訴えを真剣に聞いてもらえるということで不安が軽減する場合もあります．唾を飲む時のみではなく，食事の際の飲み込みはどうか，安静時はどうか，疼痛の有無，症状の経過，また，訴えの程度や表現の仕方等も鑑別の手掛かりとなります．次に，局所的要因が多いことからも局所の診察に進みます．鼻咽腔，喉頭の視診，頸部の触診を行いますが，内視鏡検査は，粘膜の状態や器質的病変の有無の観察には有用です．食道入口部の観察，嚥下の状態を観察することも可能です．局所所見で大まかな鑑別は可能ですが，副鼻腔炎症状の有無，頸椎異常の有無を診るには，CTが必要となります．適宜，MRIやCT，血液検査，甲状腺ホルモン検査等を行います．狭義の咽喉頭異常感［症］で訴えの激しい患者さんの場合にはできるだけ多くの検査を希望し，説

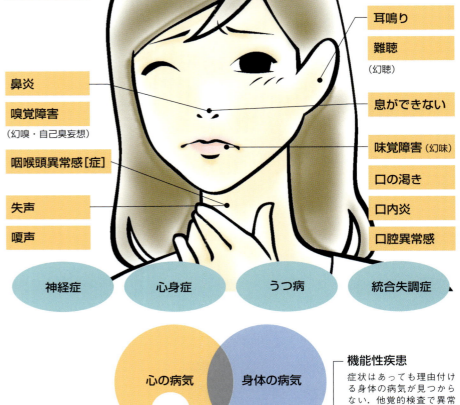

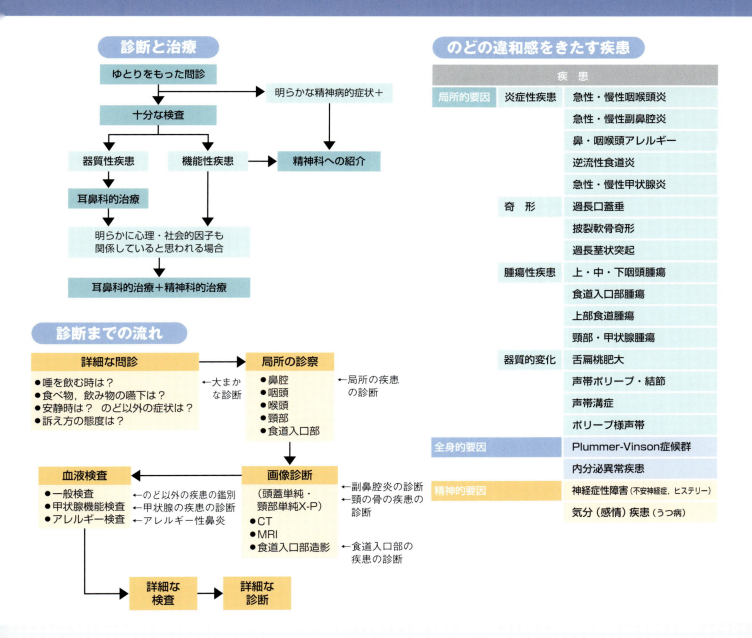

明を求める場合も多くあります．注意すべき点は，症状が続く場合では経過中に悪性腫瘍が見逃されてないか，再度注意を払う必要があることです．また，原因疾患は単独とは限らず，いくつかの要因が重なっていることもあることを認識しておく必要があります．

■ 心の安らぎが治療方針です

治療は原因疾患に対する治療となります．機能的と判断される場合には，詳しく検査結果の説明をし，症状が続くかぎり定期的に診察を続けることを伝えます．特に癌に対する不安がある場合には，これを取り除き，必要に応じて抗不安薬の処方，場合によっては不安が日常生活に支障をきたしている事実を十分に説明し，耳鼻科での診察を継続するという保証をした上で，精神科，診療内科への紹介をします．うつ病等の気分（感情）障害の一症状となっている場合もあり，精神科的治療が必要となることも少なくありません．軽度の炎症所見が咽喉頭粘膜に認められる場合には，刺激物の摂取を控えるよう注意することも必要です．訴えのしつこい場合は，治療者側には精神的なものと決めつける傾向がありますが，否定的な態度は患者さんの不安や不信感を高め症状を悪化させることもあります．常に悪性腫瘍の初期症状の可能性があること，原因疾患が多岐にわたること等を念頭に置き，何度も精査を繰り返す必要があります．

第3部
リハビリテーション・介護医療編

第3部 リハビリテーション・介護医療編

1 補聴器

■補聴器とは

補聴器は，聴覚補償（低下した聴覚機能を何らかの方法で補うこと）のための機器の一種で，その最も基本的な機能は音の増幅（電子回路によって音を強めること）です．つまり，聴覚障害のために大きな音しか聞こえない状態の聴覚系に，音を増幅して送り込む装置であり，拡声器にたとえられます．

ただし，最近では後述のデジタル式補聴器のように，単純な増幅機能だけではないものも普及しつつあります．また，聴覚補償には，人工中耳や人工内耳などの人工臓器を用いる方法もあります．

■外観上の特徴から補聴器は分類できます

①耳あな形補聴器とは

最も小型のタイプで，外耳道部分に本体が収まります．軽度・中等度難聴用ではこのタイプが増えており，既製型とオーダーメード型があります．

②耳掛形補聴器とは

形態的には現在の補聴器の主流です．耳介に本体を装着し，トーンチューブ，フックを介して外耳道に出力音が導かれます．

③箱形補聴器とは

電子機器としての補聴器の歴史はこの形態から始まり，最近では全体に占める割合は減少傾向ですが，高出力タイプとして，あるいは介護用補聴器（介護者の補助を受けながらの使用を前提とした補聴器）としてなど，新機種も発売されています．

④眼鏡形補聴器とは

眼鏡フレームに骨導レシーバ（伝音難聴に有効）をセットしたものや，補聴器本体を眼鏡フレームに一体化させ

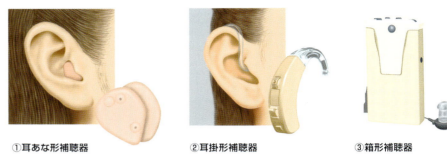

①耳あな形補聴器　②耳掛形補聴器　③箱形補聴器

補聴器各部の名称（耳掛形）

フック／マイク／トーンチューブ／メインボリューム／傘形耳栓／調整用トリマーのカバー／電源および切り替えスイッチ（M,T）／電池室

音質調整トリマー／出力制限装置調整トリマー／電源および切り替えスイッチ（M：マイク，T：テレホンコイル）／調整用トリマーのカバー

たものなど，ごく少数の特殊な機種があります．

■アナログ式補聴器とは

アナログとはデジタルに対する概念で，補聴器においては，電子回路を通る電気信号がアナログ（連続的），すなわち従来どおりの電子回路であることを意味します（外観的な特徴と電子回路の種類は無関係です）．

■デジタル式補聴器とは

デジタル式補聴器は，コンピュータと同じく回路を通るのはデジタル信号であり（マイクからの入力信号と，イヤホンへの出力信号はアナログ），主要部分はマイクロコンピュータそのものです．したがって，様々なデジタル信号処理が可能なので，単に音を増幅する以外に，出力音の大幅な加工が可能です．その結果，アナログ式補聴器では効果の上がりにくい感音難聴でも，ある程度の聴取能力の改善が期待されます．

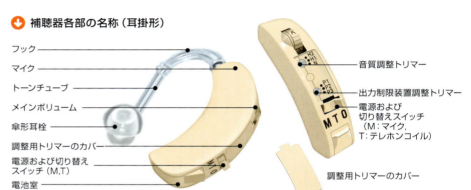

アナログ補聴器の機能ブロック図：入力音→マイク→増幅回路→イヤホン→出力音（音質調整回路／出力制限回路）

デジタル補聴器の機能ブロック図：入力音→マイク→演算・増幅回路→イヤホン→出力音（AD変換回路／DA変換回路）

ループ設置を表すマーク

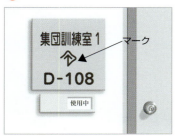

ループによる集団補聴システム

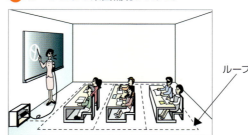

ワイヤレス補聴器（FM補聴器）

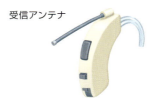
FM受信機内蔵補聴器

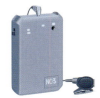
FMワイヤレスマイク

イヤモールド（耳形）

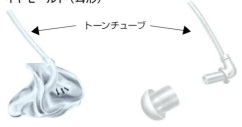

イヤモールド（左耳用）　　傘形耳栓

補聴器特性測定装置の機能ブロック図

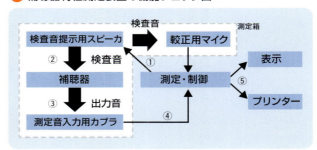

補聴器装用指導のプロセス

	耳鼻咽喉科医師	言語聴覚士
初診時	●耳鼻咽喉科学的診察 ●画像検査 ●補聴器装用の方針決定	●各種聴覚検査（右表参照） ●補聴器装用の方針立案
装用開始前	●福祉制度活用のための診察，書類作成 ●聴覚系の医学的管理	●各種聴覚検査 ●補聴器の機種選定，フィッティング ●補聴器の取り扱い方などの指導 ●言語獲得，発達の促進（小児の場合） ●言語，構音等の訓練
装用開始後	●福祉制度活用のための診察，書類作成 ●聴覚系の医学的管理	●各種聴覚検査 ●聴覚管理 ●補聴器管理 ●言語獲得，発達の促進（小児の場合） ●言語，構音等の訓練 ●各種機器等の活用訓練

補聴器装用のための種々の検査

- 耳鼻咽喉科学的診察（画像検査等含む）
- 純音聴力検査（低年齢児では乳幼児聴力検査）
- 語音聴力検査
- 快適閾値，不快閾値検査
- 読話能力検査
- 知能検査，発達検査

■ 補聴器は付加機能で利便性が高まります

①ループ（集団補聴システム）とは

ループが設置されたホール，会議室，教室などで補聴器をループ（テレホンコイル）モードに切り替えると，補聴器のマイクを介さずに入力音を取り込めます．その結果，背景雑音が低減し，目的音（先生の声など）のみを取り込めます．

②ワイヤレス補聴器とは

ループの発想を個人対応化したもので，受信機内蔵の補聴器とワイヤレスマイクをセットで用います．教育現場や社会生活場面で有効です．

■ イヤモールド（耳型）で装用性が高まります

補聴器を身体に装着するためのシリコン製アタッチメントで，個人ごとに型取りして作製し，外耳道へ挿入します（付属の傘形耳栓は試聴用）．

■ 補聴器のフィッティング（調整）は重要です

補聴器の装用指導は，耳鼻咽喉科医師と言語聴覚士が連携して行います．人工中耳や人工内耳と同様，装用前後のリハビリテーションが重要で，特に言語獲得前・獲得中の小児では装用後の系統的な指導が非常に重要です．

補聴器のフィッティングの際には補聴器特定測定装置を用いて，補聴器からの出力音の物理的特性を客観的に把握しながら進めます．

第3部　リハビリテーション・介護医療編

2 人工中耳・人工内耳

■ 人工中耳，人工内耳とは

人工中耳，人工内耳ともに聴覚補償を行うための装置ですが，同じく聴覚補償ための装置である補聴器とは異なり，手術によって体内に植え込む人工臓器の一種です．

■ 人工中耳とは

1970年代末から日本で開発された人工中耳は，伝音難聴のうち手術や補聴器の効果が上がりにくい特殊なケースを適用対象としたもの，つまり外耳・中耳の伝音機能（音波のエネルギーを蝸牛へ伝達する機能）を代行するタイプの人工中耳です．アメリカでは，中等度から高度の感音難聴を適用対象とした体内埋め込み型の人工中耳の開発が，活発に進められていました．

いずれのタイプの人工中耳も，出力音の歪が小さく，聴覚弁別能が向上しやすい特徴があります．

■ 新しいタイプの人工中耳も登場しました

植え込み型骨導インプラント（Baha®）は中耳の手術が不要で，耳後部の切開で骨に埋め込むタイプの補聴器です．またVibrant Soundbridgeは半埋め込み型人工中耳です．両者とも伝音，混合難聴に適応となります．

■ 人工内耳とは

①人工内耳の基本的機能

人工内耳は，蝸牛の感音機能（音波のエネルギーを神経活動に変換する機能）を代行する装置です．

②スピーチプロセッサ

体外装置のスピーチプロセッサは，その名のとおり，まさにマイクロコンピュータであり，マイクから取り込んだ入力音を音響情報処理して，さらに蝸牛神経を刺激するための電子信号パ

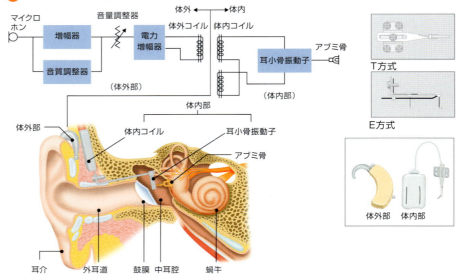

▼ 人工中耳の外観，仕組み

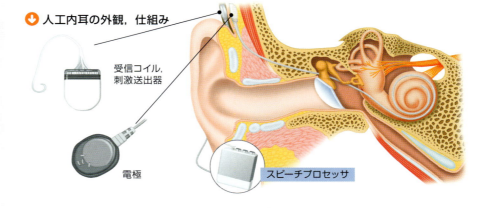

▼ 人工内耳の外観，仕組み

ターンを生み出す役割を担っています．

③コード化法

聴神経を刺激する信号パターンを産生するためのマイクロコンピュータ用ソフトウエアで，体外部のスピーチプロセッサに読み込んでおいて使用します．より語音聴取能力が高まるよう様々な種類のものが開発されており，さらに改良が続けられています．

④送信コイル，受信コイル

皮膚を挟んで，体外部の送信コイルと体内部の受信コイルが向き合うようになっており，体外部のスピーチプロセッサからの情報が体内部の刺激送出機へと伝達されます．

⑤刺激送出機，電極

体外部からの信号が，体内部の刺激送出機から蝸牛内に設置された電極に送り込まれます．

■ 人工内耳の適応は高度難聴です

人工内耳は，中途失聴者（言語習得済みの成人が高度難聴となった場合）を対象として開発が進み，徐々に対象が低年齢化してきました．その結果，

人工内耳の適応基準

I. 小児例

1. 年齢	適応の年齢は2歳以上, 18歳未満とする. ただし, 先天聾(言語習得期前失聴者)の小児の場合, 就学期までの手術が望ましい.
2. 聴力および補聴器の装用効果	純音聴力は原則として両側とも100デシベル以上の高度難聴者で, かつ補聴器の装用効果の少ないもの. 補聴器の装用効果の判定に当たっては十分な観察期間で, 音声による言語聴取および言語表出の面でその効果が全く, あるいはほとんどみられない場合.
3. 禁忌	画像(CT・MRI)で蝸牛に人工内耳が挿入できるスペースが確認できない場合. ただし, 奇形や骨化は必ずしも禁忌とならない. その他, 活動性の中耳炎, 重度の精神発達遅滞, 聴覚中枢の障害など, 重篤な合併症など.
4. リハビリテーションおよび教育支援態勢	両親, 家族の理解と同意が必須である. また, リハビリテーション, 教育のための専門の組織的スタッフ(言語聴覚士)と施設が必要. さらに通園施設, 聴覚教育施設などの理解と協力が得られることが望ましい.

II. 成人例

1. 年齢	18歳以上とする.
2. 聴力および補聴器の装用効果	純音聴力は両側とも90デシベル以上の高度難聴者で, かつ補聴器の装用効果の少ないもの. 補聴器の装用効果の判定に当たっては, 通常の人工内耳装用者の語音弁別成績を参考にして慎重に判定することが望ましい(具体的には子音弁別テスト, 57語表の単音節検査, 単語や文章復唱テストなどの成績を参考にする).
3. 禁忌	画像(CT・MRI)で蝸牛に人工内耳が挿入できるスペースが確認できない場合. ただし, 奇形や骨化は必ずしも禁忌とならない. その他, 活動性の中耳炎, 重度の精神発達遅滞, 聴覚中枢の障害など, その他重篤な合併症など.
4. 本人の意欲と周囲の支援態勢	本人および家族の意欲と理解が必要.

日本耳鼻咽喉科学会人工内耳適応基準委員会(1998年)

人工内耳の術前検査

- 耳鼻咽喉科学的診察
- 純音聴力検査(低年齢児の場合は幼児聴力検査)
- 語音聴力検査
- 補聴器装用効果のテスト
- 読話能力検査
- プロモントリーテスト(蝸牛の電気刺激検査)
- 画像検査
- その他(全身の健康状態など)

Bahaシステムの音の伝達方法

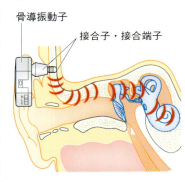

半埋め込み電磁式人工中耳(Vibrant Soundbridge)と蝸牛窓アプローチの模式図

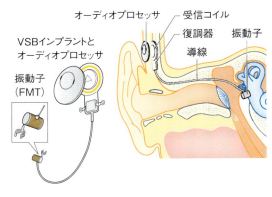

現在では言語獲得中・前の先天性難聴児も適応対象となっています.

■ 言語聴覚リハビリテーションが術後に必要です

　補聴器や人工中耳でもリハビリテーションが重要であったように, 人工内耳においても, 医師による植え込み手術とともに, 術前および術後の言語聴覚士によるリハビリテーションが非常に重要です.

①術前検査, 判定検査

　医師や言語聴覚士が診察や種々の聴覚検査を実施し, その結果から人工内耳の適応の有無が判定されます.

②術前リハビリテーション

　読話をはじめ, 各種コミュニケーション手段の活用状況の評価や訓練を行います. 小児では, マッピング(人工内耳の調整)のための反応方法の練習も必要です.

③手術

　約1週間程度の入院で, 保険医療の対象です.

④音入れ

　手術後, 術創が治ってから人工内耳の電源を初めてオンにすることです. これ以後, 言語聴覚士によりマッピングが進められます.

⑤術後リハビリテーション

　母音の聴取弁別, 子音の聴取弁別, 発音などの練習に段階的に取り組んでいきます. 言語獲得前・獲得中の小児では, 上記に加えて言語獲得, 発達促進の訓練にも取り組んでいきます.

3 耳鳴りの治療

■耳鳴りは病気ではありません

耳鳴りは病気ではなくて，何らかの疾患の症状と考えることが正しいとされています．耳鳴りで日常生活上困っている状態の患者さんを治療するにはいくつかの方法があり，現在もこれらの治療法について試行錯誤がなされているところですので，耳鳴り治療の学問は発展途上にあるとも言えます．急性の耳鳴りは，多くは急性感音難聴を伴う内耳の疾患によるものが多いので，内耳障害に対する加療が第一選択です．

■耳鳴りの治療薬は内耳をターゲットにしています

リハビリテーションが必要な耳鳴りは，数ヵ月から何年にもわたる頑固な耳鳴りで，急性の内耳障害に対する治療にも抵抗性である場合だと思われます．多くは難聴を伴うことがあり，病態としては蝸牛の有毛細胞の損傷，血液循環障害による酸素や栄養源の欠乏が基礎にあると考えられます．しかし，このような耳鳴りのケースに対して聴神経を切断しても耳鳴りは消えないと言われていますので，耳鳴りの自覚は内耳だけの問題ではありません．また，無難聴性の耳鳴りも通常の聴力検査では判定困難な内耳性の病態，例えば聴覚過敏を反映していることもありますし，心因反応による耳鳴りの過大な認識による状態もあります．

耳鳴りの治療法には，右に挙げたようなものがあります．心因性の耳鳴りでうつや神経病的な理由で耳鳴りが起きているならば内服薬が有用です．また，以前より2％静注用キシロカイン®を注射すると，麻酔・鎮静作用によるものと推測されていますが，一時

主な耳鳴り治療法

1. 内服療法　ビタミンB12，循環改善薬，精神安定薬，抗うつ薬
2. リドカイン注射法　2％静注用キシロカイン®2～3mL注射
3. 鼓室内ステロイド注入法　デカドロン®1mL注入
4. 自律訓練法
5. マスカー療法　耳鳴りのラウドネスを上回るマスキング雑音負荷による後抑制
6. TRT療法

TRT療法の神経生理学モデル
1. カウンセリング療法
2. 音治療（TCI）

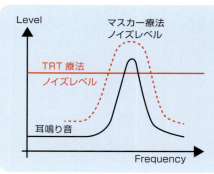

TRT療法
従来のマスカー療法のように耳鳴りをノイズ（図のマスカー療法ノイズレベル参照）で消すのではなく，治療音（図のTRT療法ノイズレベル参照）を発生させながら耳鳴り音もわずかに聞こえるようにし，最終的には患者が耳鳴りに慣れるようにすることで，生活に支障がなくなることを目的とするもの．

内耳のシェーマ

的に耳鳴りは高率に低下します．鼓室内にステロイドホルモンを注入する方法は加圧して注入するので，内耳にステロイドホルモンが浸透することにより，内耳基底膜の安定化，活性酸素の減少などにより耳鳴りに効果があります．

■TRT療法はカウンセリングと音治療からなります

最近ではtinnitus retraining therapy（TRT療法）が1980年にJastreboffにより推奨され，欧米では耳鳴りの治療は抑えることよりもリハビリテーションへと移行してきました．

TRT療法はJastreboffにより推奨された神経生理学モデルに基づいたもので，基本的には耳鳴りに対して，カウンセリングとノイズを利用した音治療との組み合わせで，耳鳴りを抑制するというより，慣れの生理学的な現象を期待するというものです．モデルは，耳鳴りの発生源を聴覚路の比較的末梢の異常信号と推定し，この異常な信号が聴覚路を上行していく過程で，通常

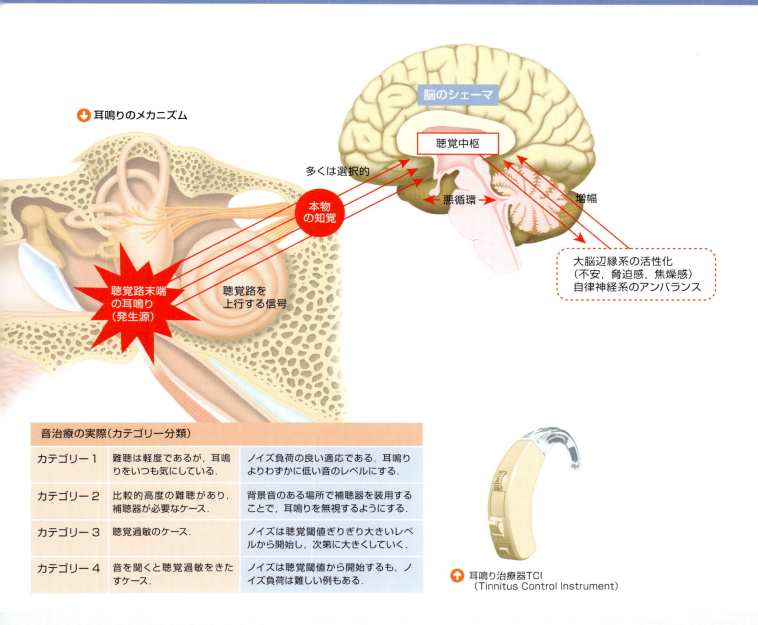

は無視できる程度のレベルであっても，聴覚中枢で大きく認識してしまうというものです．耳鳴りを大きく認識するということは，耳鳴りに過敏になるということであり，同時に情緒と自律神経が関与する大脳辺縁系の活性化が起きて，不安，脅迫感，焦燥感などの気分が生じます．この自律神経系のアンバランスが耳鳴りという異常信号をコントロールできず，さらに過敏になるという悪循環が起こります．このモデルについて，患者さんに説明し理解させることがまず第一歩です．

次に音治療ですが，シーメンス社によりTinnitus Control Instrument（TCI）というノイズ発生装置が発売されています．耳鳴りの音圧よりも小さなノイズを発生させて，耳鳴りに慣れさせるようにすることが目的で，1日6～8時間の装着が勧められています．音圧に関しては耳鳴りの状態により選択され，慣れ程度の音量から，難聴のために補聴効果とともにノイズを負荷するケース，聴覚過敏のために非常に小さなノイズ負荷からだんだん大きくしていくケースなどがあります．

TRT療法はまだ始まってそれほど長い年月を経過していませんので，その有効性は治療の場では確立されていないのが我が国での現状です．しかし，耳鳴り患者をカウンセリングと音治療の2本立てで，時間をかけて加療していく方法は有効であると考えられます．耳鳴り＝治らないという考えは，もう過去のものとなったことは事実のようです．

第3部 リハビリテーション・介護医療編

平衡訓練

■ めまい・平衡障害の治療はリハビリテーションと薬物の2本立てです

めまい・平衡障害例には薬物治療が行われていますが，そのような治療にもかかわらず，めまいや動揺視あるいは平衡障害が長く残存したり，発症から比較的早期でも明らかに改善が遅れていると思われる例があります．そのような例には，平衡訓練を中心としたリハビリテーションが必要です．平衡訓練は最初，Cawthorne，Cookseyが報告しましたが，我が国でも1990年に，日本平衡神経科学会（現・日本めまい平衡医学会）から「平衡訓練の基準」が提示されました．

■ 平衡訓練とは

めまい・平衡障害により生じた日常生活における能力低下 disability を改善することを目的として，姿勢維持・身体運動・運動時の固視が安全に円滑にできるように，各種の運動を反復練習するものです．そのような運動によって前庭系，視覚系，自己受容器系などへ反復刺激が加えられ，前庭代償や中枢性の代償が促進され，めまいや平衡障害を自他覚的に改善することを目的とします．

■ 平衡訓練の施行前の状態はリハビリのメニュー選択に重要です

Cawthorne，Cookseyは，Ménière病の術後や頭部外傷後のめまいに対し平衡訓練を行いました．日本めまい平衡医学会では，平衡訓練の対象となる多くの疾患を挙げています．

症例ごとに機能障害 impairment・能力低下・社会的不利 handicap の程度や状態は大きく異なっていますので，平衡訓練前にその状態を詳細に把握しておくことが必要です．

● 平衡訓練の対象疾患

1. 障害が治癒する可能性のあるもの（一時的障害）
   前庭神経炎（迷路反応回復例）
   良性発作性頭位めまい症

2. 障害が横這い状態のもの（永久障害）
   内耳炎
   中毒性内耳障害
   内耳挫傷
   前庭神経炎（迷路反応低下固定例）
   脳血管障害
   頭頸部外傷後遺症
   聴神経腫瘍術後
   先天性内耳発育障害

3. 障害が進行していくもの
   めまい・平衡障害の持続する Ménière 病
   両側高度迷路障害

● 平衡訓練前の状態の把握

機能障害の把握	病歴聴取 聴力検査 平衡機能検査 　直立検査 　偏倚検査 　自発・注視・頭位変換眼振検査 　迷路刺激検査 　視刺激検査 脳・脊髄神経検査 小脳機能検査 神経X線学的検査
能力低下の把握	日常生活におけるめまい・平衡障害調査表 能力低下把握のための平衡機能検査
社会的不利の把握	カウンセリング

機能障害は治療医学的アプローチ，社会的不利には職業的・社会的リハビリテーション，身体障害者福祉法における平衡障害の診断が必要です．

能力低下の把握は，日常生活動作 activities of daily living（ADL）の支障度や平衡機能障害を，患者の訴え，平衡機能検査の両面から行い評価します．そのために筆者らは，日常生活におけるめまい・平衡障害調査表と，能力低下把握のための平衡機能検査を用いています．

● 平衡訓練の目的

視覚系，前庭系，自己受容器系へ反復刺激することにより，前庭代償や中枢性代償が促進され，めまいや平衡障害の回復期間を短くしたり回復程度を増大させたりします．

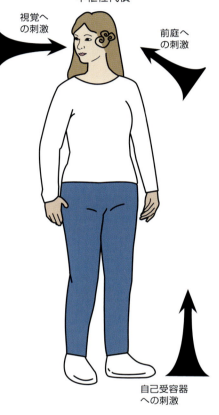

日常生活におけるめまい・平衡障害調査表は，頭位・体位変換，固視，直立，歩行，回転，応用動作の各動作における支障度を，問診あるいは実際に行ってもらい調査します．評価は5段階で行います．なお，支障の内容も記載しておきます．次に，ADLの各動作に類似した，能力低下把握のための平衡機能検査を行い，多角的に能力低下を把握します．

▼ 日常生活におけるめまい・平衡障害調査表

評価基準	支障を認めない	4
	独力で可能（実用性あり）	3
	独力で可能（実用性なし）	2
	人・物などの介助が必要	1
	まったく不能	0

頭位・体位変換	1	頭位を変える
	2	体位を変える
	3	ベット上に体を起こす
	4	ベットから床の上に立つ
固視	1	正面の目標をみつめる
	2	側方の目標に眼をむけてみる
	3	側方の目標を眼と頭を動かしてみる
	4	動作中目標物をみる
	5	歩行中目標物をみる
直立	1	いすから立ち上がる
	2	いすに腰を下ろす
	3	立位を保持する
	4	顔を洗う
	5	ズボン（スカート）をはく
	6	前かがみになって床上のものを拾う
	7	上を向いて棚から物をとる
	8	頭，体を横に傾ける
歩行	1	明るいところで歩く
	2	暗いところで歩く
	3	傾斜面を歩く
	4	階段をのぼる
	5	階段をおりる
	6	細い道を歩く
	7	凸凹道を歩く
	8	溝をまたぐ
回転	1	横の物をとる
	2	立った姿勢で方向を変える
	3	歩行中方向を転換する
応用動作	1	屋外を歩く
	2	横断歩道を歩く
	3	自動車に乗る（運転する）
	4	バスに乗る
	5	自転車に乗る
	6	トイレを使う　洋式
	7	和式
	8	入浴
	9	掃除をする
	10	炊事をする
	11	立仕事をする

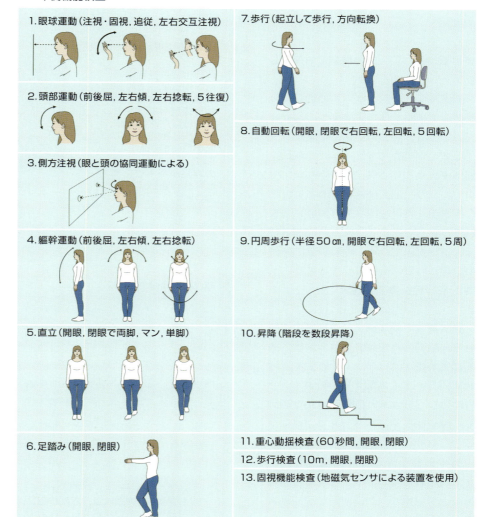

▼ 能力低下把握のための平衡機能検査

1. 眼球運動（注視・固視，追従，左右交互注視）
2. 頭部運動（前後屈，左右傾，左右捻転，5往復）
3. 側方注視（眼と頭の協同運動による）
4. 軀幹運動（前後屈，左右傾，左右捻転）
5. 直立（開眼，閉眼で両脚，マン，単脚）
6. 足踏み（開眼，閉眼）
7. 歩行（起立して歩行，方向転換）
8. 自動回転（開眼，閉眼で右回転，左回転，5回転）
9. 円周歩行（半径50cm，開眼で右回転，左回転，5周）
10. 昇降（階段を数段昇降）
11. 重心動揺検査（60秒間，開眼，閉眼）
12. 歩行検査（10m，開眼，閉眼）
13. 固視機能検査（地磁気センサによる装置を使用）

■ リハビリのメニューは能力低下項目から選びます

症例ごとに，ADLと平衡機能検査で把握した能力低下に対し，必要と思われる訓練項目を平衡機能検査の中から選択し計画します．

各項目の訓練により，立ち直り反射，構え反射，位置反射，回転・直線運動反射，迷路性眼反射，視運動性反射，眼と頭の協同運動などの平衡反射の訓練を行うようにします．

訓練は症例に応じて程度を決め，初めふらつきが強い時には物に摑まって開始します．症状を悪化させない程度に行います．原則として簡単な動作から難しい動作，ゆっくりから速く，弱くから強い順に程度を上げていきます．訓練の強度条件は最大努力の40～50％で，頻度は1回15～30分，1日2～3回，毎日自宅で訓練するように指導します．2週に1回ほど受診させて経過を把握します．経過中，障害を認めなくなった訓練項目があれば，障害を認める項目だけを訓練するように変更します．訓練は目標とするレベルに達するまで続けて行います．訓練効果が一定になった後も，維持を図るように最低限の訓練を続けるようにします．訓練と薬の併用は適切に行います．

能力低下に対して，患者の訴えと能力低下の把握に用いた検査で日常生活への適応状態を評価します．

平衡訓練は，まず患者の意欲と根気が大切です．また，家族と医師の協力と努力が必要です．

第3部 リハビリテーション・介護医療編

5 顔面神経麻痺のリハビリテーション

■ **顔面神経は筋以外の機能にも関与します**

顔面神経は，約4,000本の神経線維が神経束構造を作らずに1つの神経周膜に包まれ，顔面神経管の中を走行しているのが特徴です．顔面神経は23個ある表情筋のうち22個の筋肉に分布しており，例えば瞼を閉じる神経と口角を引く神経は同じ神経周膜に包まれて存在しています．また，顔面神経は表情筋だけでなく，涙の分泌，唾液の分泌，味覚にも関与しています．

■ **顔面神経損傷は3種類に分けられます**

顔面神経の神経損傷は重症度に合わせて，髄鞘のみが傷害される脱髄，内膜は温存されるが軸索が断裂する軸索断裂，内膜も断裂する神経断裂の3つに分類されます．脱髄型は約3週間で，軸索断裂型は約3ヵ月で回復に至るとされていますが，顔面神経が神経内膜の損傷を伴う神経断裂をきたすと，治癒過程において隣接する神経線維同士が混線し，共同運動や顔面痙攣をきたしてしまいます．すなわち，口を動かすと瞼が閉じてしまったり，食事中に涙が溢れるワニの涙症候群といった合併症を生じたりすることになります．

神経迷入は表情筋の筋収縮によって促進されるため，日常の生活の中で顔面の運動を繰り返すたびに神経迷入が助長され，共同運動が強化されると表情筋は常時収縮した状態が続き，その結果拘縮が生じます．また，眼を閉じる筋肉と眉を挙上する筋肉が同時に収縮することによって，相対的な筋力低下が生じます．重症例では早期から適切なリハビリテーションを行わない

と，ひょっとこ様の顔貌へと変化してしまいます．

■ **急性期リハビリテーションの目的は拘縮・共同運動の予防です**

病的共同運動や拘縮はQOLを著しく損なうため，理学療法の目標はいかに拘縮・共同運動を防ぐかが重要視されています．前述のとおり，随意運動は神経迷入を助長するため，リハビリテーションの原則は，①粗大な随意運動を回避すること，②表情筋の伸長マッサージを行うこと，③上眼瞼挙筋

▼ 顔面神経の構造

顔面神経は神経束構造を作らず，22の表情筋を支配する運動神経線維や涙腺を支配する副交感神経線維は同じ神経周膜に囲まれて走行しています．このため，重度の神経損傷をきたすと神経の過誤支配が生じます．

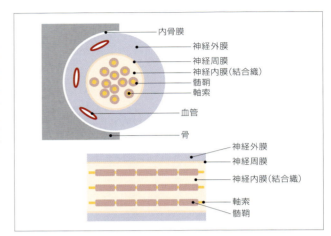

▼ 顔面神経損傷の3分類

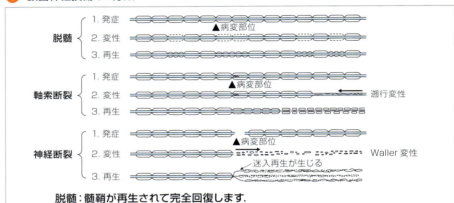

脱髄：髄鞘が再生されて完全回復します．
軸索断裂：内膜は温存されており，良好な回復が期待されます．
神経断裂：内膜が断裂しており，迷入再生により共同運動が出現します．

を用いた開眼を行うこと，の3つが日本顔面神経学会から提唱されています．特にこれらのアプローチは，神経線維が顔面神経に到達する3ヵ月から4ヵ月が重要な期間であり，一度病的共同運動が生じると治療が困難となります．

■ **表情筋の伸展マッサージは自宅でできます**

リハビリテーションは患者さんが自宅で自主訓練を行えるように指導します．ここに示すのは日本顔面神経学会

▼ 顔面神経麻痺の病態

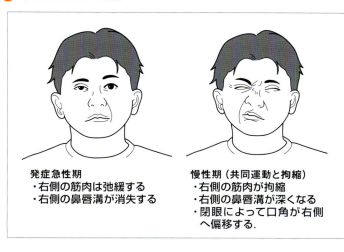

発症急性期
・右側の筋肉は弛緩する
・右側の鼻唇溝が消失する

慢性期（共同運動と拘縮）
・右側の筋肉が拘縮
・右側の鼻唇溝が深くなる
・閉眼によって口角が右側へ偏移する.

▼ 上眼瞼挙筋を用いた開眼

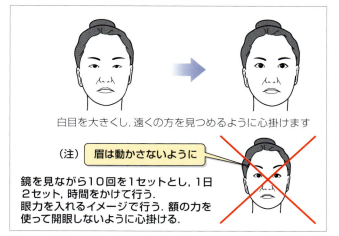

白目を大きくし, 遠くの方を見つめるように心掛けます

（注）眉は動かさないように

鏡を見ながら10回を1セットとし, 1日2セット, 時間をかけて行う.
眼力を入れるイメージで行う. 額の力を使って開眼しないように心掛ける.

▼ 表情筋の伸展マッサージ

①前頭筋, ②眼輪筋, ③頬筋, ④口輪筋, ⑤広頚筋, を中心にマッサージを行います.

発症から数ヵ月は円を描くように, 筋収縮がみられるようになったら筋肉の走行に沿ってストレッチを行うようにします. 特によく話した時や, 食事を取った後にマッサージを心掛けるようにします.

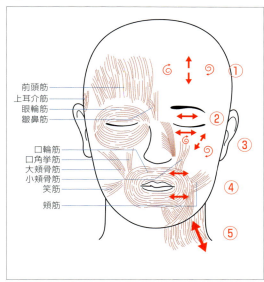

▼ 共同運動・拘縮に対するボトックス®注射の代表的な部位

各ポイントに0.1mL以下（1〜2単位）のボツリヌス毒素を皮下注射する.
有効部位と注射量は患者の左右の筋力差, 病的共同運動, 拘縮の重症度によって異なる. 麻痺により筋肉量が減少しているため, 投与量が多いと閉眼困難から再び兎眼になるケースがあり注意が必要. 効果は3〜4ヵ月程度.

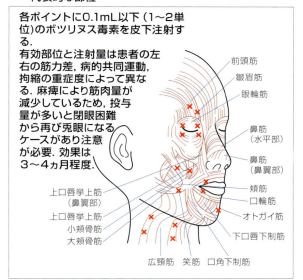

が提唱しているリハビリテーションの一例です.

　表情筋は個々の筋肉をストレッチさせ, 拘縮を予防することが重要です. 図に示すように, ①前頭筋, ②眼輪筋, ③頬筋, ④口輪筋, ⑤広頚筋, に対して行います. 顔面神経麻痺発症の初期は, 大きく円を描くようにマッサージを行い, 筋肉の収縮が見られるようになったら, 個々の筋肉の走行に沿って伸展させるようにマッサージをします. 表情筋は表皮直下を走行しているので力を込める必要はありません. 回数にやりすぎはないので, リラックスした状況で1日に何回も繰り返し行うように指導します.

　上眼瞼挙筋は唯一, 顔面神経支配ではなく, 眼輪筋の拮抗筋です. 上眼瞼挙筋を使った開眼を行うことで眼輪筋を伸展させ, 眼輪筋短縮による瞼裂の縮小化を防ぎます.

■ ボツリヌス治療は共同運動を抑えます

　病的共同運動に対するアプローチの代表的なものに, ボツリヌス治療があります. ボツリヌス菌からとったボツリヌス毒素という神経毒を病的共同運動をきたしている表情筋に注射し, 筋を一時的に麻痺させることによって共同運動を軽減する方法です. 効果は3〜4ヵ月と一時的であり, 多くの場合, 再度ボツリヌス毒素の注射を繰り返す必要がありますが, その間にリハビリテーションをやり直すことにより, 効果が消失した後の拘縮改善効果が期待できます.

6 嚥下訓練

嚥下は口から胃までの運動です

嚥下は，飲食物（食塊）を口から胃まで送り込む過程で，口腔・咽頭・食道期に区分されます．正常な嚥下では，一連の運動により，食塊がまとまって口腔から咽頭，食道を経て胃へと移動しますが，嚥下障害例では，口腔から咽頭（特に喉頭蓋谷や梨状窩）・食道に食塊が残留あるいは逆流し，気道防御ができずに咽頭以下の気道に入ること（誤嚥）もあります．食物を認識し，口まで運ぶ先行期や，咀嚼することで食塊を形成する準備期に問題を有することもあり，摂食・嚥下障害とも呼ばれます．

口腔・咽頭の食物通過で症状が著明です

嚥下障害の中でも口腔・咽頭期の異常は，耳鼻咽喉科領域でも多くみられます．口腔期の嚥下障害では，口腔閉鎖不全による口外流出・流涎，食塊保持困難や送り込み困難・不能による口腔内残留や咽頭流入がみられ，唇・顎と舌の欠損や機能低下がその原因です．咽頭期の嚥下障害では，鼻腔への逆流，咽頭残留，誤嚥があり，舌・咽頭から喉頭・食道入口部に起こる嚥下反射の遅れ・消失や構造上の制限・知覚運動機能低下が原因となります．

障害部位，症状に合った訓練法を選びます

嚥下障害の治療には，医科・歯科的治療，代償的な方法，嚥下訓練があります．医科的治療には手術（嚥下機能改善手術と誤嚥防止手術）や投薬，歯科（補綴）的治療には義歯の適合，嚥下補助床，軟口蓋挙上装置があります．代償的方法では，個人の嚥下・気道防御機能にかなった飲食物の形態や量を選び，体幹や頭頸部の姿勢を変えることで，安全な飲み込みを目指します．嚥下訓練には，飲食物を用いた飲み方の練習である摂食・直接的訓練と嚥下運動の自動化を図る基礎・間接的訓練とがあります．

口腔・咽頭期障害では，必要に応じて医科・歯科的治療を行い，代償的方法と嚥下訓練によって経口摂取の可能性を拡大していきます．咽頭期障害では，誤嚥防止のための手術や代償的な嚥下方法が含まれます．なお，食道期障害では狭窄による通過障害や胃食道逆流症があり，手術，投薬，飲食後の座位保持などが有効です．

栄養管理は不可欠なリハビリです

栄養管理は，嚥下障害のリハビリテーションには不可欠なものです．誤嚥が予想される場合は，代替栄養法を用います．代替栄養法は，経管栄養と経静脈栄養に大別されますが，意識障害があり医学的に不安定な患者には，経口摂取は許可せず経管栄養とします．経管栄養には，持続的方法，間歇

嚥下障害の症候，病因・原因，臨床的対応

症候（症状・徴候）[1]		病態生理（病因）
<口腔期障害>	患側　健側	
口外流出・流涎		口唇閉鎖不全（顔面神経麻痺・顎運動障害） 覚醒・注意の問題（大脳皮質のびまん性損傷：多発性の脳血管障害，頭部外傷等）
口腔内残留・咽頭流入 食塊保持困難		舌の欠損・萎縮や不随意運動（口腔腫瘍・舌癌ほか，舌下神経損傷，Parkinson病などの神経疾患）
口腔内停留 送り込み困難・不能		舌の欠損や機能低下（口腔腫瘍・舌癌ほか，仮性球・球麻痺） 覚醒・注意の問題（大脳皮質のびまん性損傷：多発性の脳血管障害，頭部外傷等）
<咽頭期障害> 鼻腔への逆流[2]		口蓋-咽頭弁（鼻咽腔）閉鎖不全（口蓋裂・口蓋短縮症，口蓋麻痺）
咽頭での食塊残留 喉頭蓋谷 梨状窩		中・下咽頭の狭窄（頸椎骨棘，術後） 舌根後退運動制限，咽頭収縮低下（脳神経疾患による球麻痺） 食道入口部の開大制限-嚥下後の誤嚥（overflow） （脳神経疾患による球麻痺，輪状咽頭筋機能不全，喉頭運動障害）
誤嚥・喉頭侵入[3] むせ（有・無）[5]		嚥下反射[4]の消失・遅延-嚥下前誤嚥（脳神経疾患による仮性球・球麻痺） 喉頭閉鎖[6]不全-喉頭侵入・嚥下時誤嚥（脳神経疾患・外傷による喉頭反回神経麻痺）

臨床的対応（医学的治療，補装具，代償的方法，嚥下訓練）

神経吻合術，顎帯，頸椎コルセット
バラケにくい形態（水分：サラサラ＜トロミ付け）
体幹後傾，頭頸部直立〜後屈（伸展）
口唇閉鎖機能回復訓練

神経吻合術，舌の再建，投薬，義歯の適合
バラケにくい形態（ゼリー状・半固形物）
頭頸部側屈・側臥位（健側），健側へ入れる
舌機能回復訓練（舌音の構音訓練を含む）

舌の再建，嚥下補助床（口蓋床）の装着
バラケにくい & 流れやすい（低粘度の）形態
体幹後傾，頸部後屈（伸展）
口内・舌面（奥）に入れる（水分は要注意）
舌機能回復訓練（舌音の構音訓練を含む）

咽頭弁形成術，軟口蓋挙上装置（PLP）の設置
バラケにくい形態，飲み方―流し込み
頭頸部直立位，体幹後傾
（角度を上げる）
口蓋―咽頭弁機能回復訓練
（ブローイングほか）

頸椎円盤切除，再建
バラケない & 流れやすい（低粘度の）形態
体幹後傾，飲み方―努力性の嚥下
輪状咽頭筋切断術＋咽頭挙上術
少量（嚥下後の誤嚥を防ぐ），
流れやすい（低粘度の）形態
顎突き出し，あご引き，交互嚥下，メンデルソン手技（ゴックン），頸部回旋（患側）

喉頭摘出・閉鎖・挙上術，気食道分離術
増量減量，酸味，冷たいもの，まとまりのある形態
体幹後傾，あご引き（頸部前屈）
息止め嚥下，咳嗽・発声・声門内転訓練

1）症候（症状・徴候）には，摂食（飲食）場面の観察，嚥下造影検査や内視鏡検査の所見などが含まれる．
2）舌の不随意運動などにより食塊の咽頭通過が阻害され，口腔へ食塊が逆流することもある．
3）誤嚥は飲食物や口腔咽頭の分泌物（唾液等，時に胃からの逆流物）の声門下・気管流入を指す（喉頭侵入は咽頭前庭・声門上部までの流入，喉頭閉鎖）
4）嚥下反射は，食塊が咽頭に入ったことが知覚された時に惹起され，口蓋―咽頭と喉頭の閉鎖，食道入口部の開大が起こるものである．
5）むせは，気管に入ってきた異物（誤嚥物）への反応となる咳嗽（反射）であり，喉頭以下の知覚低下により惹起されない場合（むせのない・不顕性誤嚥）もある．
6）喉頭閉鎖は，喉頭挙上に伴う喉頭蓋の倒れ込み，仮声帯内転，声帯内転の3つの気道閉鎖からなる．

🔻 栄養管理法の種類

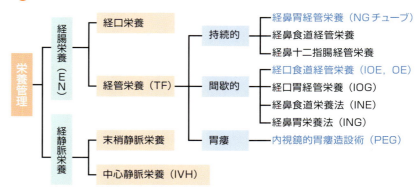

🔻 口腔ケアシステムの流れ

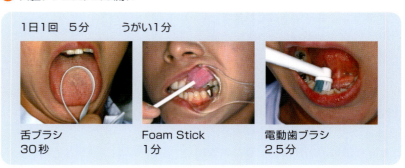

1日1回 5分　　うがい1分

舌ブラシ 30秒　　Foam Stick 1分　　電動歯ブラシ 2.5分

的方法，胃瘻などの手法があります．持続的経管栄養と胃瘻については，患者の負担は一般的に大きいと言われていますが，状況を見定めて個人に最適な方法を選択します．最も一般的であるNGチューブは嚥下への悪影響があるため，嚥下障害の患者に用いる場合は，細いチューブの使用が推奨されます．OE法は逆流がなく，患者が協力的な場合には非常に有効です．経静脈栄養は，病状が不安定で，経管栄養ができない場合に限って用いられます．

■ 経口摂取可能な段階から嚥下訓練が始まります

　全身状態が安定し，嚥下可能な患者では，経口栄養に切り替えるべく摂食訓練を開始します．まずはプリン・ゼリー等の試験食を与え，状態を見た上で，嚥下食から段階的に常食へと移行していきます．病態に合わせた飲み込み方法を練習します．飲食の介助に当たっては，食介助用具を活用して，個人の適正一口量，飲み込みのペース，飲み方を守るよう指導します．同時に，摂食場面の観察を適宜行い，飲食時の窒息，むせ，飲食後の分泌物（痰など）の増量，声質の変化（湿性嗄声），疲労に注意することも必要です．

■ 口腔ケアは誤嚥を予防します

　摂食・嚥下障害がもたらす最も重篤な症状の一つが誤嚥性肺炎です．予防には，口腔ケアが効果的で，嚥下障害へのリハビリテーションを行う前後とルーチン化された口腔ケアは必須です．

7 発声訓練

■ 発声とは

声（ボイス）は，音声言語コミュニケーションや歌唱のために生み出されます．発声は随意的な活動であり，個人の意欲や心のあり方（感情），身体の状態をも反映します．声は，吸気により肺（呼吸器）に取り込まれた空気を解放した時に生まれる呼気が，発声器（喉頭）の弦（声帯）を震わせ，その振動（音）が口から放たれたものです．声を作るためには，発声器である喉頭，それに空気を出し入れ（換気）する肺，空気・音の通過するパイプ（上・下気道）といった道具が欠かせません．声の生成には，安定した呼気（供給），軟らかい声帯（弾性に富んだ物体），声帯の接近（声門の閉鎖）が必要です．

■ 声は5つの要素で構成されます

声は，高さ，大きさ，持続，質という要素を持っています．声の高さ（ピッチ）は，声帯の振動数と対応する聴覚的印象であり，声帯（弦）のサイズに反比例します．喉頭が小さい新生児，乳幼児で声は高く，喉頭の成長とともに低い声に推移し，第2次性徴以降男女差が際立ち，会話に用いる声（話声位）は，女性（声帯長約1cm）が男性（約2cm）の2倍（1オクターブ）の高さとなります．声の強さ・大きさは，呼気圧と声門抵抗によって決まります．声の長さ・持続は，肺活量と発声効率によって決まります．たくさん息を吸い（換気），それをうまく声に変換すれば，声は長く続きます．会話では5秒間の声の持続があれば十分ですが，歌唱ではより長い声が求められます．声質は，声帯の振動様式（声帯自体に起因）と上気道（声道）の状態によって決まります．

● 発声の仕組み

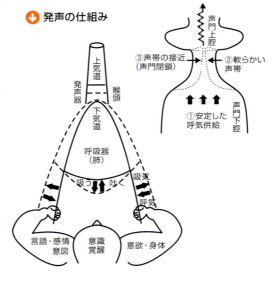

● 発声の要件（声門部の前額断面）

● 音声外科・薬物療法と音声治療

対象の類型	疾患名（原因）
喉頭（声帯）病変	声帯結節，声帯ポリープ，喉頭癌，急性・慢性喉頭炎，声帯肉芽腫，声帯萎縮症，声帯溝症
喉頭（反回神経）麻痺	外傷（胸部外科），血管障害
痙攣性発声障害	不明
本態性音声振戦	不明
過緊張性発声障害*	筋-骨格系過緊張，仮声帯発声
心因性失声症	ストレス，転換性障害，詐病
ピッチ異常	変声障害（声変わり），ホルモン異常
運動低下性構音障害	Parkinson病

● 声の要素とその調節

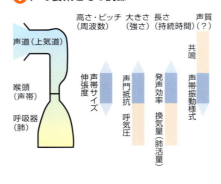

● 声の高さ（話声位）の年齢的変化

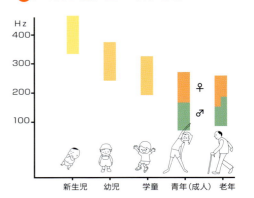

■ 声の異常とは

発声（音声）障害は，声の基本的要素（高さ，大きさ・強さ，持続，声質）が，同一文化社会圏の同性・同年代の集団と比べて逸脱した状態，あるいは個人の生活上のニーズ（職業など）にとって不十分で不満足と感じている状態を指します．発声に当たって咽頭に痛みを伴うことや過分な努力を要することも含まれます．発声障害は，発声器である喉頭の異常だけでなく，多様な疾患・原因によって生じます．

声の異常には，全く声にならない（失声），声の途切れ，震え（振戦），低すぎる・高すぎる声，声質の異常（嗄声）があります．嗄声には，左右声帯の対称性が失われ，振動が不規則になると起こる粗糙性，両声帯に隙間があると生じる気息性，声帯（時に仮声帯）が緊張して強く内転して生まれる努力性，声帯の緊張が低下して（十分な呼気圧も得られないで）起こる無力性があり，根底にある声帯（喉頭）の問題を反映しています．

*声の乱用により声帯結節等の喉頭病変を生じることもある．音声治療の方法は，喉頭病変にも適用できる．

音声外科・薬物療法	音声治療
病変の切除術 消炎酵素薬・去痰薬の投与 ステロイド吸入 声帯内注入術	軟起声，適切な声の大きさと高さでの発声・会話の指導 発声行動の変容（大声，奇声などの声の乱用を抑止する）
喉頭形成術，声帯注入術	喉頭指圧（麻痺側），プッシング法（Push-Pull），硬息声
喉頭形成術， ボツリヌス毒注入 投薬	内転型：軟起声（気息法），ため息，話速度低下
	咀嚼法，あくび-ため息，喉頭マッサージ，アクセント法
精神安定薬，抗不安薬	咳払い・笑い・吸気発声などによる声の誘発
性ホルモン投与	喉頭指圧法（カイザー・グッツマン法）
ドパミン薬投与	リーシルバーマン法（叫ぶような大声で話す）

発声障害の診断・治療フローチャート

関連診療科	症候・判定（方法）	診断・治療
脳神経外科 神経内科	声が出ていない（失声・無言）	
	呼び掛けへの反応 指示の理解 → 意識・覚醒？	脳機能障害 投薬ほかにより全身状態の安定（改善）を待つ
呼吸器内科・外科 小児科	失声／声が小さい・持続できない	
	ブローイング（持続的息吹き）→ 吸気・呼気？	呼吸器疾患・神経疾患 投薬，呼吸リハ　拡大代替コミュニケーション手段
頭頸部外科 神経内科	病歴確認 頸部観察 → 気管切開？	気道障害 スピーキングカニューレ　拡大代替コミュニケーション手段
	→ 有喉頭（声帯）？	喉頭摘出術後（無喉頭） 声帯切除術後，音声リハビリテーション
耳鼻咽喉科	声質の異常（嗄声）	
	咳嗽・喉音 吸気性喘鳴 → 声帯内外転運動？	喉頭麻痺，痙攣性発声障害 音声外科，音声治療
	喉頭観察（内視鏡） → 喉頭（声帯）病変？	声帯結節・ポリープ，腫瘍，ほか 音声外科，声の衛生，音声治療
精神科 小児科	声帯低緊張？	Parkinson病 音声治療
	声が出せない 声が高すぎる・低すぎる	筋-骨格系過緊張，変声障害，心因性発声障害 投薬，音声治療（対症療法）　カウンセリング

発声障害への声の衛生の指導

- 頻回の飲水やマスクにより咽喉の保湿や保温を心掛ける
- 喉頭や気道のために有害な喫煙，過度の飲酒，刺激物の飲食を中止・制限する
- 声の誤用（大声）による声帯傷害を回避するために騒音環境や携帯電話での会話を控える
- 長時間の声の使用（乱用）を抑止するために会話，講演・授業，運動中の発声，歌唱を制限する
- 自分に適した発声方法（息継ぎ，声の高さや大きさ，起声）を実践する

正常例と左側反回神経損傷例の発生時と咳嗽／プッシング法実施時の喉頭像

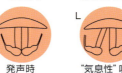

＜正常例＞　　＜反回神経損傷例＞

発声時　　　　"気息性"嗄声（声門閉鎖不全）

咳嗽時　　　　プッシング法実施時（過内転による声門閉鎖）

無喉頭発声の方法

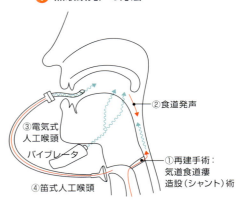

②食道発声
③電気式人工喉頭　バイブレータ
①再建手術：気道食道瘻造設（シャント）術
④笛式人工喉頭

■ 発声障害の原因別に治療を選択します

発声障害は，簡便な方法を用いていくつかの類型に分けます．覚醒・意識障害や脳神経病変による無言状態，気管切開・気道障害あるいは喉頭摘出のために声が出せない（失声）状態，心因性あるいは喉頭麻痺による失声（症），喉頭病変による発声困難や声質の異常，声の高さ（ピッチ）の問題，原因不明の声の変化，があります．

■ 発声障害の治療

発声障害の治療は，発声のために最適な条件作りをする手術（音声外科）や投薬，本人に適した発声方法の指導（音声治療），そして過度の，誤った声の使用（乱用・誤用）を抑え，喉頭を良い状態に保つ声の衛生の指導からなります．発声障害には，的確な診断と治療が重要です．例えば，声帯ポリープでは，音声外科による病的切除により発声の条件を満たし，声の衛生と軟起声の指導で良い声の維持と声帯傷害の防止を図ります．喉頭反回神経損傷による左側声帯麻痺では，プッシング法（上体に力を込めての発声）によって健側（右）声帯の過内転を誘発して，声門閉鎖不全を代償することができます．失声症の場合には，咳払い（咳嗽）を使って声が出せることを患者に気付かせることもあります．この方法は，喉頭病変がある場合や内転型の痙攣性発声障害には不適応ですから注意が必要です．喉頭摘出後の音声リハビリテーションは，個人の希望も勘案してそれぞれの方法が選択できます．

第3部 リハビリテーション・介護医療編

構音訓練

▼ 言語音の調音

■ 構音とは

音声言語（話し言葉）は，最小単位である語音（母音と子音）の連続体（1秒間に10音前後）として生成されます．発音（調音）は，喉頭，口蓋-咽頭，口腔の弁を調節することで様々な語音を出すことです．母音や鼻音は声帯振動による有声音源を持ち，口蓋-咽頭弁の閉鎖・開放により気流の方向を変え，口の形で音色を整えます．閉鎖音と摩擦音は口を狭め，特有の雑音を作ります．このように，時間的・空間的な標的に運動を合わせて母音や子音を作るのが調音（構音）です．

■ 構音障害は音声の生成の異常です

構音障害は，調音（発音）の異常を中核とする音声生成の問題です．語音の生成だけでなく，声や韻律（テンポ，アクセント，抑揚）の異常が起こる場合もあります．構音障害は，調音器官の構造上の問題（器質性）や，発語運動の基盤となる脳・神経や筋肉の問題（運動性）に起因するもの，上記の条件が備わっているにもかかわらず起こるもの（機能性），難聴などの感覚入力の問題（感覚性）や言語障害に伴うもの（言語性）もあります．

■ 器質・運動性の障害が手術と補綴の対象です

器質性・運動性構音障害は，医科・歯科的治療がなされます．器質性構音障害の場合，外科的治療と補綴的治療を，時期に応じて組み合わせて行います．口唇・口蓋裂や舌小帯短縮症は先天性，顎顔面口腔領域の腫瘍・外傷は後天性の原因によるものです．器質性構音障害では，調音器官の欠損により鼻咽腔（口蓋-咽頭）閉鎖不全や舌運動の障害が起こり，調音に異常が生じます．先天性の構音障害は，治療に当たって全身の成長・発育を考慮して，調音機能の回復を図ります．補綴的治療は，口蓋裂などでみられる鼻咽腔閉鎖不全の症例に対して，発音補助装置であるバルブ型スピーチエイドやパラタルリフトがよく用いられます．悪性腫瘍により舌切除を行った場合は，舌の再建とともに舌接触補助床を使用することもあります．運動性構音障害の治療では，外科手術，薬物投与，補綴装置の装着があります．薬物に関しては，対症療法的見地から投与されることも多く，有効な治療法に乏しいと言われています．いずれの場合にも，構音指導・訓練が欠かせません．

■ 全ての障害のタイプに構音指導・訓練は必要です

構音障害の指導・訓練は，構造上の問題や極度の運動制限が改善（少なくとも調音が可能な条件をクリア）されてから開始します．先天性の奇形である口蓋裂では，口蓋-咽頭弁機能の異常が起こり，母音が鼻に抜け，子音が

*日本語のいう言語音（母音，子音）は全て呼気によって生成される肺気音である．

構音障害の類型とその代表的病因と特徴

類型	病因	特徴
器質性	成人：顎顔面口腔領域の腫瘍（舌癌等）・外傷 奇形（口唇・口蓋裂，舌小帯短縮症，小舌・巨舌），外傷	語音（特に子音）の調音が困難 開鼻声（母音），鼻漏れによる子音の歪
運動性	成人：脳卒中，Parkinson病，ALSほかの神経疾患 小児：脳性麻痺，頭部外傷，筋ジストロフィー	調音の問題だけでなく音声全般に異常あり 調音の問題だけでなく音声全般に異常あり
機能性	成人：口内炎，口内乾燥症，義歯不適合 小児：不明（言語音学習の遅れ？）	調音の不正確さ 特定の語音の調音が困難
感覚性	先天性の高度難聴 口腔内の知覚喪失（一過性のこともある）	音声全般の異常（いわゆるdeaf speech） 調音の不正確さ・ぎこちなさ，不適応による誤り
言語（音韻）性	脳機能障害（失語症，言語・精神発達遅滞）	発達（言語）レベルに応じた誤り，音の省略や置換

構音障害の訓練・指導の方法とその狙い・内容

名称	狙い	内容（課題）
正誤音の聴覚的弁別	自覚による自己修正	正しい音と誤った音の認識と両者の区別
調音操作の習熟	必要な運動の学習	調音に必要な個別・連続運動の反復練習*
正しい調音への誘導	正確な調音の学習	調音の教示・介助，他の音からの接近，模倣
異常な運動の抑制	正常性阻害要因の消去	異常調音からの離脱，過剰な代償運動の抑止
日常言語生活への般化	日常生活での運用	無意味から有意味の語・句・文・会話への移行

*運動の範囲と速度の向上のために行われる可動域訓練や筋力増強（抵抗運動）訓練も含まれる．

器質性構音障害の治療的アプローチ

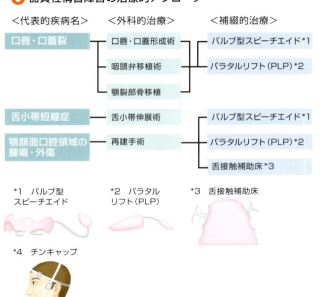

運動性構音障害の治療的アプローチ

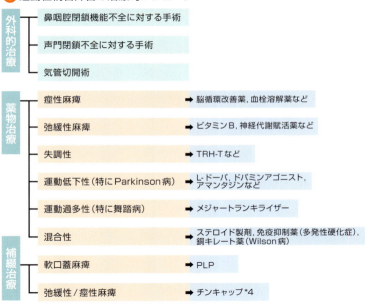

歪んだ音になり，代償しようとして学習した異常構音が生まれることがよくあります．これに対しては，正しい音と誤った音の区別，正しい調音への誘導と異常な調音動作の解消，そして習得した音への習熟がなされます．この内容は，機能性構音障害でも同様です．脳卒中やParkinson病による舌や喉頭の麻痺（筋力低下）や異常な運動（振戦）は，発音だけでなく声の問題もきたします．調音の基礎となる運動の練習，正しい調音への誘導だけではなく，代償的な調音の方法，話し方の変容も必要となります．

構音障害は発語明瞭度を低下させ，音声言語コミュニケーションを制約します．調音機能を高めること（機能回復）とともに，患者（話者）と周囲（聴者）の工夫により，やりとりを円滑にすることも可能です．雑音のない場所を選び，互いに集中して会話をすることが大切です．話者は話題や語頭文字を書くことで，聴者はその確認を行うことで対応できることもあります．聴者は，話者の調音（の誤り）の癖を掴み，発語を推測することもできます．あらかじめよく使う言葉や内容を絵や文字としてボードあるいはノートに記し，それを指差しながら話すと発語の了解を促進できます．話者の声が小さい時，聴者に難聴がある場合には，拡声器や補聴器，ホースを使うのも一法です．最近はコンピュータを利用した拡大・代替コミュニケーション（AAC）ツールも多数開発されています．

9 吃音の訓練

第2層の発話

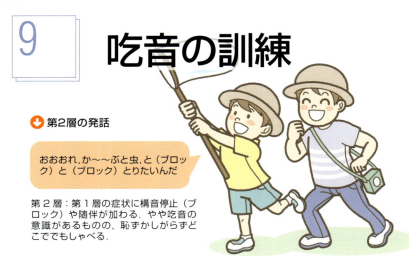

おおおれ，か〜〜ぶと虫，と（ブロック）と（ブロック）とりたいんだ

第2層：第1層の症状に構音停止（ブロック）や随伴が加わる．やや吃音の意識があるものの，恥ずかしがらずどこででもしゃべる．

第4層の状態の例

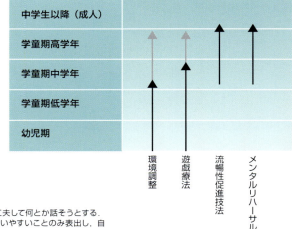

≪ ≫は頭の中での思い．
≪どもったらどうしよう，皆が見ているし，もうドキドキしている．最初の音はハでハンバーガー，言えるかもしれない≫「あの〜あの〜あの〜ハ，ハ，ハ．」≪やっぱりだめだ，ハン．ハ．フライドポテト，これなら言えそうだ≫「フ．．フ．．フライド．．．．これ下さい．」≪店員は変な顔をしてみてたし，なんて私はだめなんだろう！≫

吃音の進展段階と特徴

進展段階	症状は矢印の範囲で出現	症状の種類	変動性（波）あり／なし	吃音の意識 あり／なし
第1層	↓	音・音節の繰り返し 引き延ばし	○ ／	／ ○
第2層	↓	阻止（ブロック）随伴症状	± ／	± ／
第3層	↓	（工夫）解除反応，助走，延期	○ ／	○ ／
第4層		回避	○ ／	○ ／

変動性 あり；症状が一定期間出ない時期と出る時期が繰り返される．
±；ほとんど出ているが，1〜2週間出ない時期がある．
なし；ほぼ毎日症状が出る．

吃音の意識 なし；恥ずかしさや恐れがなく，どもりながら自由に話す．
±；吃音であると思ってはいるが，恥ずかしさや恐れは弱く自由に話す．
あり；第3層は持続的に吃音を意識し，自己の問題として把握．人為的な発話のテクニックを工夫して何とか話そうとする．第4層では，テクニックを複雑に使ってもなかなか言えず，恐れが強く発話を回避する．言いやすいことのみ表出し，自由会話では症状が一見減少しているがごとくみえる．

年齢と訓練法の適用範囲の概略

	環境調整	遊戯療法	流暢性促進技法	メンタルリハーサル
中学生以降（成人）			↑	↑
学童期高学年	↑	↑	↑	↑
学童期中学年	↑	↑		
学童期低学年	↑	↑		
幼児期	↑			

■ 吃音とは

吃音とは，語音や単語を何度も繰り返したり引き延ばしたり，何度も構音を停止することを特徴とする発話です．

■ 症状は

主な発話症状には，音・音節の繰り返し（例：いいいってきます），子音や母音の引き延ばし（例：り〜〜んごです），阻止（ブロック）があります．その他の症状では，随伴症状（発話時に発声発語器官，頸部，体幹，四肢に出現する非意図的な運動），工夫（主にブロックの状態から脱出するための「解除反応」，ブロックを出現させないための「助走」，言うのを先送りする「延期」），があります．さらに，話すことを避ける「回避」があります．

吃音は多くの場合，進展段階1から始まり，行きつ戻りつしながら，進展していく場合と，途中から逆戻りし治癒する場合があります．第3層までは自然治癒が期待できますが，進展すればするほど自然には治りにくく，第4層では自然治癒は期待できません．症状の種類は積み重なってゆきます．

■ 対応または訓練とは

一般的に発吃したら早期からの対応が望ましく，どのタイプでも学童期までは環境調整が必要です．そして，学童期中学年まで遊戯療法，学童期の中学年以降は発話の直接訓練か，または脱感作と組み合わせて発話場面などへの恐れを軽減し，吃音の改善を狙うメンタルリハーサルがあります．

環境調整では言語環境と心理環境（養育環境）の両方を調整します．言語環境は人為的な操作をやめ，自己の発話に注意が向かないようにします．ただし，本人からの発話は自由です．聞き手は本人の発話意図や内容に注目します．心理環境は当人にとっては過剰な親からの禁止や指示，注意，強制，賞罰を取り除き，抑圧されていた吃音児の感情，自己の意思に基づく行動を自発的に表出できる心理的状態を確保します．同時に，不足している母子のアタッチメントを充足させ，意識していない不安の除去を図ります．

第3部　リハビリテーション・介護医療編

10　失語症のリハビリテーション

失語症の定義

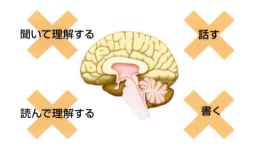

聞いて理解する　話す
読んで理解する　書く

代表的な失語症検査

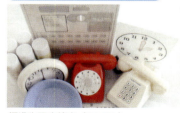

標準失語症検査（SLTA）
「聴く」「話す」「読む」「書く」「計算」の5つの大項目，26の下位検査によって，失語症の有無，失語症の重症度，失語症のタイプを鑑別診断します．

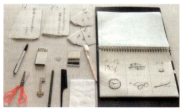

実用コミュニケーション能力検査（CADL）
日常生活習慣を考慮し，実際の生活用品を用いて，コミュニケーション能力を検査します．

失語症の訓練

地域参加，QOLへの働き掛け
（友の会活動，生きがい作りなど）

日常生活でのコミュニケーション能力促進への働き掛け
（他者とのやりとり，電話の受け答え，買い物など）

聴く・話す・読む・書く機能への働き掛け
（絵カード・ドリル・パソコンなどを使った訓練）

失語症への接し方

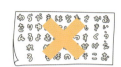

はーい，こっちにおいでー，おりこうですねー．
子ども扱いしない（対等な立場で接する）

五十音表は有害無益

誰かお見舞に来ました？　息子さん？　お孫さん？　はい　いいえ　はい
「はい」「いいえ」で答えられる質問をする．理解していることを確認してから，次の話に移る

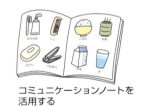

コミュニケーションノートを活用する

■ 失語症とは
　失語症とは，いったん獲得した言語機能（聴く・話す・読む・書く）が，大脳の損傷によって障害された状態です．

■ 代表的なタイプとは
　Broca失語は，理解に比べ発話の障害が目立ちます．一方，Wernicke失語は，理解が重度に障害されます．伝導失語は，理解は良好ですが復唱が重度に障害されます．超皮質性失語は，復唱が良好です．失名詞失語は，ほぼ呼称障害に限られます．全失語は，全ての言語機能に重度の障害がみられます．

■ リハビリテーションの実際とは
　SLTA（標準失語症検査），CADL（実用コミュニケーション能力検査）などを実施し，障害されている機能と保たれている機能を明らかにします．年齢や発症以前の言語環境，転帰先などを考慮しながら，各個人に合わせたオーダーメイドの訓練計画を立案し，実践します．訓練には，絵カードやドリル，パソコンなどを使った個人訓練や自習，失語症者同士や家族が共に行うグループ訓練があります．人間にとってかけがえのない「言葉」を，突然失ったわけですから，心理面のサポートやQOLへの配慮も，失語症リハビリテーションには欠かせません．失語症の改善が最も大きくみられるのは発症後約1年間と言われますが，その後も緩やかな改善が長期にわたって続きます．

■ 接し方には原則があります
　失語症者は，言語がうまく使えなくなっただけで，言語関連以外の他の知的な機能は保たれています．子ども扱いするような態度や，対話の輪から外すようなことは避けるべきです．また，多くの場合，理解力も低下していますから，「はい，いいえ」で答えられる質問をして，理解しているかを確かめながら，次の話に進むことが重要です．絵や写真，簡単な文字を配した，個人用のオリジナルなコミュニケーションノートが有益なこともあります．五十音表は，仮名の知識体系そのものが障害されているため，有害無益です．

第3部 リハビリテーション・介護医療編

11 気管切開術とその管理

■ 気管挿管は第一選択です

　気道が狭窄あるいは閉塞している場合に，適切な換気と酸素化の維持のため気道確保が必要となります．気管挿管は確実な気道確保の手段の一つであり，一刻を争うような症例でよほど挿管困難でなければ，まず気管挿管が選択されます．ただし，気管挿管ができなければ外科的手技による気道確保が必要となります．時間に余裕がない状況下では，輪状甲状靱帯穿刺あるいは切開が行われます．

■ 輪状甲状靱帯穿刺・切開は一時的な方法です

　輪状甲状靱帯穿刺では，輪状甲状靱帯を指で確認し，シリンジを付けた留置針で針先をやや尾側へ向けて穿刺します．穿刺では換気は基本的にできませんので，換気が必要な場合は経気管ジェット換気法で当座をしのぎ，早急に他の気道確保へ移行します．経気管ジェット換気がすぐに使えない場合は，輪状甲状靱帯切開により内径6.0mm程度のカフ付き気管チューブの挿入が推奨されます．輪状甲状靱帯切開は，示指で輪状甲状靱帯を確認し，皮膚を2〜3cm横切開，甲状輪状靱帯が露出したら横切開を行い，ペアン鉗子等により切開創を広げた後，気管チューブまたは気管切開チューブを挿入します．専用のキットも販売されています．輪状甲状靱帯切開を行った場合も，カニューレ抜去困難症などの合併症を起こさないように，引き続き迅速に気管切開を行うことが望ましいとされています．

■ 気管切開の適応に留意します

　気管切開の適応は，上気道の閉塞・狭窄，長期にわたる人工呼吸器管理，痰など下気道の管理目的，誤嚥の管理

■ 外科的気道確保

時間に余裕がない ←――――――――――――――→ 時間に余裕がある

| 輪状甲状靱帯穿刺 | → | 輪状甲状靱帯切開 | → | 気管切開 |

ジェット換気
45分以内に他の気道確保へ

内径6mm以上のカニューレ推奨

避けるべき状態
 a. 出血傾向
 b. 近接部に腫瘍や血腫がある
 c. 12歳以下（穿刺法は禁忌ではない）
 d. 輪状甲状靱帯を同定できない

■ 気道の正面図

（図：舌骨，甲状軟骨，輪状軟骨，胸骨舌骨筋，胸骨甲状筋，輪状甲状腺切開，上気管切開，中気管切開，下気管切開，甲状腺，最下甲状腺静脈，ジャクソン三角）

■ 気道の側面図

（図：円錐靱帯切開，上気管切開，下気管切開）

が挙げられます．上気道の閉塞・狭窄には腫瘍，炎症性疾患，頭頸部癌の手術後などが含まれます．

　患者は仰臥位で，肩枕を入れ頸部を伸展します．皮膚切開には縦切開，横切開があり，どちらでもかまいませんが，縦切開は解剖学的構造物が頸部では縦に走行している関係で，手術が若干容易となるのに対し，横切開は閉鎖後の整容に優れているという利点があります．気管切開を安全に行える範囲をジャクソン三角（上辺を甲状軟骨下縁〜輪状軟骨，頂点は胸骨切痕の上端とした逆二等辺三角形の領域）と呼び，この範囲から外へ出ないように手術します．前頸筋群を正中の白線で剥離し，甲状腺へ至ります．その後の気管の露出に際し，甲状腺より上から気管へ至る場合を上気管切開，甲状腺より下からを下気管切開，甲状腺を離断する場合を中気管切開と呼びます．

■ 気管切開の合併症は術中，術後早期/晩期があります

　表に示した合併症が挙げられます．

気管切開の適応

1. 上気道閉塞, 狭窄
   - 咽頭・喉頭腫瘍, 炎症・異物
   - 頭部・頸部外傷
   - 頭頸部術後
   - 両側声帯麻痺
2. 人工呼吸器管理
3. 下気道の管理
   - 喀痰排出困難
4. 誤嚥の管理

合併症

術中／術後早期
出血, 皮下気腫, 気胸, 気管食道瘻, カニューレ誤挿入, 自己抜去

術後晩期
肉芽
気管食道瘻
気管腕頭動脈瘻
気管狭窄
嚥下機能低下
（カニューレ抜去困難症）

気管孔の維持・気道確保（カフなしタイプ）

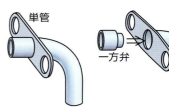

単管／一方弁／喉頭へ

カニューレのタイプ別特徴

カフあり	吸引管なし	最も標準的
	吸引管あり	垂れ込んできた唾液, 誤嚥物等の吸引
	スピーチタイプ	一方弁の使用により発声が可能. 短時間の使用とする
	複管	痰が多い時などに内筒の洗浄が可能
カフなし	単管	主として気管孔の維持に用いられる
	複管	気管孔維持. 痰が多い時などに内筒の洗浄が可能
	スピーチタイプ	一方弁の使用により発声可能
特殊なタイプ	ボタン式カニューレ	刺激が少ないが外れやすい（レチナ）
	Tチューブ	気管狭窄などで気道を維持するため等に使用
	フリンジ位置可変	短い, あるいは太い頸部, 深い気管孔に対応可能（アジャストフィット）

呼吸器装着や誤嚥の管理（カフ付き・吸引管付きタイプ）

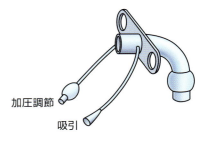

加圧調節／吸引

特殊なカニューレ

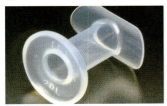
開口部レティナ®

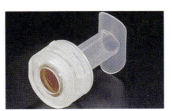
レティナ®

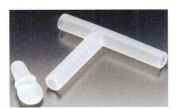
Tチューブ

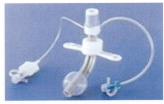
アジャストフィット®

カニューレの誤挿入は致命的な合併症となりますので, ファイバーや術後X線撮影による気管内への挿管の確認が重要です. 自己（事故）抜去も危険であり, 糸で皮膚に縫合したり固定の紐をたすき掛けとしたりするなどの工夫が要求されることがあります. 晩期の合併症では肉芽の形成予防が大切です. また, 腕頭動脈瘻は救命率が低く, 気管内の肉芽と大出血前の先触れとなる小出血を認めることがあり, これらの所見を早期に発見することが予防につながります.

カニューレの選択が長期経過に重要です

カニューレには色々な種類があり, 使い分けのために正しい知識が必要です. メーカーにより表示の仕方が異なっている（外径／内径表示か, mm/Fr表示か等）ので注意しましょう. カフ付きカニューレは気管切開直後にまず挿入され, 人工呼吸器管理では必須となります. 基本的に垂れ込みが多い時はカフありを使用し, 吸引管付きのタイプが使用されます. 痰が多い時は, 複管タイプが内筒の洗浄が簡便にでき有用です. 垂れ込みが減ってきたらカフなしへ変更します. 側孔があるスピーチタイプでは, 一方弁を使用することで発声が可能となります. 垂れ込みがまだ多い時期ではカフありのものを用いますが, 発声のリハビリテーション時など短時間の使用とします. 特殊なものとしてはボタン式カニューレ, Tチューブ, フリンジ位置変更が可能なカニューレなどがあります.

付録

薬物　①点鼻・点耳薬

医療用耳鼻科用薬（薬効分類132）として登録されているものは，点鼻薬・点耳薬などの外用薬が多い．点鼻薬だからと言って耳鼻科用薬とは限らない．

鼻科疾患に用いられるもの以外として，GnRH アゴニスト（酢酸ブセレリン，酢酸ナファレリン：子宮内膜症・子宮筋腫，ブセレリンは中枢性思春期早発症も適応症），下垂体後葉ホルモン（酢酸デスモプレシン：中枢性尿崩症，夜尿症），片頭痛治療薬（スマトリプタン）がある．

鼻腔局所に用いられるものには大きく，
①局所血管収縮薬
②抗アレルギー薬
③副腎皮質ステロイド
④抗菌薬
の4種類がある．

耳鼻科用点鼻薬（医療用）

	一般名
局所血管収縮薬	硝酸ナファゾリン0.05%
	塩酸トラマゾリン0.118%
	塩酸オキシメタゾリン0.05%
血管収縮薬・副腎皮質ステロイド合剤	塩酸テトラヒドロゾリン プレドニゾロン
抗アレルギー薬	クロモグリク酸ナトリウム
	フマル酸ケトチフェン
	塩酸レボカバスチン
副腎皮質ステロイド	プロピオン酸ベクロメタゾン
	プロピオン酸フルチカゾン
	フランカルボン酸モメタゾン
	フランカルボン酸フルチカゾン
	シペシル酸デキサメタゾン
副腎皮質ステロイド液	リン酸ベタメタゾンナトリウム
抗菌薬	塩酸セフメノキシム
	ムピロシンカルシウム水和物

商品名	包装形態
プリビナ®	500mL/本
トラマゾリン「AFP」	100・500mL/本
ナシビン®	100・500mL/本
コールタイジン®	15mL/本
インタール®	
ザジテン®	8mL/本
リボスチン®	15mL/瓶
リノコート®	50μg/カプセル, 1.50mg/瓶
フルナーゼ®	2.04mg/瓶, 4.08mg/瓶, 小児用2.04mg/瓶
ナゾネックス®	10g/瓶−50μg（56噴霧用） 18g/瓶−50μg（112噴霧用）
アラミスト	6g/瓶
エリザス	5.6mg/瓶
リンデロン®	5mL/本
ベストロン®	5mL 50mL/本
バクトロバン®	3g/本

一般用鼻炎用医薬品

鼻炎用の一般用医薬品（処方箋なしでも薬局で購入できるもの）は有効成分が規定されており，血管収縮薬，抗アレルギー薬，抗菌薬，局所麻酔薬の配合薬である．主な作用は血管収縮である．血管収縮薬の乱用（1日5〜6回，1ヵ月以上）は鼻粘膜の血管平滑筋の交感神経α受容体の作用を狂わせ，鼻粘膜の浮腫による鼻閉＝「点鼻薬鼻炎」を起こすため，市販点鼻薬は用法・用量を守る必要がある．

一般用鼻炎用点鼻薬の有効成分

区分	有効成分名	最大濃度(%)
Ⅰ欄	エピネフリン	0.01
	塩酸エフェドリン	0.5
	塩酸テトラヒドロゾリン	0.1
	塩酸ナファゾリン	0.05
	塩酸フェニレフリン	0.5
	dl-塩酸メチルエフェドリン	0.5
	硝酸テトラヒドロゾリン	0.1
	硝酸ナファゾリン	0.05
Ⅱ欄	塩酸イプロヘプチン	0.5
	塩酸ジフェンヒドラミン	0.2
	ジフェンヒドラミン	0.2
	マレイン酸クロルフェニラミン	0.5
Ⅲ欄	アクリノール	0.05
	塩化セチルピリジニウム	0.05
	塩化ベンザルコニウム	0.02
	塩化ベンゼトニウム	0.02
Ⅳ欄	塩酸リドカイン	0.5
	リドカイン	0.5
Ⅴ欄	グリチルリチン酸二カリウム	0.3
	サリチル酸メチル	0.05
Ⅵ欄	乳酸亜鉛	0.25
	硫酸亜鉛	0.25

Ⅰ欄のどれか1つの有効成分を必ず含む．Ⅱ〜Ⅵ欄の中からどれか1つずつを含むことができる．

なお，ムピロシン（バクトロバン）は鼻腔内MRSA保菌者の除菌用である．

点鼻薬の使用法

一般に滴剤,エアゾール(噴霧)剤が用いられる.鼻粘膜に直接塗布するよう,また接触時間を延長するために,薬液の粘稠度が高くなっている.

		噴霧式の場合	滴下式の場合
1	最初に使用する時だけ,噴霧式の場合,液が完全に霧状に,滴下式の場合,液が出て来るのを確認する. 2回目からはこの操作は不要.		
2	薬を使う前に鼻をかんで,できるだけ鼻の通りをよくしておく.		
3	顔を少し下向きにして,片方の鼻の穴を塞ぎ,もう片方の鼻の穴に容器の先を立てて入れ固定し,容器の底をしっかりと止まるところまで押す.もう片方の鼻にも同じように行う.		
4	薬を鼻に入れた後は,薬を鼻の奥まで行き渡らせるために,数秒間上を向いて,口を閉じ,鼻でゆっくり呼吸をする.		
5	使った後は容器の先をきれいに拭いて,必ずキャップをする.		

耳科用薬

外用薬には抗菌薬，副腎皮質ホルモン薬とその両者の合剤，耳垢除去薬がある．

	成分名	商品名	包装形態
抗菌薬	クロラムフェニコール	クロロマイセチン®	15mL/本
	塩酸セフメノキシム	ベストロン®	5mL・50mL/本
	ホスホマイシンナトリウム	耳科用ホスミシン® S	10mL/本
	オフロキサシン	タリビッド®	5mL/本
	塩酸ロメフロキサシン	ロメフロン®	5mL/本
副腎皮質ホルモン薬	リン酸デキサメタゾンナトリウム	オルガドロン®	5mL/本
	リン酸ベタメタゾンナトリウム	リンデロン®	5mL/本
耳垢除去薬	ジオクチルソジウムスルホサクシネート	ジオクチルソジウムスルホサクシネート「CEO」	10mL/本

点耳薬の使用法

1	綿棒で外耳道の分泌物を取り除く． 手のひらで薬瓶を握って，2～3分間，薬液をほぼ体温程度に温める．冷たい薬液をそのまま点耳すると，「めまい」を起こすことがある．	
2	悪い方の耳を上にして，外耳道の入り口が水平になるように横向きに寝る．容器の先端が直接耳に触れないように，耳たぶを後ろに引っ張るようにして，点耳液を滴下する． 医師に指示された量を滴下する． 4～5滴で外耳道は薬液で満たされるが，6～10滴を用いることもある． （ステロイド含有薬を除く）	
3	中耳炎の場合は，点耳後，耳たぶを後上方へ引っ張りながら揺するようにすると，外耳道が真っすぐになり空気の層がなくなり，中耳腔まで十分に到達する． 鼓膜の穴が小さい時は唾を飲み込むような嚥下運動をすると，薬液が耳管内に行き渡る．	耳を上方に 引っ張りゆする
4	点耳の場合は点耳後2～3分，耳浴の場合は約10分間はそのままの状態を保つ． 1日の点耳回数は，医師の指示に従う．一般には1日2回程度．	
5	耳浴終了後は，清潔なガーゼやティッシュペーパー等を耳に当てて起き上がり，耳の外へ流れ出た点耳液を拭き取る．	

付録

1 薬物 ②内服薬

種類	分類	商品名	剤型
抗菌薬	ペニシリン系	サワシリン	カプセル，錠，細粒
		パセトシン	カプセル，錠，細粒
		オーグメンチン	錠
		クラバモックス	ドライシロップ
	セフェム系	メイアクトMS	錠，細粒
		フロモックス	錠，細粒
		トミロン	錠，細粒
	ニューキノロン系	グレースビット	錠，細粒
		ジェニナック	錠
		アベロックス	錠
	マクロライド系	クラリス	錠，ドライシロップ
抗ウイルス薬	抗ヘルペスウイルス薬	バルトレックス	錠，顆粒
	抗インフルエンザ薬	タミフル	カプセル，ドライシロップ
		リレンザ	吸入
		イナビル	吸入
副腎皮質ステロイド		プレドニゾロン	錠，散
鎮痛薬		カロナール	錠，細粒，シロップ，坐薬
		ロキソニン	錠，細粒
		セレコックス	錠
抗アレルギー薬	抗ヒスタミン薬	タリオン	錠，OD錠
		アレロック	錠，OD錠，顆粒
		ジルテック	錠，ドライシロップ
		ザイザル	錠，シロップ
		デザレックス	錠
		ビラノア	錠
		ディレグラ	錠
	ロイコトリエン受容体拮抗薬	キプレス	錠，OD錠，細粒，チュアブル錠
		シングレア	錠，OD錠，細粒，チュアブル錠
		オノン	カプセル，ドライシロップ
	トロンボキサンA₂受容体拮抗薬	バイナス	錠
	Th2サイトカイン阻害薬	アイピーディ	カプセル，ドライシロップ
	免疫減感作療法薬	シダトレン	スギ花粉舌下液
		アシテア	ダニ舌下錠
		ミティキュア	ダニ舌下錠
去痰薬	粘液修復薬	ムコダイン	錠，シロップ，ドライシロップ
	気道潤滑薬	ムコソルバン	錠，シロップ，ドライシロップ，カプセル
鎮咳薬		アスベリン	錠，散，シロップ，ドライシロップ
		メジコン	錠，散，シロップ
		アストミン	錠，散，シロップ
抗めまい薬		アデホスコーワ	顆粒，腸溶錠
		メリスロン	錠
		トラベルミン	錠
		セファドール	錠，顆粒
		イソバイド	シロップ
		メニレット	ゼリー
抗潰瘍薬		パリエット	錠
		ネキシウム	カプセル
漢方薬		十全大補湯	顆粒
		五苓散	顆粒
		柴苓湯	顆粒
		釣藤散	顆粒
		小青竜湯	顆粒
		辛夷清肺湯	顆粒
		当帰芍薬散	顆粒
		麦門冬湯	顆粒
		六君子湯	顆粒
		半夏厚朴湯	顆粒

抗癌薬に関しては，192〜193頁を参照．

適応疾患	合併症・注意点
急性中耳炎	
急性咽頭・喉頭炎	
急性扁桃炎	
急性中耳炎	下痢
急性中耳炎	低年齢小児での低血糖や痙攣
急性咽頭・喉頭炎	低年齢小児での低血糖や痙攣
急性扁桃炎	低年齢小児での低血糖や痙攣
急性中耳炎	
急性鼻副鼻腔炎	
急性咽頭・喉頭炎	
慢性鼻副鼻腔炎	
顔面神経麻痺，Hunt症候群	
インフルエンザ感染症	10歳未満での異常行動
	喘息患者での気管支痙攣
	喘息患者での気管支痙攣
突発性難聴，顔面神経麻痺	消化性潰瘍，白内障，骨粗鬆症，副腎不全など
各種の炎症性疾患	アスピリン喘息
各種の炎症性疾患	アスピリン喘息，胃粘膜障害，小児での急性脳症，腎機能障害
各種の炎症性疾患	腎機能障害，心血管障害，アスピリン喘息
アレルギー性鼻炎，花粉症	
アレルギー性鼻炎，花粉症	
アレルギー性鼻炎，花粉症	
アレルギー性鼻炎，花粉症	
アレルギー性鼻炎，花粉症	
アレルギー性鼻炎，花粉症	高血圧，緑内障，交感神経刺激症状
アレルギー性鼻炎，花粉症	
アレルギー性鼻炎，花粉症	
アレルギー性鼻炎，花粉症	
アレルギー性鼻炎，花粉症	
スギ花粉症	口腔内腫脹，アナフィラキシー
ダニによるアレルギー性鼻炎	口腔内腫脹，アナフィラキシー
ダニによるアレルギー性鼻炎	口腔内腫脹，アナフィラキシー
慢性鼻副鼻腔炎，咽頭炎，喉頭炎，滲出性中耳炎	
慢性鼻副鼻腔炎，咽頭炎，喉頭炎，滲出性中耳炎	
鎮咳作用，去痰作用	
鎮咳作用	
鎮咳作用	糖尿病悪化
めまい，Ménière病	
めまい	
めまい，Ménière病	緑内障，尿路閉塞疾患
めまい	腎障害
Ménière病	利尿作用，心不全
Ménière病	利尿作用，心不全
逆流性食道炎，咽喉頭炎，咽喉頭異常感症	
逆流性食道炎，咽喉頭炎，咽喉頭異常感症	
反復性中耳炎	
めまい	
めまい	間質性肺炎，肝機能障害
耳鳴り	
アレルギー性鼻炎，花粉症	低カリウム血症，交感神経刺激症状
慢性鼻副鼻腔炎	間質性肺炎，肝機能障害
嗅覚障害	
口腔乾燥	
逆流性食道炎	
咽喉頭異常感症	

難聴のスクリーニング

付録 2

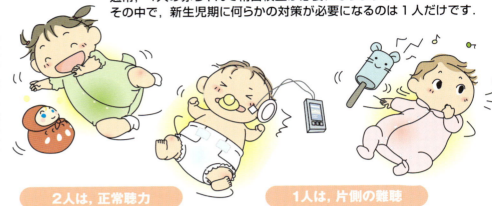

仮に1000人の赤ちゃんを自動ABRでスクリーニングすると，通常，4人の赤ちゃんで精密検査が必要になりますが……その中で，新生児期に何らかの対策が必要になるのは1人だけです．

2人は，正常聴力

1人は，片側の難聴

■ 難聴の早期発見が必要です

　約1,000人の赤ちゃんのうち1人の割合で，聴力に永続的な障害のある赤ちゃんが生まれてくる，と言われています．こうした赤ちゃんが発見されないで，適切な配慮を伴う教育を受けないまま成長すると，言語や社会性の発達に障害が起きることがあると言われています．したがって，難聴を持つ子どもたちに対して，特に言葉を育てることを目標とした対策を立てるためには，なるべく早い段階で難聴の診断が行われることが，より望ましいと言えます．

■ OAEと自動ABRの2種の方法があります

　現在のところ，耳音響放射（OAE）と呼ばれる検査法と自動ABR（聴性脳幹反応）と呼ばれる検査法の2種類のスクリーニング方法があります．

　OAEによるスクリーニングは安価で簡便ですが，検査の正確さは自動ABRの方が優れています．いずれの検査法もあくまでスクリーニングですので，後でより詳細な聴力に関する検討が必要になってきます．

　自動ABRの場合，日本では0.4～0.5％程度の子どもがスクリーニング検査で「精密検査が必要」とされますが，そのうち25％程度の確率で，その後の対応が必要になってくるほどの難聴児が含まれていることがわかっています．逆に言えば，一部の子どもは経過を追ううちに正常化してきますが，こうした子どもには側頭骨に，中胚葉系遺残物（メゼンカイム）や羊水の貯留が残っており，時間の経過に伴ってこれらが吸収されると正常化することが考えられています．

後で正常化する検査結果の理由

新生児期の中耳腔には，羊水の貯留や，中胚葉系組織遺残（メゼンカイム）が見られることがあり，これが新生児期早期に軽度の伝音難聴がみられることの原因であると考えられています．こうした難聴は，経過観察のみで消失するため，時期を空けて再検査することによって正常化します．

片側耳の難聴に対する説明

- 言語発達に影響を与えることはほとんどないと考えられています．したがって，言語発達を目標とした介入は，ほとんど必要がないと考えられています．
- 将来コミュニケーション上の問題を生じることはあり得ます．話し掛けられる方向によって聞きにくい，騒音の多いところでは会話しにくいなどの状況があり得ます．
- 難聴の存在を告げられた保護者・療育者は，両耳の難聴と同じように驚き，ショックを受けているのが普通です．結果の説明には，同じような配慮と丁寧な説明が必須です．

　またスクリーニングの時には，片側だけが難聴の子どもたちもしばしば発見されることが知られています．

■ スクリーニング後には精密聴力検査をします

　スクリーニングで検出された児は，その後，各種の聴力検査を受けて，聴力の程度が確認されることになります．乳幼児の難聴の検査に関しては，他項を参照していただくことになりますが，特に乳幼児早期には，ABR，ASSR（聴性定常反応検査），OAE，BOA（聴性行動反応聴力検査）などを行います．

　聴力の検査では，児の月齢や発達に応じて複数の検査を行い，聴力を確定していきます．様々な合併症がある場合には全身状態への配慮が必要であり，また，中～軽度難聴では時に困難なことも多いですが，できれば生後3ヵ月までに聴力の確定を行うことを目標にします．

■ 言語発達にも留意します

　難聴そのものを治療によって治癒す

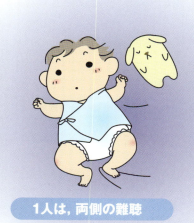

1人は，両側の難聴

両耳の難聴に対する対策

- 言語発達に影響を与えることがあり得るので，言語発達を目標とした介入を行う必要があります．
- 難聴の程度，周波数別の聴力，補聴の効果を確認する必要がありますので，継続的な検査と，必要があれば治療の対象になります．必ず，「次に」つなげる対策を立てることが大切で，必ず専門施設などへの紹介を手配します．
- 難聴の存在を告げられた保護者・療育者は，強い心理的なショックを受けているのが普通です．必要なことは何度でも説明し，難聴の子を持つ親が，「前を向いて次に進んでいく」ための手助けをしていく必要があります．

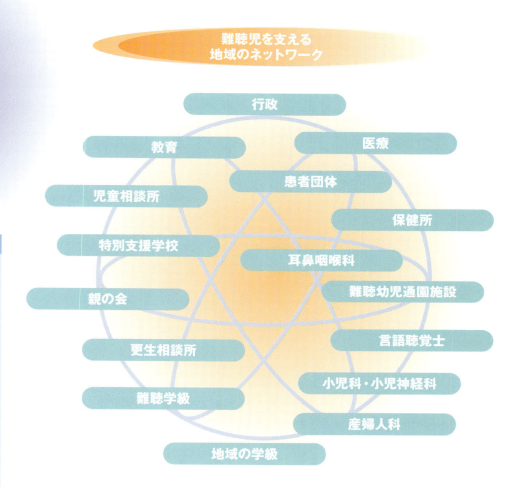

ることは，一部の例を除いて簡単ではありません．にもかかわらず，難聴の早期発見を目指すのは，難聴が引き起こす2次的な障害である言葉の発達の障害を予防するためです．

難聴児に言葉を教える方法には様々なものがあります．地域によって，あるいは家族によって異なる，最適な教育とコミュニケーションの方法をとることができるように，行政・教育および様々な医療機関との連携を行う必要があります．

■ **保護者に適切な応対をします**

生まれてきたばかりの子どもを持つ保護者にとって，難聴ないしは「難聴かもしれない」という説明を受けることは，心理的に大きな負担になります．同時に，「かもしれない」という中途半端な状態に留められることも，強い苦痛を伴います．

迅速で正確な診断が求められること，また説明と検査結果の理解に十分な時間を費やすことは，この種の検査を行う上では必須の事項です．

付録

3 3歳児健診・学校検診

■ 3歳児健康診査

①法的根拠

平成2（1990）年8月の厚生省（現厚生労働省）児童家庭局，同健康政策局の局長通知（児発第638号）に基づいて，平成2年10月から，3歳児健康診査（3歳児健診）において，聴覚検査が行われるようになりました．本健診の目的は，言語の発達に影響を及ぼすような中等度以上の両側難聴を発見することにあります．

②検査方法

日本耳鼻咽喉科学会は厚生省方式として，質問票によるスクリーニングをより確実にするために，保護者による自己検査：「絵カードによるささやき声検査」を併用することを推奨しています．

③精密検査

主に遊戯聴力検査を行います．一般に，3歳後半になると，左右別に難聴の程度，種類がある程度診断できるようになります．必要に応じて言語検査も行われます．

④健診成果

中等度以上の両側感音難聴は，質問票とささやき声によるスクリーニングでは 0.02～0.07% 発見されます．仙台市における精密検査の結果では，最も多いのが発音異常で，難聴は 6～8%（全被検児の約 0.05%）です．両側の中等度の伝音難聴は年平均で 4.6 人発見されていますが，伝音難聴の 70% は滲出性中耳炎であり，このうち中等度難聴は 8% です．

⑤事後措置

中等度以上の難聴が発見された場合には，速やかに訓練施設や聾学校での相談・指導などを受けるように勧めます．言語発達遅滞児，発音異常児も，難聴が否定された場合は児童相談所などの専門機関へ紹介します．

伝音難聴でも中等度以上の難聴が長時間存在すると，言語発達や発音に影響を及ぼすと言われています．滲出性中耳炎のように治療によって難聴の改善が期待される疾患がほとんどなので，耳鼻咽喉科医への受診を勧めます．

■ 学校検診

①法的根拠

学校保健法（昭和33年法律第56号，昭和60年改正法律第90号）第6条に，「学校においては，毎学年定期に児童，生徒，学生又は幼児の健康診断を行わなければならない」とあり，これに基づいて行われる定期健康診断を通常「学校検診」と呼んでいます．さらに，学校保健法施行規則（昭和33年文部省令第18号）第3条に「健康診断は，毎学年，6月30日までに行うものとする」と定められています．

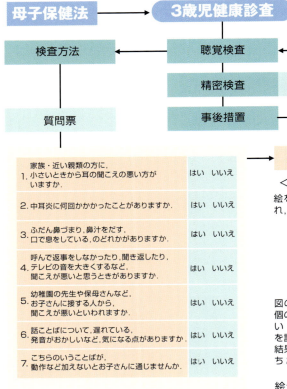

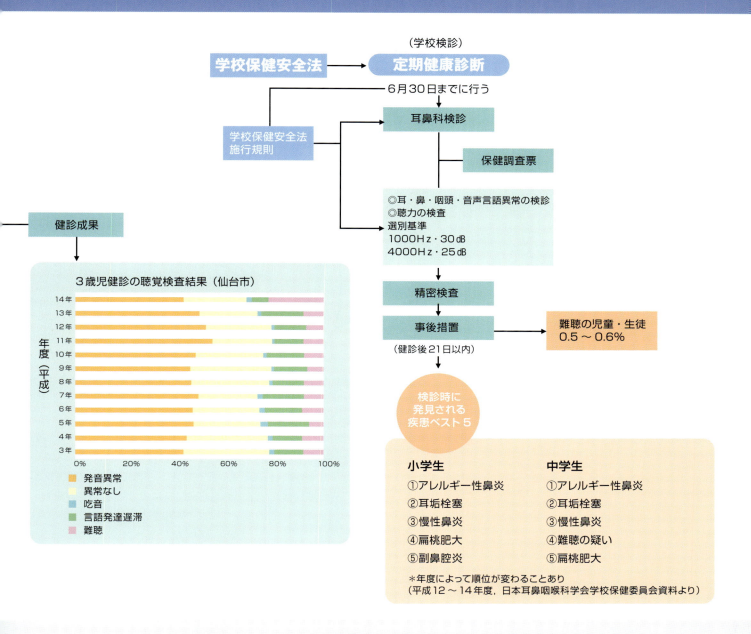

②定期健康診断における耳鼻咽喉科検診

検診の内容は，学校保健法施行規則（平成6年改正，文部省令第49号）に「耳疾患，鼻・副鼻腔疾患，口腔咽喉頭疾患及び音声言語異常等に注意する」とされています．

聴力は日本工業規格のオージオメータを用いて検査し，左右別に聴力障害の有無を明らかにします．健康診断を適切かつ円滑に行うために，あらかじめ保健調査票を用いて発達・健康状態などについて調査を行っておきます．

③事後措置

学校保健法施行規則第7条に，定期健康診断後21日以内にその結果を児童・生徒および保護者に通知し，適切な措置をとらなければならないとされています．検診はあくまでスクリーニングであり，正確な診断は耳鼻咽喉科専門医において診断を受け，治療および医学的指導を受けることが望ましいです．

④検診の成果

近年はアレルギー性鼻炎が多く，俗に蓄膿症といわれる副鼻腔炎は大きく減少しています．

4 健康診断

■ 一般健康診断

聴力に関する健康診断は労働安全衛生法に基づいており，主に雇い入れ時の健康診断とその他の定期健康診断とに大別することができます．検査対象者としては雇い入れ時，定期ともに全員を対象とすることを原則としていますが，定期健康診断については35歳未満の者，36～39歳および41～44歳の者については医師が適当と認める検査（音叉等）をもって替えることができます．検査方法は左右各耳1,000Hzと4,000Hzの周波数による選別検査で，選別に使用する音圧は表のごとくです．

検査の手順ですが，まず被検者に検査の方法，要領をよく説明して，以下の順序で行ってください．

1. ヘッドホンを右が赤，左を青にセットする．
2. 検査は，環境騒音モニターが検査可の状態（緑ランプ）を示していることを確認しながら行う．
3. 初めに1,000Hzの検査音を右耳に提示する．検査音は同一レベルの断続音を2～3秒連続して提示しながら「聞こえる」との応答があることを確認し，2秒程度の休止時間をおいて再び同じように検査音を提示する．応答があれば次に進む．
4. 初めに1,000Hzの検査音について行い，次に検査音を4,000Hzに切り替えて検査を行う．
5. 右耳から始め，右耳の1,000Hz，4,000Hzが終了してから，検査耳を左耳に切り替えて同様に検査を行う．

選別聴力検査の結果，「所見あり」と判定された者に対しては，健診施設の医師は必ず耳鼻咽喉科専門医の診察を

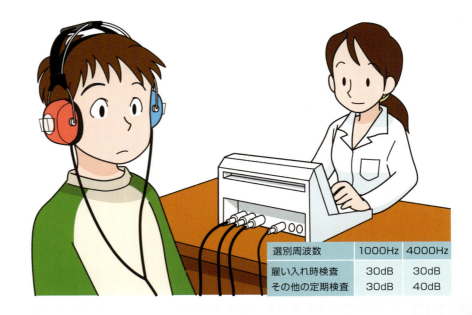

選別周波数	1000Hz	4000Hz
雇い入れ時検査	30dB	30dB
その他の定期検査	30dB	40dB

受けるよう勧める必要があります．

■ 特殊健康診断

等価騒音レベル85dB（A）以上の職場で働く人は一般健康診断ではなく，特殊健康診断としての聴力検査を受けなければなりません．特殊健康診断は次の2種類に分けられ，その項目は次の通りです．

①雇い入れ時等健康診断

騒音作業に常時従事する労働者を新たに雇い入れ，または当該業務へ配置転換する時に実施されます．この結果は将来にわたる聴覚管理の基準として用いられることから，非常に重要な意味を持っています（ベースラインオージオグラム）．

1. 既往歴の調査
2. 業務歴の調査
3. 自覚症状および他覚症状の有無の検査
4. オージオメータによる250，500，1,000，2,000，4,000，8,000Hzにおける聴力の検査
5. その他，医師が必要と認める検査

②定期健康診断

6ヵ月以内に1回，次の項目について医師による健康診断を行います．

1. 既往歴の調査
2. 業務歴の調査
3. 自覚症状および他覚症状の有無の検査
4. オージオメータによる1,000Hzおよび4,000Hzにおける選別聴力検査

なお，事業者は上記の健康診断の結果，医師が必要と認めた者については，次の項目について医師による健康診断を行うことになります．

1. オージオメータによる250，500，1,000，2,000，4,000，8,000Hzにおける聴力の検査
2. その他，医師が必要と認める検査

事業者は健康診断の結果に応じて作業場における防音保護具の使用の励行のほか，必要な防音措置を講じなければなりません．

また，雇い入れ時および定期の健康診断を実施した時は，その結果を記録し，5年間保存しなければなりません．また，定期の健康診断については，実施後遅滞なくその結果を所轄労働基準監督署長に提出することになっています．

付録

5 身体障害者の福祉支援

疾病，外傷等による障害があれば，「身体障害者福祉法」で定める「身体障害者」に該当するか否かの判定を受けることができます．該当すれば「身体障害者」と認定され，「身体障害者手帳」の交付を受け，身体障害者福祉法等で定められた種々の福祉サービスが受けられます．

■ 身体障害者福祉法の目的

障害者の自立と社会経済活動への参加を促すために，必要な援助と保護を行うことです．この法律において，身体障害者とは，身体上の障害がある18歳以上の者であって，都道府県知事から身体障害者手帳の交付を受けた者をいう，と定義されています．

障害とは永続するものですが，将来にわたり障害程度が不変なものに限られません．回復の可能性が極めて少ないと予測されるものも該当します．リハビリテーションや社会適応訓練を積極的に行う余地があるという考え方です．

以下に，身体障害者手帳申請手続きと交付，障害程度等級判定と認定基準，診断書・意見書の記入要項，福祉施策の概要を説明します．

■ 身体障害者手帳申請手続きと交付

1. 身体に障害のある人は，居住する市町村の福祉窓口で申請用紙一式を受け取り，都道府県知事らの定める医師（法15条指定医）の診断を受けます．
2. 15条指定医は診察の上，身体障害者診断書・意見書を発行します．
　唇顎口蓋裂で歯科矯正治療等の適応の判断が必要な時は，歯科医師を受診し，診断書・意見書をもらいます．
3. 申請者は医師・歯科医師の診断書・意見書を添えて，手帳交付を福祉事務所に申請します．本人が15歳未満の時は保護者が代行します．
4. 審査の結果，知事が身障者と認定すれば，福祉事務所を経て申請者に手帳が交付されます．

■ 障害者別担当診療科

法15条では，指定医を以下のように定めています．

①聴覚障害：耳鼻咽喉科，脳神経外科，神経内科（腫瘍，神経障害に限定）

②平衡機能障害：耳鼻咽喉科，脳神経外科，神経内科，リハビリテーション科

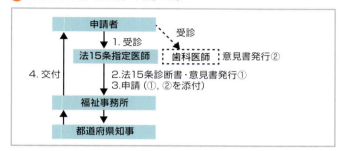

● 身体障害者手帳申請・交付の流れ

● 各障害の認定基準

＜聴覚障害＞
- 検査法・純音オージオメータまたは言語による検査
- 平均聴力レベルの算出：$a+2b+c/4$ による
- 100 dBスケールアウトの場合は当該部分のdBを 105 dBとして上の計算式で算定

＜平衡機能障害＞
「極めて著しい障害」
- 閉眼起立不能または閉眼直線歩行中，10 m 以内に転倒もしくは著しくよろめいて歩行中断

「著しい障害」
- 閉眼直線歩行中，10 m 以内に転倒もしくは著しくよろめいて歩行中断

＜音声言語機能障害＞
「音声機能言語機能の喪失」
- 音声機能では喉頭レベルの障害により音声を発せない場合
- 言語機能では発声したとしても意思疎通ができないもの

「音声機能・言語機能の著しい障害」
- 音声言語を用いて意思疎通することが困難なもの
- 音声機能では喉頭の障害，形態異常によるもの
- 言語機能では末梢構音器官の形態や運動障害によるものおよび中枢性疾患によるもの

＜咀嚼機能障害＞
「咀嚼機能の喪失」
- 経管栄養以外に方法のない咀嚼・嚥下機能の障害

「咀嚼機能の著しい障害」
- 著しい咀嚼・嚥下機能または咬合異常による咀嚼機能の著しい障害

③音声言語機能障害：耳鼻咽喉科，気管食道科，神経内科，リハビリテーション科，脳神経外科，内科，形成外科

④咀嚼機能障害：耳鼻咽喉科，気管食道科，神経内科，形成外科，リハビリテーション科

■ 障害程度等級と認定基準

対象障害は，聴覚障害，平衡機能障害，音声機能・言語機能障害，咀嚼機能障害の4種です．

不便・不自由度の大きいものから重

身体障害者障害程度等級表

級別	聴覚または平衡機能の障害		音声機能，言語機能，または咀嚼機能の障害
	聴覚障害	平衡機能障害	
1級			
2級	両耳の聴力レベルがそれぞれ100デシベル以上のもの（両耳全聾）		
3級	両耳の聴力レベルが90デシベル以上のもの（耳介に接しなければ大声話を理解し得ないもの）	平衡機能の極めて著しい障害	音声機能，言語機能，または咀嚼機能の喪失
4級	1. 両耳の聴力レベルが80デシベル以上のもの（耳介に接しなければ話声語を理解し得ないもの） 2. 両耳による普通話声の最良の語音明瞭度が50％以下のもの		
5級		平衡機能の著しい障害	
6級	1. 両耳の聴力レベルが70デシベル以上のもの（40cm以上の距離で発声された会話語を理解し得ないもの） 2. 一側耳の聴力レベルが90デシベル以上，他側耳の聴力レベルが50デシベル以上のもの		音声機能，言語機能，または咀嚼機能の著しい障害

2つ以上の障害が重複する場合の障害等級

合計指数	認定等級
18以上	1級
11～17	2級
7～10	3級
4～6	4級
2～3	5級
1	6級

障害等級	指数
1級	18
2級	11
3級	7
4級	4
5級	2
6級	1
7級	0.5

1．障害等級の認定方法

（1）2つ以上の障害が重複する場合の障害等級は，重複する障害の合計指数に応じて，次により認定する．

（2）合計指数の算定方法
ア．合計指数は，次の等級別指数表により各々の障害の該当する等級の指数を合計したものとする．

（3）例：聾で聴覚障害2級，言語機能障害3級の場合，指数は11＋7＝18となり，総合して障害程度等級は1級となります．

度（要介護：1，2級），中等度（家庭および家庭周辺での日常生活活動の著しい障害：3，4級），軽度・軽微（社会での日常生活の著しい障害：5～7級）に分けられ，それぞれ認定基準が定められています．

■ 各障害の認定基準

聴覚障害は測定した聴力レベルによって障害程度等級を決めます．平衡機能障害は起立や歩行状態によります．音声機能，言語機能障害は，発声，構音，言語理解と表出力の状態で決めます．咀嚼機能障害は嚥下と咬合異常も含めた咀嚼の状態で決定します．詳細は図に示しました．

2つ以上の障害が重複する場合の障害等級は，重複する障害の合計指数に応じて決定し，等級が上がることがあります．音声・言語機能障害に肢体不自由や聴覚障害が重複する場合は適用されますが，咀嚼障害との重複は認められません．

■ 診断書・意見書の記入要項

実際の診断書・意見書の様式の各欄に記入すべき事柄について，参考事項，例示，理解のポイントを示しました．言語機能障害は最近，診断が体系化されましたので補足説明を加えました．

■ 福祉施策の概要

身体障害者の自立と社会経済活動への参加を促すために，障害の種類や程度に応じ，様々な施策（サービス，給付）が用意されています．主な対策を図に示しました．

診断書・意見書の記入要領

- 聴覚障害
- 平衡機能障害
- 音声機能,言語機能障害
- 咀嚼機能障害
の別を記入

- 難聴の種類
  （内耳性,後迷路性,中枢性など）
- 平衡失調の種類
  （末梢性,迷路性,後迷路性,小脳性,薬物性,外傷性,中枢性など）
- 音声障害の種類
  （無喉頭,反回神経麻痺,外傷など）
- 言語障害の種類
  （失語症,運動障害性構音障害,器質性構音障害・口蓋裂,舌欠損,聾唖など）
- 咀嚼機能障害の種類
  （咀嚼機能障害・唇顎口蓋裂
  ＜咬合異常＞など
  咀嚼・嚥下機能障害・神経筋疾患性,顎・口腔・咽頭・喉頭欠損など）

身体障害者診断書・意見書（　　　　　　障害用）
総括表

① 障害名（部位を明記）（例）言語機能障害（失語症）

② 原因となった　　　交通,労災,その他の事故,
　 疾病・外傷名　脳梗塞　戦傷,戦災,疾病,先天性,その他（　）

③ 疾病・外傷発生年月日　　　　年　月　日・場所

④ 参考となる経過・現症（エックス線写真及び検査所見を含む.）
（ポイント）
経過は,発症から症状固定までの経過を略記する.
現症は下欄の総合所見の根拠となる必要最小限の検査結果又は観察（測）結果を記載する.

必ず記載する　障害固定又は障害確定（推定）　頃でよい　年　月　日

⑤ 総合所見
（ポイント）
現症の事項が日常生活活動（コミュニケーション,生活動作・移動,食事（栄養）摂取など）をどのように制限しているか,困難な情況を具体的に書く,現症の医学的所見等のまとめではなく,日常生活の不自由さを表現するいわば福祉所見である.

必ずマークする　[将来再認定　　　　要・不要]
　　　　　　　　　[再認定の時期　　　　年　月]

⑥ その他参考となる合併症状　（例）右上下肢麻痺

上記のとおり診断する. 併せて以下の意見を付す.
　年　月　日
病院又は診療所の名称
所在地
診療担当科名　　　科　医師名　　　　　　㊞

身体障害者福祉法第15条第3項の意見
［障害程度等級についても参考意見を記入］
障害の程度は,身体障害者福祉法別表に掲げる障害に
・該当する　　　　　（　　　　　　　級相当）
・該当しない
診断書の意見として障害等級を記入する

＜補足説明＞
言語機能検査の例
- 構音器官（口唇,舌,下顎,口蓋・咽頭など）の運動機能と形態
- 構音の状態・母音,子音の正確性と会話明瞭度
- 言語理解力と表出力・日常的な単語や文の理解,表出の可否（失語症スクリーニング検査）
  言語機能障害における現症と総合所見,等級の関係
  （ガイドライン）
- 単語の障害（単語が判らない／言えない）→家庭で家族とのコミュニケーション不成立→3級
- （単語OK）文レベルの障害→家庭周辺で他人とのコミュニケーション不成立→4級

① 咀嚼・嚥下機能の障害
a 障害の程度
- □ 経口的に食物等を摂取できないため,経管栄養を行っている.
- □ 経口摂取のみでは十分に栄養摂取ができないため,経管栄養を併用している.
- □ 経口摂取のみで栄養摂取できるが,誤嚥の危険が大きく摂取できる食物の内容・摂取方法に著しい制限がある.
- □ その他

嚥下状態の観察と検査
＜参考1＞　各器官の観察点
・口腔内保持の状態
・口腔から咽頭への送り込みの状態
・喉頭挙上と喉頭内腔の閉鎖の状態
・食道入口部の開大と流動物（bolus）の送り込み
＜参考2＞　摂取できる食物の内容と誤嚥に関する観察点
・摂取できる食物の内容（固形物,半固形物,流動食）
・誤嚥の程度（毎回,2回に1回程度,数回に1回,ほとんど無し）

観察・検査の方法
- □ エックス線検査
- □ 内視鏡検査
- □ その他

② 咬合異常による咀嚼機能の障害
障害の程度
- □ 著しい咬合障害があり,歯科矯正治療等を必要とする参考となる検査所見
  咬合異常の程度（咀嚼運動時又は安静位咬合の状態を観察する）
  咀嚼機能（口唇・口蓋裂では,上下顎の咬合関係や形態異常などを観察する）

身体障害者福祉施策の概要

1. 障害の軽減・補完,診査・更正相談対策（更正医療費の給付など）
2. 補装具（補聴器,人工喉頭）,日常生活用具（トーキングエイド,聴覚障害者用屋内信号装置,通信装置など）の給付
3. 在宅介護対策（特別障害者手当等の支給,ホームヘルプサービス等）
4. 保健対策（健康診査事業）
5. 社会参加促進,在宅福祉等（デイサービス事業,手話通訳指導者養成等多数）
6. 施技福祉対策（更正,生活,作業,地域利用の各施設など）
7. 他制度による福祉措置（障害基礎年金：厚生年金,税制,運賃割引,小包郵便物の減額,公営住宅の優先入居等多数）

6 労働者災害補償保険

■ 目的

労働者災害補償保険は，業務上の事由または通勤による労働者の負傷，疾病，傷病または死亡に対して迅速かつ公正な保護をするため，必要な保険給付を行い，労働者の福祉の増進に寄与することを目的としています．

■ 適用

労災保険は労働者を雇用する全ての事業に適用されます．したがって，事業場において雇用労働者として勤務する者については，常用，臨時，アルバイト等の雇用形態に関係なく，全て適用があることになります．

■ 種類

①療養（補償）給付

保険者である政府が，被災労働者の請求に応じて直接療養の給付を実施するものです．被災労働者は労災病院，および労災保険と指定契約を結んでいる病院，診療所（労災指定医療機関）において自ら費用負担することなく，治療を受けることができます．

②休業（補償）給付

被災労働者が休業第4日目より支給（最初の3日間は労働基準法の規定に基づき，事業主に補償義務が課せられています）されることになり，その額は，休業1日につき給付基礎日額（被災労働者の被災前の1生活日当たりの平均的賃金）の60％相当額です．また休業（補償）給付の受給者には，休業1日につき給付基礎日額の20％に相当する額が休業特別支給金として支給されるので，実質的には1日当たり給付基礎日額の80％相当の給付が行われることになります．

③傷病（補償）年金

被災労働者がその傷病のための療養が長期にわたり，療養開始後1年6ヵ月を経過した日またはその日以後に，常態として労働不能である場合に，その該当することとなる月の翌月から年金が支給されることとなります．

④葬祭料（葬祭給付）

業務上または通勤によって死亡した労働者の葬祭を行うものに対して，給付基礎日額の30日分に315,000円を加算した額が支給されます．

⑤遺族（補償）給付

遺族（補償）給付には，遺族（補償）年金と遺族（補償）一時金があります．遺族（補償）年金は遺族の数に応じ，給付基礎日額の245日分から153日分までの年金が支給されます．遺族（補償）一時金は遺族（補償）年金を受ける遺族がいない時に限って支給され，その額は給付基礎日額の1,000日分です．

⑥障害（補償）給付

業務上または通勤による傷病が治った時に，身体に一定の障害が残っている場合に支給されます．障害の程度は障害等級表に定められています．

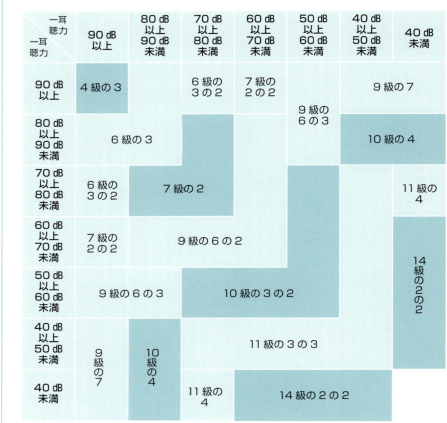

労災保険による難聴の障害等級表

★6分法平均聴力レベルにて算出する

最高明瞭度 \ 両耳聴力	80 dB以上 90 dB未満	70 dB以上 80 dB未満	60 dB以上 70 dB未満	50 dB以上 60 dB未満	40 dB以上 50 dB未満
30％以下	4級の3	6級の3			10級の3の2
50％以下			7級の2		
70％以下				9級の6の2	

最高明瞭度 \ 一耳聴力	50 dB以上
50％以下	11級の4

⬇ 難聴の障害等級と補償給付額

等級	6分法平均聴力レベル	労災保険	自賠責
1		平均賃金* 313日分	3,000万
2		277日分	2,590万
3		245日分	2,219万
4	両90 dB〜	213日分	1,889万
5		184日分	1,574万
6	両80 dB〜	156日分（年金）	1,296万
7	両70 dB〜	131日分	1,051万
8		503日分	819万
9	両60 dB〜片90 dB〜	391日分（一時金）	616万
10	両50 dB〜片80 dB〜	302日分	461万
11	両40 dB〜片70 dB〜	223日分	331万
12		156日分	224万
13		101日分	139万
14	片40 dB〜	56日分	75万

＊給付基礎日額

　難聴の障害等級についてですが，両耳の聴力低下については6段階（9区分），1耳の聴力低下については4段階に区分されています．すなわち，難聴は片耳40dB以上の第14級から，両耳90dB以上の第4級までとなっていますが，第5級，第8級，第12級，第13級は存在しません．さらに，最高語音明瞭度についても区分が作られています．

■ 認定について

　被災労働者が労災保険に対して保険給付請求を行う窓口機関は，各労働基準監督署であり，これらの請求事案について，業務上外の判断および障害等級の認定を行うのも各労働基準監督署長となっています．また，その判断は労災保険法および労働本省が示す通達に基づいて行われ，統一的な取り扱いが行われるようになっています．

7 耳鼻科領域における難病医療費助成制度

■ これまでの難病対策の流れ

我が国で難病が注目されるきっかけは，昭和40年代のスモンが契機となっている．原因不明のスモンに対し昭和44年に当時の厚生省に調査研究協議会が組織され研究班形式で研究が行われた結果，整腸薬キノホルムが原因と究明されキノホルムを発売中止としたところ新規患者が激減することとなった．このような流れの中で昭和47年に難病対策要綱が策定された．この要綱の中で，難病は，

①原因不明，治療方針未確定であり，かつ，後遺症を残す恐れが少なくない疾患，

②経過が慢性にわたり，単に経済的のみならず，介護等に等しく人手を要するために家族の負担が重く，精神的にも負担が大きい疾患，

と定義され，難病の調査研究，診療整備，医療費の公費負担が行われることとなった．当初の対象としてはスモン，ベーチェット病，重症筋無力症，全身性エリテマトーデス，サルコイドーシス，再生不良性貧血，多発性硬化症，難治性肝炎が選ばれ，前4疾患が医療費助成として開始された．その後，特定疾患治療研究事業で取り上げられた130疾患のうち特に治療が困難な56疾患が医療費助成の対象となった．しかし，その後も難病研究の対象となる疾患は増加し，対象患者も当然ながら増加することとなり，難病対策に必要とされる予算は急速に増大していった．このような社会的背景もあり，新制度の制定を求める声が強くなり2014年5月23日に「難病の患者に対する医療等に関する法律」が成立し，施行期日が2015年1月1日とされた．これによって，難病の医療費助成に消費税などの財源が充てられ，安定的な助成制度が確立されることとなった．

■ 新しい指定難病制度

「難病の患者に対する医療等に関する法律」は持続可能な社会保障制度の確立を図るための改革の推進に関する法律に基づく措置として，難病の患者に対する医療費助成に関して，法定化によりその費用に消費税の収入を充てることができるようにするなど，公平かつ安定的な制度を確立するほか，基本方針の策定，調査および研究の推進，療養生活環境整備事業の実施等の措置を講ずることを趣旨としている．第一次実施分として2015年1月1日から110疾患への助成制度が開始され，第二次実施分として2015年7月1日より196疾患を追加して合計306疾患が指定難病として認定されたことになる．

この法律の中で，難病とは，
①発病の機構が明らかでなく
②治療方針が確立していない
③希少な疾病であって
④長期の療養を必要とするもの

とされ，患者数等による限定は行わず，他の施策体系が樹立されていない疾病を幅広く対象とし，調査研究・患

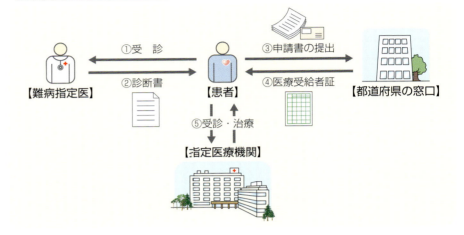

難病医療費申請の流れ

難病とは
①発病の機構が明らかでなく
②治療方針が確立していない
③希少な疾病であって
④長期の療養を必要とするもの

難病指定医とは
①診断または治療に5年以上従事した経験があり，関係学会の専門医の資格を有していること
②診断または治療に5年以上従事した経験があり，一定の研修を修了していること

耳鼻咽喉科領域の指定難病
①好酸球性副鼻腔炎
②アッシャー症候群
③若年発症型両側性感音難聴
④遅発性内リンパ水腫
⑤シェーグレン症候群
⑥オスラー病
⑦IgG4関連疾患

好酸球性副鼻腔炎の臨床調査個人票（平成29年4月1日実施）

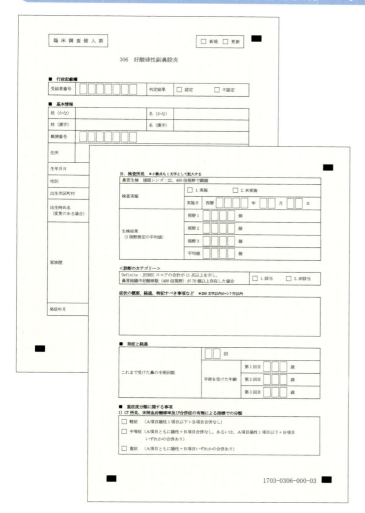
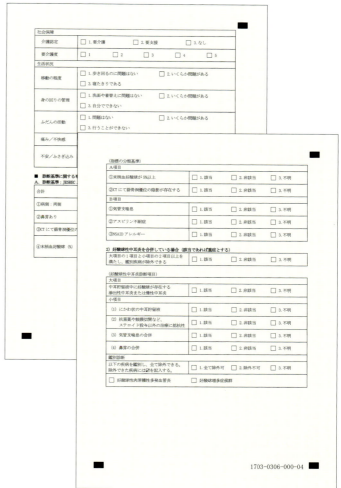

者支援を推進していくとされている．さらに指定難病とは，難病のうち，患者数が人口のおおむね0.1％程度で客観的な診断基準が確立しているものを適切な医療の必要性が高いとして厚生科学審議会の意見を聴いて厚生労働大臣が指定したものであり，医療費が助成される．

■ 指定医について

難病の指定は，難病指定医の診断書が必要となる．難病指定医は，その疾病に関して，①診断または治療に5年以上従事した経験があり，関係学会の専門医の資格を有していること，②診断または治療に5年以上従事した経験があり，一定の研修を修了していること，が条件となる．

■ 指定難病申請の流れ

難病指定医が作成した診断書と必要書類を各都道府県の窓口に申請をする．審議の上認定されると医療受給証が交付される．受給証の有効期限は1年間で，1年ごとに更新の申請を行う．指定難病に認定された場合，指定医療機関での難病に対する治療費のほか，様々な費用についても助成の対象となる保険診療による自己負担額は3割から2割に軽減されるが，所得に応じた自己負担限度額が設定されている．

■ 耳鼻咽喉科領域の指定難病

厚生労働省研究班から提出された資料の審議の結果，耳鼻咽喉科領域からは好酸球性副鼻腔炎，アッシャー症候群，若年発症型両側性感音難聴，遅発性内リンパ水腫の4疾患が指定難病とされた．その他でも306疾患の中にはシェーグレン症候群，オスラー病，IgG4関連疾患などを代表とした疾患が認められている．

いずれの疾患においても指定医が診断書を作成する場合には，指定難病の重症度に十分留意する必要性がある．

和文索引

あ
亜鉛 30
亜急性壊死性リンパ節炎 168
亜急性甲状腺炎 45, 184
悪臭症 28
悪性腫瘍の頸部リンパ節転移 63
悪性発作性頭位眩暈症 99
悪性リンパ腫 63
アスピリン過敏症の前駆症 114
アスピリン喘息 116, 124
アセタゾラミド 165
アッシャー症候群 239
アップルツリー像 42
アデノイド 58, 138
　　──切除術 139
　　──増殖症 20
アナフィラキシーショック 112
アナログ式補聴器 200
アフタ性口内炎 135
アプノモニター 164
アブミ骨筋反射 82, 106
アブミ骨手術 82
アミノグリコシド系の抗生物質 94
アルゴンプラズマ凝固装置 19
アレルギー性鼻炎 22, 28, 110
アレルギー性副鼻腔真菌症 116
アレルギー性慢性鼻炎 114
アレルギーテスト 29
鞍鼻 129
　　──性骨折 128

い
医原性視神経障害 24
異臭症 28
胃食道逆流症 159, 160
異所性甲状腺 172
遺族（補償）給付 236
痛みの評価 194
Ⅰ型アレルギー性疾患 110
Ⅰ型アレルギー反応 112
一過性下部食道括約筋弛緩 160
一過性の脳虚血発作 104
一般健康診断 232
いびき 60
異物摘出手術 109
イヤモールド 201

咽喉頭異常感[症] 46, 154, 159, 182, 196
咽喉頭逆流症 196
咽頭結核 150
咽頭後壁癌 182
咽頭痛 44, 142, 159
咽頭嚢 174
咽頭のクリアランス能 39
咽頭扁桃 138
　　──肥大 60
陰部潰瘍 135
インフルエンザ菌 144, 158
インプレトール試験 143

う
ウイルス性難聴 90
ウェーバー検査 83
植え込み型骨導インプラント 202
ウォータース法 128, 132
う歯 170
打ち消し試験 143
うつ病 46
運動障害性構音障害 50

え
エイズ 151
栄養管理 210
エコー下での穿刺吸引細胞診 186
嚥下機能の回復 152
嚥下訓練 210
嚥下[時]痛 44, 142
嚥下障害 38, 184
嚥下内視鏡検査 40
炎症性眼球突出 26
延髄外側症候群 156

お
黄色ブドウ球菌 108, 166
オージオメータ 4, 231
オスラー病 35, 239
おたふくかぜ 90, 146
音入れ 203
オトガイ舌骨筋 36
オルソパントモグラム 132
音響外傷 2, 84
音響法 13
音声機能の回復 152

音声訓練 159
音声外科 213
音声言語コミュニケーション 212
音声酷使 54, 154
音声障害 52, 212
音声治療 213
音声リハビリテーション 156

か
加圧法 13
開口障害 36, 133
外耳道異物 66
　　──摘出 66
外耳道癌 10
外耳道湿疹 10, 64, 75
外耳道真菌症 10, 64
外耳道真珠腫 10
　　──形成 72
外耳道洗浄 66, 74
外耳道閉鎖症 72
外傷性眼球突出 26
咳嗽 48
外側半規管 16
回転性めまい 100
開放生検 63
外来局所麻酔下ポリープ切除 154
外リンパ瘻 68
下咽頭癌 182
カウンセリング 204
下顎 36
　　──骨骨折 132
下眼瞼切開法 131
顎関節症 37
顎関節脱臼 36
学習障害 57
喀痰 48
ガスクロマトグラフィー 32
画像誘導放射線治療 190
学校健診 230
学校保健法 230
蝸電図 100
過度の耳掃除 10, 75
カニューレの誤挿入 219
カニューレの選択 219
化膿性内耳炎 76, 78
化膿レンサ球菌 166

下鼻甲介切除術　164
下鼻甲介粘膜切除術　115
下鼻甲介粘膜表面焼灼術　111
痂皮性膿痂疹　166
下部食道括約筋　160
花粉症　64, 110, 112
　　──治療　24
花粉曝露　112
ガマ腫　146, 172
加味帰脾湯　80
仮面うつ病　46
かゆみ　64
カロリックテスト　16, 100
眼位図　25
肝炎治療薬　94
感音難聴　78
感覚混乱説　102
感覚情報パターン　102
感覚神経性嗅覚障害　28
眼窩骨膜下膿瘍　26
眼窩先端部症候群　26
眼窩内膿瘍　26
眼窩内容物の嵌頓　130
眼窩吹きぬけ骨折　130
眼窩蜂巣炎　26
換気孔付き硬性気管支鏡　162
換気チューブ　77
眼球運動異常　16
眼球運動検索　15
眼球陥凹　26, 27, 130
眼球突出　26, 126
眼瞼下垂　27
眼瞼痙攣　106
眼瞼腫脹　126
カンジダ症　34, 135
カンジダ性皮膚炎　166
眼振　16
　　──検査　15, 100
　　──所見　98
乾性咳　48
乾性耳垢　74
間接喉頭鏡　154
眼前暗黒感　105
癌疼痛　194
ガンマナイフ　97
顔面・頸部腫脹　62
顔面外傷　132
顔面痙攣　106
顔面神経損傷　208
顔面神経麻痺　78, 106

　　──のリハビリテーション　208
顔面膿痂疹（とびひ）　166

き

キーゼルバッハ部位　18
気管切開術　218
気管挿管　218
気管内挿管　137
起座呼吸　58
器質的構音障害　50
季節性アレルギー性鼻炎　110, 112
吃音の訓練　216
吃逆　61
気道異物　162
気道確保　58
揮発性硫黄化合物　32
逆流性食道炎　196
嗅覚過敏状態　32
嗅覚障害　28, 124
吸気相　48
休業（補償）給付　236
求心性視野狭窄　25
急性咽喉頭炎　44
急性音響性聴力障害　84
急性外耳道炎　8, 10
急性化膿性唾液腺炎　146
急性喉頭炎　158
急性喉頭蓋炎　58, 158
急性喉頭気管支炎　48
急性上気道炎　118
急性中耳炎　2, 8, 11, 76
　　──の合併症　76
急性低音障害型感音難聴　92
急性[鼻]副鼻腔炎　22, 118
急性扁桃炎　44, 140
狭義の音声障害　52
頬骨骨折　132
強度変調回転照射　191
強度変調放射線治療　191
胸肋鎖骨過形成症　142
魚骨　45
巨舌　60
キルシュナー鋼線を用いた内固定　129
緊急気道確保　59

く

クラミジア感染症　151
グリセロールテスト　100

け

経口的ロボット支援手術　189
携帯用ポリソムノグラフィー　164
頸洞　174
[内]頸動脈海綿静脈洞瘻（CCF）　26
経皮的動脈血中酸素飽和度の測定　139
頸部聴診法　40
頸部膿瘍　170
頸部の有痛性腫脹　170
頸部リンパ節炎　168
頸部リンパ節転移　179, 186
結核　150
　　──性リンパ節炎　168
血管異常による眼球突出　26
血管運動性鼻炎　114
血管収縮薬点鼻　117
血行再建による遊離皮弁　177
血清中のIgGの抗体価　167
血清特異的IgE抗体の定量　110
血痰　48
ケミカルメディエーター　110
言語聴覚士　203
言語聴覚リハビリテーション　203
言語発達障害　56
犬吠様咳嗽　48, 150
瞼裂狭小　27

こ

コイン異物　162
高圧酸素療法　92
抗アレルギー薬　117
抗ウイルス薬　167
構音訓練　214
構音障害　50
口蓋垂・軟口蓋・咽頭形成術（UPPP）　164
口蓋閉鎖不全　51
口蓋扁桃　140
　　──摘出術　143, 164
　　──の大きさ　138
　　──肥大　58, 60
睾丸・副睾丸炎　146
抗癌薬　94, 192
　　──の動注　176
咬筋　36
抗菌薬感受性試験　121
口腔・咽頭外傷　136
口腔・咽頭のかゆみ　64
口腔アレルギー症候群　64, 113
口腔癌　178
口腔内乾燥　42

口腔内再発性アフタ性潰瘍　135
抗原特異的減感作療法　112
咬合不正　133
好酸球性中耳炎　11, 125
好酸球性副鼻腔炎　124, 239
好酸球性ムチン　124
口臭　32
甲状腺癌　184
甲状腺機能亢進症　26
甲状腺機能の評価　184
甲状軟骨形成術　156
　──Ⅰ型　157
高浸透圧利尿薬　101
口唇縫合　136
向精神薬　42
高精度放射線治療　191
抗生物質　94, 144
抗体依存性細胞障害　193
後天性言語発達障害　56
喉頭外傷　152
喉頭癌　55, 180
喉頭原音　50
喉頭ストロボスコピー　54
喉頭全摘術　181
喉頭肉芽腫　159
喉頭乳頭腫　54
喉頭白板症　54
喉頭ファイバー　53, 154, 180
喉頭浮腫　60
喉頭麻痺　55, 156
高度難聴　86
口内炎　135, 178
後発転移　187
後半規管クプラ　98
紅板症　34
広汎性発達障害　56
後鼻孔閉鎖　58
後鼻孔ポリープ　58
後鼻神経切断術　111, 115
抗ヒスタミン薬　111, 121
後鼻漏　22
誤嚥　38, 40
コード化法　202
語音聴力閾値　4
語音聴力検査　4, 86
コーンビームCT　190
語音明瞭度　4
呼気相　48
呼気鼻漏出の検査　51
呼吸困難　58

黒毛舌　34
鼓索神経　30
鼓室硬化症　77
鼓室神経型　9
鼓室内ステロイド注入療法　92
鼓膜炎　2, 10
鼓膜陥凹　81
鼓膜換気チューブ留置　80
鼓膜形成術　68
鼓膜穿孔　67, 68
鼓膜の損傷　68
鼓膜パッチ　80
コミュニケーション　50
コレステリン結晶　173
混合性喉頭麻痺　156
混合難聴　82

さ

サーファーズイヤー　12
鰓(さい)弓　174
鰓溝　174
鰓性器官　174
最長持続発声時間　52
再発性前房蓄膿性ぶどう膜炎　135
再発性のアフタ性口内炎　34
サイロイドテスト　184
錯臭　32
嗄声　154, 155, 180, 212
サルコイドーシス　42
3歳児健康診査　230

し

シアロエンドスコープによる内視鏡下手術　149
シーネを用いた外固定　129
シェーグレン症候群　42, 43, 239
シェロング試験　17
耳音響放射(OAE)　88, 228
　──検査　5
耳介奇形　72
耳介血腫　68
耳介損傷　68
耳介の形成　73
自覚的耳鳴り　6
耳下腺の結核感染　147
耳管機能検査　13
耳管狭窄・開放症　80
耳管鼓室気流動態法(TTAG)・インピーダンス法　13
耳管通気　80

耳管のロック現象　81
耳管ピン挿入術　80
耳鏡　66
自己悪臭　28
歯垢　134
耳垢　2, 74
耳硬化症　82
耳垢栓塞　74
自己臭　32
自己免疫性水疱性疾患　135
歯周炎　134
歯周病　134
糸状乳頭　34
歯髄腔　31
シスプラチン　192
　──術後補助療法　192
自声強聴　80
歯性上顎洞炎　118
耳性髄液鼻漏　69
耳石器障害　98
耳癤(せつ)　10
視束管骨折開放術　131
持続的気道内陽圧呼吸(CPAP)　165
歯痛　31
耳痛　8
失語症の検査　217
失語症のリハビリテーション　217
失声　212
湿性咳　48
湿性耳垢　74
実用コミュニケーション能力検査(CADL)　217
指定医　239
指定難病制度　238
自動聴性脳幹反応(AABR)　88, 228
歯肉炎　134
歯肉切開による経上顎洞法　131
自発眼振検査　16
耳鼻咽喉科領域の指定難病　239
ジフテリア　150
耳閉感　10, 12
自閉症　56
視野狭窄　25
若年発症型両側性感音難聴　239
しゃっくり　61
斜鼻性鼻骨骨折　128
ジャンブリング現象　94
縦隔膿瘍　145
習慣性いびき症　60
習慣性扁桃炎　142

重症糖尿病患者　108
重心動揺[計]検査　15, 16
集団補聴システム　201
終夜ポリソムノグラフィー　164
縮瞳　27
受信コイル　202
腫瘍マーカー　184
純音聴力検査　4, 86, 89
純回旋性眼振　98
上咽頭粘膜の搔痒感　114
障害者手帳　86
障害程度等級　233
障害(補償)給付　236
上顎　36
　　――癌　176
症候性鼻出血　18
小耳症　72
掌蹠膿疱症　142
小唾液腺　148
消毒薬　94
小児声帯結節　54, 155
小児の突発性難聴　93
上皮成長因子受容体　192
上皮性リンパ組織　138
傷病(補償)年金　236
上部消化管内視鏡検査　49
食道異物　162
食物残渣　32
食物テスト　40
書字検査　17
除湿器　110
シリコンプレート　153
視力障害　24, 126
耳漏　10, 78
耳瘻孔　70
心因性耳痛　9
神経因性疼痛　194
神経鞘腫　96
神経線維腫症2型　96
神経痛　9
深頸部膿瘍　45, 62, 145
神経迷入　208
人工中耳　202
人工内耳　88, 202
真珠腫性中耳炎　2, 78
滲出性中耳炎　2, 12, 76
尋常性天疱瘡　135
尋常性毛瘡　166
振戦　212
身体刺激法　61

身体障害者障害程度等級表　234
身体障害者手帳申請　233
身体障害者の福祉支援　233
身体障害者福祉法　233
　　――の聴覚障害　86

す
随意運動　208
髄液耳漏　69
髄液鼻漏　22
髄液漏　123
水性鼻漏　110
錐体炎　76
水痘・帯状疱疹ウイルス　106, 167
水疱性鼓膜炎　10
水疱性膿痂疹　166
髄膜炎　123
睡眠検査　60, 139
睡眠時無呼吸　138
　　――症候群　60, 164
水様性鼻汁　23
水様性鼻漏　114
スギ花粉　112
スクラッチテスト　110
ステノン管　148
ステロイド吸入法　159
ステロイド薬のパルス療法　131
ストロボスコープ　53, 154
スピーチオージオグラム　4
スピーチプロセッサ　202

せ
性感染症(STD)　140
制酸薬　161
星状神経節ブロック療法　84
声帯結節　54, 154
声帯充塡術　156
声帯の安静　155
声帯囊胞　54
声帯の振動　52
声帯ポリープ　54, 154
声帯麻痺　55, 60
正中頸囊胞　172
静的嚥下障害　39
精密聴力検査　228
声門下圧　52
声門下癌　180
声門癌　180
声門上癌　180
声門閉鎖機能　40

声門閉鎖不全　156
咳　48
癤　108
舌咽神経　30
　　――咽頭枝　61
切開生検　63
切開排膿[術]　62, 108, 119, 144, 171
舌下腺の摘出　147
舌下免疫療法　112
舌癌　178
舌乾燥症　35
セツキシマブ　192, 193
摂食・嚥下障害　38, 210
切除生検　178
舌接触補助床　214
舌苔　34
舌痛症　35
セファロ側面像　132
線維性骨異形成症　26
線維素性唾液管炎　147
腺因性口腔内乾燥　42
腺外性口腔内乾燥　42
穿刺吸引細胞診　63
全身性アナフィラキシー反応　111
全身性エリテマトーデス　34
喘息　124
浅側頭動脈カテーテル法　177
センチネルリンパ節生検　188
先天性眼球突出　26
先天性サイトメガロウイルス(CMV)感染症　90
先天性耳瘻孔　70
先天性の難聴　88

そ
騒音障害防止のためのガイドライン　85
騒音性一過性聴覚閾値変化　84
騒音性永続性聴覚閾値変化　84
騒音性難聴　84
送信コイル　202
搔破　64
側頸囊胞　174
側頭骨骨折　68, 69
　　――による顔面神経麻痺　107
咀嚼筋　36
咀嚼障害　36

た
第一鰓溝　72
対光反射　24

た

対座法 25
耐性菌による中耳炎の難治化 76
体性神経痛 194
大唾液腺 148
第2世代の抗ヒスタミン薬 111
ダイビング 80
体平衡検索 15
大理石病 26
大量喀血 49
唾液腺炎 146
唾液腺疝痛 148
唾液流出促進 146
唾液量測定 42
他覚的聴力検査 4
他覚的耳鳴り 6
タキサン 192
多形滲出性紅斑 34
唾石 148
ダニのアレルギー 110
炭酸脱水酵素抑制薬 165
単純性歯肉炎 134
単純性リンパ節炎 168
単純ヘルペスウイルス(HSV) 140, 150
　　──感染 106

ち

蓄膿症 120
知的障害 56
遅発性内リンパ水腫 239
チャンネル付きファイバースコープ 162
中耳炎 76
中枢神経性嗅覚障害 28
中枢前庭性めまい 14
中等度難聴 86
聴覚障害 2
聴神経腫瘍 3, 12, 96
聴性行動反応聴力(聴覚)検査(BOA) 88, 228
聴性定常反応[検査](ASSR) 88, 228
聴性脳幹反応(ABR) 4, 88, 96
超選択的動注療法 189
聴能訓練 89
治療計画用CT 190
鎮痛 195

つ

椎骨脳底動脈循環不全 104
通年性アレルギー性鼻炎 110

て

定期健康診断 232
ティンパノメトリー 4, 12
テクネシウムシンチグラフィー 188
デジタル式補聴器 200
伝音難聴 82
転換型ヒステリー 46
電気味覚検査 30
伝染性単核球症 45, 140, 169
伝染性膿痂疹 166
電動型鼻洗浄治療ネブライザー 122
伝導性嗅覚障害 28
点鼻・点耳薬 222

と

頭位眼振検査 16
頭位変換眼振検査 16, 98
頭頸部癌 176, 178, 180, 182, 184, 186, 188, 190, 192, 194
統合失調症 46
動的嚥下障害 39
動揺病 102
特異性言語発達障害 57
特異的免疫療法 112
特殊健康診断 232
特殊性リンパ節炎 168
ドクターショッピング 46
特発性鼻出血 18
突発性難聴 3, 92
トレポネーマの検出 150
呑気症 61
呑酸 160

な

[内]頸動脈海綿静脈洞瘻(CCF) 26
内耳炎 76
内耳奇形 2
内耳機能検査 7
内視鏡下(的)副鼻腔手術 117, 120, 122
内視鏡による経鼻法 131
内耳障害 79
内耳のウイルス感染 92
内耳の耳石器 98
内耳破壊手術 101
内臓痛 194
内服薬 226
内リンパ水腫 100
ナビゲーションシステム 127
軟口蓋低位 60
難治性の吃逆 61
難聴 77, 84, 96, 100
　　──のスクリーニング 228
難病医療費助成制度 238

に

24時間pHモニタリング 161
日常生活動作 206
乳児多発性汗腺膿瘍 166
乳頭癌 184
乳幼児の難聴 88
乳様突起炎 76

ね

ネーザル(鼻)サイクル 20
ネブライザー 80, 158
粘液線毛輸送系 48
粘液融解薬 121

の

膿性鼻汁 22, 109, 118
膿性鼻漏 124
脳性麻痺 56
膿栓 108
のどの違和感 46
乗り物酔い 102

は

ハードブローイング 51
梅毒性アンギーナ 150
梅毒トレポネーマ 150
背部叩打法 162
ハイムリック法 162
ハウスダスト 110
バクテロイデス 144
白板症 34, 178
箱形補聴器 200
はしか 91
破傷風 37
発音補助装置 214
発声訓練 212
発声時疼痛 159
発声障害 212
鼻すすり癖 80
鼻のかゆみ 64
鼻ポリープ 120
バルサルバ手技 61
バルブ型スピーチエイド 214
反回神経麻痺 55, 156
反復性耳下腺炎 146
反復唾液飲みテスト 40

半盲　25

ひ

非アレルギー性鼻炎　114
鼻咽腔閉鎖不全　214
鼻鏡検査　118
鼻腔異物　109
鼻腔通気度　20
　　──検査　20
肥厚性鼻炎　20
鼻呼吸障害　120
鼻骨骨折　128
　　──の整復術　128
鼻骨側面X線　128
鼻サイクル　20
鼻汁　22
　　──中の好酸球　110
鼻出血　18
鼻茸（じょう）　20, 116
微小乳頭癌　185
ヒスタミンH_2受容体拮抗薬　161
ヒステリーによる管状視野　25
ヒステリーによる複視　24
非ステロイド性消炎鎮痛薬　195
歪成分耳音響放射　94
鼻癤（せつ）　108
鼻洗浄器　122
非前庭性めまい　14
肥大性眼球突出　26
鼻中隔　128
　　──弯曲矯正術　164
　　──弯曲症　20
ピッチマッチ検査　7
ビデオ嚥下造影検査　41
ビデオファイバースコープ　49
ヒト乳頭腫ウイルス（ヒトパピローマウイルス）（HPV）　54, 188
鼻内異物　20
皮内テスト　110
鼻粘膜過敏性亢進の抑制　112
鼻粘膜スメア検査　118
非びらん性胃食道逆流症（NERD）　160
鼻噴霧用ステロイド薬　114
鼻閉　20, 110
標準失語症検査（SLTA）　217
標準耳鳴検査法　6
標準純音聴力検査　7, 92
表情筋の伸展マッサージ　208
病的共同運動　208
昼間の眠気　164

披裂軟骨内転術　156, 157

ふ

ファイバースコープ　19, 44, 49, 59, 182
風疹・先天性風疹症候群（CRS）　90
風疹IgM抗体　90
風疹ワクチン　90
不規則性視野狭窄　25
副咽頭間隙膿瘍　144
複視　24, 123, 130
副耳　72
副鼻腔癌　176
副鼻腔腫瘍　126
副鼻腔洗浄療法　118
副鼻腔嚢胞　126
服薬コンプライアンス　113
フッ化ピリミジン　192
　　──系薬剤　192
浮動感　105
ブドウ球菌　144, 146
プラーク　134
プラチナ製剤　189
ブラッシングによる口腔内洗浄　134
ブラッシングによる歯垢除去　134
プリックテスト　110
フレキシブルファイバースコープ　162
フロセミドテスト　100
プロトンポンプ阻害薬　159, 161
分子標的薬剤　192, 193

へ

ペア血清　44, 167
平衡訓練　206
平衡障害　206
閉塞性角化症　8, 10
ヘルテル眼球突出計　26
ベロックタンポン　19
扁桃陰窩洗浄法　143
扁桃炎　170
扁桃周囲炎　144
扁桃周囲膿瘍　144, 170
扁桃摘出術　139
扁桃肥大　138
扁桃病巣感染症　142
扁桃誘発試験　143
扁平苔癬　34, 135

ほ

傍咽頭間隙膿瘍　45
方向交代性頭位変換眼振　99

放散痛　8
放射線治療装置　190
ボタン型アルカリ電池異物　109
ボタン式カニューレ　219
補聴器　86, 88, 200
　　──装用　4
　　──のフィッティング　201
発作性反復性のくしゃみ　110
ボツリヌス治療　209
補綴装置　51
ポリープ様声帯　54
ポリソムノグラフィー（PSG）　60, 139
ホルター心電図　164
本態性鼻炎　114

ま

マウスピース　165
マクロライド　117
　　──系抗生物質　121
麻疹　91
マッキントッシュ型喉頭鏡　162
末梢前庭性めまい　14
慢性音響性聴力障害　84
慢性咳嗽　48, 159
慢性甲状腺炎　184
慢性鼓膜炎　10
慢性歯周炎　134
慢性単純性扁桃炎　142
慢性中耳炎　2, 11, 77
慢性鼻炎　114
慢性［鼻］副鼻腔炎　22, 28, 120, 124
　　──の鼻内経由の手術法　122
慢性扁桃炎　139, 142

み

ミオクローヌス　61
味覚検査　106
味覚障害　30, 79
味覚性鼻漏　114
味覚低下　83
味覚のセンサー細胞　30
ミクロソームテスト　184
水飲みテスト　40
ミトコンドリア遺伝子変異　95
耳・鼻・口・のどのかゆみ　64
耳あな形補聴器　200
耳掻き　68
耳掛形補聴器　89, 200
耳処置用鉗子　66
耳鳴り　6, 84, 92, 94, 96, 100, 204

――検査法 6
耳の外傷 68
耳のかゆみ 64
耳の発生過程 72
耳用吸引管 66
味蕾細胞 30

む
無菌性髄膜炎 146
ムコーズス中耳炎 24
無呼吸指数(AI) 164
胸焼け 160
無疱疹性帯状疱疹 167
ムンプスウイルス 146
ムンプス難聴 146

め
眼鏡形補聴器 200
メチシリン耐性黄色ブドウ球菌(MRSA) 11
メニエール病 3, 6, 100
めまい 14, 92, 94, 104
免疫チェックポイント阻害薬 189
面疔 108

や
薬物性難聴 3, 94
薬物性鼻炎 114

薬物療法 192
雇い入れ時等健康診断 232
柳原法 106

ゆ
遊戯聴力検査 88
癒着性中耳炎 78

よ
溶連菌 144
よだれ 33

ら
ラウドネスバランス検査 7
螺旋状視野 25
ランゲンベック鉗子 128

り
梨状陥凹癌 182
リニアック 190
利尿薬 94
流行性耳下腺炎 90, 146
流涎症 33
良性吃逆 61
良性発作性頭位めまい症 98
両側声帯麻痺 157
両側性鼻骨骨折 128
両耳補聴器 89

療養(補償)給付 236
輪状甲状靱帯穿刺・切開 218
輪状甲状膜切開術 59
輪状甲状膜穿刺 162
輪状後部癌 182
淋病 151

れ
レーザー口蓋垂口蓋形成術(LAUP) 164
レーザー舌根正中部切除術(LMG) 164
レンサ球菌 146
連続パルスオキシメータ 164

ろ
ロイコトリエン拮抗薬 111
老人性難聴 3, 86
労働者災害補償保険 236
ローズベンガルテスト 43
濾紙ディスク検査 30

わ
ワイヤレス補聴器 201
ワルシャム鉗子 128
ワルダイエル咽頭輪 140
ワルトン管 148
ワンサンアンギーナ 141

欧文索引

A
activities of daily living(ADL) 206
acute retroviral syndrome 151
Addison病 34
AIDS 151
Alzheimer病 28
ANCA関連血管炎 125
antibody-dependent cellular cytotoxicity (ADCC) 193
apnea index(AI) 164
A群β溶連菌 142

B
Barrett潰瘍 161
Basedow病 26, 184
Behçet(ベーチェット)病 34, 135
Bell麻痺 106
Broca失語 217

C
CD4陽性リンパ球 151
CD8陽性Tリンパ球 140
Chlamydia trachomatis 151
Churg-Strauss症候群 125
CMVの弱毒生ワクチン 90
Crouzon病 26

D
3D-CT 132
debridement 136
distortion product otoacoustic emission (DPOAE) 94

E
Ejnell法 157
epidermal growth factor receptor(EGFR) 192
epidermoid cyst 54
Epstein-Barr virus(EBV) 140
Epworth sleepiness scale 164

F
FDG-PET 188
5-FU 192

G
gastroesophageal reflux disease(GERD) 159, 160
Goldmann視野計 25
GRBAS尺度 53
Guillain-Barré症候群 37

H
Hertel眼球突出計 26
Hessコージメータ 130
Hess赤緑試験 25
Hessチャート 130
Holzknecht徴候 162
Horner症候群 27
Hunter舌炎 34
Hunt症候群 8, 106

I
IgA腎症 142
IgE抗体 110
　——伝達性即時型食物アレルギー 113
IgG4関連疾患 43, 239
image guided radiation therapy(IGRT) 190
intensity modulation radiation therapy (IMRT) 191

K
Kallmann症候群 28
Kaposi水痘様発疹症 166
Kaposi肉腫 151
kissing disease 140

L
Le Fort骨折 132
lower esophageal sphincter(LES) 160

M
Mackenzieの分類 138
measles 91
Ménière病 3, 6, 100
Merseburgの3主徴 26
MRI 96
MRSA 11
mumps 90

N
narrow band image(NBI) 188
Neisser染色 150
Nikolsky現象 135

O
oral allergy syndrome 64, 113
Osler病 35, 239

P
palatal lift prosthesis(PLP) 51
Parkinson病 28
PET 188
Peutz-Jeghers症候群 34
pHモニタリング 161
Pickwick syndrome 164
Plummer-Vinson症候群 34
PPIテスト 161
press through package(PTP) 162
Proetz法 118

R
Ramsay Hunt症候群 167
retention cyst 54

S
S-1 192
SAS 164
Schirmer試験 106
Sjögren症候群 42, 43, 239
STDと咽頭炎 150
Stevens-Johnson症候群 34
STS法 150

T
T&Tオルファクトメータ 28
3D-CT 132
tinnitus retraining therapy 204
TPHA法による梅毒血清反応 150
traction test 130
transoral laser microsurgery(TLM) 189
transoral video surgery(TOVS) 189
Troneの分類 152
TRT療法 204
Tチューブ 219

U字鉤　132

varicella-zoster virus(VZV)　106, 167
ventilation bronchoscope　162
videofluorography(VF)　41
Vincentアンギーナ　141

volumetric modulated arc therapy
　（VMAT）　191

Wallenberg症候群　156
Wernicke失語　217
WHOの三段階除痛ラダー　195
Woodman法　157

XPSドリルシステムのドリルバー　127

YAMIK療法　119

検印省略

目でみる耳鼻咽喉科疾患

定価(本体 6,000円+税)

2017年5月3日 第1版 第1刷発行

編　集　池田　勝久
　　　　（いけだ　かつひさ）
発行者　浅井　麻紀
発行所　株式会社 文光堂
　　　　〒113-0033　東京都文京区本郷7-2-7
　　　　TEL （03）3813-5478（営業）
　　　　　　（03）3813-5411（編集）

©池田勝久, 2017　　　　　　　　　印刷・製本：公和図書

乱丁，落丁の際はお取り替えいたします．

ISBN978-4-8306-3329-4　　　　　　　　Printed in Japan

- 本書の複製権，翻訳権・翻案権，上映権，譲渡権，公衆送信権（送信可能化権を含む），二次的著作物の利用に関する原著作者の権利は，株式会社文光堂が保有します．
- 本書を無断で複製する行為（コピー，スキャン，デジタルデータ化など）は，私的使用のための複製など著作権法上の限られた例外を除き禁じられています．大学，病院，企業などにおいて，業務上使用する目的で上記の行為を行うことは，使用範囲が内部に限られるものであっても私的使用には該当せず，違法です．また私的使用に該当する場合であっても，代行業者等の第三者に依頼して上記の行為を行うことは違法となります．
- JCOPY〈出版者著作権管理機構 委託出版物〉
本書を複製される場合は，そのつど事前に出版者著作権管理機構（電話 03-3513-6969, FAX 03-3513-6979, e-mail：info@jcopy.or.jp）の許諾を得てください．